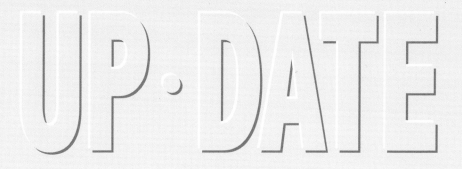

糖尿病 UP・DATE 賢島セミナー ㉛

診断から治療への
シームレスなフォロー・アップ
―診断と病状把握のマーカーとその活用―

編集●堀田 饒・清野 裕・門脇 孝・羽田勝計・中村二郎

メディカル・ジャーナル社

序にかえて

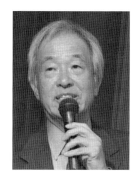

　糖尿病Up・Date賢島セミナーが第31回を迎えたことは，とりもなおさず本セミナーが開催されて31年の年月を経たことを物語っています．このようなセミナーでは，類を見ない長寿の集いといえます．本セミナーが，糖尿病の管理・治療の正しい知識の普及に果たして来た役割は決して小さくないと思います．これも偏に，このセミナーを長年に亘って温かく支えていただいて来ました歴代の演者・座長の先生方，ご参加いただきました皆さん，日本医師会をはじめとした愛知・岐阜・三重県の各医師会そして企業各位のご理解の賜物と世話人一同心から感謝しています．この場をお借りし，関連各位に厚くお礼を申し上げます．ちなみに，第31回から始まります新シリーズのテーマは，"糖尿病へのシームレス・ケア"です．管理・治療の目標から実践に至るまで携わるスタッフが，対患者ごとに一つの方向を目指して円滑に事が運ぶことに，本セミナーが少しでも寄与できればと願って命名させていただきました．

　1984年に，第1回が"糖尿病のコントロール－目標・指導はどうするか－"という表題の下に開催されました．折りしも，1982年に日本糖尿病学会が小坂樹徳委員長の下で「糖尿病の診断に関する委員会報告」がなされました．"新しい診断基準"の設定により，糖尿病の病態への関心が高まり，種々の新しい取り組みが始まりました．また，1984年には世界糖尿病連合西太平洋地区(International Diabetes Federation-Western Pacific Region, IDF-WPR)協議会(Council)が設立され，国際的にも糖尿病対策への関心を高めて視野を広げようとしていた時期でもありました．

　このような情況下で，必ずしも糖尿病の専門家ではない方々にも糖尿病に関心を持っていただきたい一心で，アップ・デートの情報を分りやすく提供することを目指して開かれたのが，"糖尿病Up・Date賢島セミナー"です．過去の記録集を紐解いていただければ，時代時代の糖尿病に関する動きが如実に反映されているかと存じます．これからも，多くの方々に新しい情報を分りやすく，時宜を得て，お届けできる集いになればと愚考しています．ご参加いただけなかった方々には，これからも記録集を通して時代の最先端の情報を分りやすく解説でお届けできるよう頑張っていきたいと思います．今後とも，当セミナーに温かいご支援をいただけますよう関連各位にお願い申し上げて，序にかえさせていただきます．

2014年12月吉日

糖尿病Up・Date賢島セミナー

代表世話人　堀田　饒

糖尿病UP・DATE 賢島セミナー…㉛

診断から治療へのシームレスなフォロー・アップ
—診断と病状把握のマーカーとその活用—

CONTENTS

序にかえて ………………………………………………………… 堀田 饒　iii

セミナーI
糖尿病の診断と病状把握の進歩

　はじめに ……………………………………………………… 加来 浩平　003
　講 演　糖尿病の病態とその特徴 ………………………… 中村 二郎　004
　発言1　GAD, IRI, Cペプチドの有効活用 ……………… 内潟 安子　016
　発言2　HbA1c, グリコアルブミン, 1,5-AGの有効活用 … 谷澤 幸生　028
　発言3　糖尿病性腎症の診断と病状把握 ………………… 古家 大祐　038
　総合討論 ………………………………………………………………… 044
　おわりに ……………………………………………………… 加来 浩平　058

症例検討セミナー
困った症例 ……………………………………………………………… 060

　司会 ………………………… 堀田 饒
　症例提示 …………………… 藤谷 淳
　コメンテーター ………… 稲垣 暢也・中村 二郎

ディナースピーチ

　司会 ………………………… 吉川 隆一
薬物療法のパラダイムシフト ……………………………… 加来 浩平　072

セミナーⅡ
2型糖尿病とその治療の進歩

はじめに	………………………………………………………	清野 裕	091
講 演	2型糖尿病およびIGTへの対応 ………………………	門脇 孝	092
発言1	インスリン製剤の効果的な用い方 ……………………	荒木 栄一	106
発言2	インクレチン関連薬の効果的な使い方 ………………	植木 浩二郎	116
発言3	高齢者への薬物療法の在り方…………………………	横手 幸太郎	124
総合討論	……………………………………………………………		132
おわりに	………………………………………………………	清野 裕	150

トピックス

司会 ………………………… 豊田 隆謙

SGLT2阻害薬の光と影
……………………………………………… 稲垣 暢也　152

セミナーⅢ
糖尿病性合併症および併発症の現今

はじめに	………………………………………………………	南條 輝志男	171
講 演	糖尿病性腎症からみた合併症の発症メカニズムと危険因子 …………	羽田 勝計	172
発言1	糖尿病と認知症 …………………………………………	河村 孝彦	184
発言2	糖尿病と癌 ………………………………………………	曽根 博仁	192
発言3	糖尿病と歯周病 …………………………………………	成瀬 桂子	200
総合討論	……………………………………………………………		208
おわりに	………………………………………………………	南條 輝志男	222

鼎談
熊本宣言・patient centeredness
………………………………………… 清野 裕・羽田 勝計・門脇 孝　224

執筆者紹介 …………………………………………………………………………… 234

UP・DATE

セミナー I
糖尿病の診断と病状把握の進歩

症例検討セミナー
困った症例

ディナースピーチ
薬物療法のパラダイムシフト

セミナーI

はじめに

加来 浩平 [司会]
川崎医科大学特任教授 / 総合内科学1

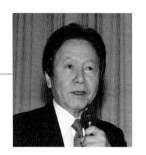

　糖尿病という疾患の存在が明らかになったのは，少なくとも紀元前1550年のエジプトにおける"Ebers papyrus"への記載に遡る．長い糖尿病の歴史の中で，病態解明への模索が続き，疾病概念も変遷を遂げて来た．現在では，「インスリン作用不足に基づく，慢性の高血糖状態を特徴とする代謝疾患群」という疾病概念で理解されるに至った．糖尿病の診断の根本にあるものは，持続する高血糖をいかに見いだすかにある．とはいえ診断基準そのものは，幾多の動向を経ている．国際的な診断基準の統一化は，1997年と1998年に米国糖尿病学会（ADA）と世界保健機関（WHO）から，経口ブドウ糖負荷試験の判定基準があいついで提唱されたことに始まる．本邦では，日本糖尿病学会が，日本人のデータを基に1999年に基準値を公表したが，診断基準の補助的手段としてHbA1c値を取り入れたものであった．その後，糖尿病とHbA1cに関するエビデンスが飛躍的に集積されてきたことや，日常臨床・検診における普及，測定精度の向上などを考慮し，より積極的にこれを診断基準に取り入れる機運が国内外で高まってきた．

　そのため日本糖尿病学会は，国際標準化を重視する立場から，まずJDS値で長く表示されて来たHbA1c値をNGSP値に相当するHbA1c値（国際標準値）の表記に移行することを，「糖尿病関連検査の標準化に関する委員会」での議論を経て決定した．これを受けて，「糖尿病診断基準に関する調査検討委員会」では，HbA1cをより積極的に糖尿病の診断に取り入れて，より早期からの糖尿病の診断を促すとともに診断と治療の一体性を高めることとした．米国ではいち早く，2010年初頭からHbA1cによる診断基準を採用しており，わが国では2010年7月1日付けで，新しい診断基準を採用した．

　一方，治療の面からは，病態把握が欠かせない．すなわち疾病管理は，成因と病態に基づく病型分類および病期分類に添って行われる．本セミナーIでは，「糖尿病の診断と病状把握の進歩」をテーマに，まず中村二郎先生から，診断と管理の基本となる「糖尿病の病態とその特徴」について講演いただく．ついで，内潟先生と谷澤先生からは，1型糖尿病，2型糖尿病における病状把握に必要な検査指標などの進歩と考え方を述べていただき，古家先生からは糖尿病性腎症の診断と病状把握に必要な知識について講演をいただく．総合討論も含めて，本セミナーが糖尿病の診断と病状把握という，治療の基となる知識の整理に大いに役立つことを期待するものである．

糖尿病の病態とその特徴

愛知医科大学医学部内科学講座 糖尿病内科
教授　中村 二郎

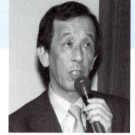

要旨

糖尿病は，1型糖尿病，2型糖尿病，その他特定の機序や疾患が原因となる糖代謝異常の3つに分類され，患者の遺伝素因や多種多様な生活習慣によって引き起こされる．

本稿では，表面上は成因や病態で個々に異なるように見えても，患者を診る上で必ず立ち戻るべき病態概念として定義・原因・徴候・合併症の4点について最新知見を紹介しながら解説する．

1　診断・治療に際して立ち戻るべき4つの病態概念

「糖尿病の病態とその特徴」というテーマでお話しするが，このテーマを的確に表現した著述がある．2014年に改訂された「糖尿病専門医研修ガイドブック」（日本糖尿病学会編）の第1章には「糖尿病の概念」と題して，糖尿病の共通の概念を「定義」「原因」「徴候」「合併症」の4点からまとめている．糖尿病は，個々の患者の成因や病態には表面的な違いがあるよう見えても，その根底にはこれら4点について共通したものがある．そして診断，分類，治療，予後を考える場合には，この病態概念に立ち戻ることが望ましい．

▶病態概念

糖尿病の病態概念4点の第1は，その「定義」である．糖尿病は，インスリン作用不足に基づく慢性の高血糖状態を主徴とする代謝疾患群である．これらの共通の特徴はインスリン効果の不足であり，それによって糖，脂質，蛋白質を含む全ての代謝異常を引き起こす．このインスリン効果が不足する機序には，絶対的あるいは相対的なインスリンの供給不全と，インスリンが作用する臓器におけるインスリン感受性の低下，すなわちインスリン抵抗性とがある．

▶インスリン抵抗性

病態概念の第2は，糖尿病の「原因」の多様性である．その発症には遺伝因子と環境因子が共に関与している．インスリンの供給不全は，膵β細胞の量が破壊などによって減少したり，膵β細胞自体に内在する機能不全によって起こる．いずれの場合も機能的膵β細胞の量は減少しており，臓器に必要なインスリンの効果が十分に発現しないことが，この発症の主な機構である．インスリン作用不足を軽減する種々の治療手段によって代謝異常は改善する．

病態概念の第3は，その「徴候」についてである．糖尿病患者の代謝異常が軽度であればほとんど症状がないため，患者は糖尿病の存在を自覚せず，そのため長期間放置されることがある．しかし，血糖値が著しく高くなると口渇，

多飲，多尿，体重減少などの自覚症状が出現する．それが極端な場合にはケトアシドーシスや著しい高浸透圧・高血糖状態を来し，ときに意識障害，さらには昏睡に至り，効果的な治療が行われないと死に至ることもある．

病態概念の第4は，「合併症」に関する記載である．代謝異常が長く続くと糖尿病特有のさまざまな合併症が起こってくる．代表的なものは網膜，腎臓，神経などの障害であり，その機能・形態に異常を来す．これら糖尿病に特有の合併症に共通するものは細い血管の異常であり，進展すれば視力障害，ときには失明，腎不全，下肢壊疽という重大な結果をもたらす可能性がある．それに加えて糖尿病は，大血管障害として動脈硬化症を促進し，心筋梗塞や脳卒中，ASOの原因となり，生命予後をも脅かす．

これらが「糖尿病専門医研修ガイドブック」に記載されている糖尿病の病態概念4点であるが，さらに本講演のテーマである糖尿病の病態とその特徴についてお話を進めていきたい．

2 糖尿病の病態分類

糖尿病の病態は，インスリン依存状態とインスリン非依存状態の2つに大きく分けることができる．

インスリン依存状態は，インスリンの絶対的な欠乏により生命維持のためにインスリン治療が不可欠であり，それに対してインスリン非依存状態では，インスリン治療を必要としないが，血糖コントロールを目的にインスリン治療が選択される場合もある．

▶空腹時血中Cペプチド

また，治療に関しては，インスリン依存状態では強化インスリン療法が絶対的な治療法となるが，非依存状態ではさまざまな薬物療法に加えて食事療法と運動療法が重きをなす．インスリン依存状態の1つの指標は，空腹時血中Cペプチドが0.5 ng/mL以下であり，それが1.0 ng/mL以上では非依存状態と考える．しかし，このような数値は絶対的なものではなく，さまざまな臨床徴候を勘案しながらインスリン依存状態か，あるいはインスリン非依存状態か判断する必要がある（**表1**）．

表1 糖尿病の病態による分類と特徴

糖尿病の病態	インスリン依存状態	インスリン非依存状態
特徴	インスリンが絶対的に欠乏し，生命維持のためインスリン治療が不可欠	インスリンの絶対的欠乏はないが，相対的に不足している状態．生命維持のためにインスリン治療が必要ではないが，血糖コントロールを目的としてインスリン治療が選択される場合がある
臨床指標	血糖値：高い，不安定 ケトン体：著増することが多い	血糖値：さまざまであるが，比較的安定している ケトン体：増加するがわずかである
治療	1. 強化インスリン療法 2. 食事療法 3. 運動療法（代謝が安定している場合）	1. 食事療法 2. 運動療法 3. 経口薬，GLP-1受容体作動薬またはインスリン療法
インスリン分泌能	空腹時血中Cペプチド 0.5 ng/mL以下	空腹時血中Cペプチド 1.0 ng/mL以上

日本糖尿病学会（編・著）：糖尿病治療ガイド2014-2015, p15, 文光堂, 2014

糖尿病の成因による分類を見ると，1型糖尿病，2型糖尿病，そしてその他特定の機序・疾患によるものという大きく3つのタイプがある．それ以外にも糖尿病には本来入らない妊娠糖尿病といった糖代謝異常も，この成因分類に含まれる．

▶自己免疫性と特発性

1型糖尿病に関しては，自己免疫性と特発性の2つに大きく分類される．ともに膵β細胞の破壊が起こり，通常は絶対的なインスリン欠乏に陥る病態である．また，インスリン依存状態に陥るまでの時間的な差によって，数日でインスリン依存状態に陥る劇症1型糖尿病，数カ月を要する急性発症1型糖尿病，さらには数年経過後にインスリン依存状態に陥る緩徐進行1型糖尿病（SPIDDM）の3つの病型に分類される．

▶劇症1型糖尿病
▶急性発症1型糖尿病
▶緩徐進行1型糖尿病（SPIDDM）

表2は1型糖尿病の病型と特徴をまとめたものである．自己免疫性では，急性発症型と緩徐進行型の2つの病型があり，特発性では劇症型のみである．診断までの有症状期間は，急性発症の場合は数週間であるのに対して，緩徐進行性は数カ月ないし数年，それに対して劇症といわれるものは数日で診断までに至る．発症時のHbA1cは，急性発症の場合には著明に上昇するが，劇症では正常あるいは軽度の上昇にとどまる．劇症の特徴は，膵外分泌酵素の上昇がみられることであり，発症時に尿中Cペプチドの著しい低下を認める．また発症時のアシドーシスは，劇症ではほぼ必発であるのに対して，緩徐進行性では発症時に認めることはない．自己免疫性の2つの病型では，免疫が関与することから，ICAやGAD抗体が陽性になるのに対して，劇症では基本的に自己抗体は認められない．また，膵島炎の所見が自己免疫性の2つの病型には認められるのに対して，劇症には膵島炎の所見はない．このように自己免疫性と特発性には大きな違いがある．

▶尿中Cペプチド

こうした中で，2012年には日本糖尿病学会の1型糖尿病調査研究委員会において表3のとおり急性発症1型糖尿病の診断基準（2012）が策定された．この診断基準によれば，判断基準として表3中4項目が提示され，項目1から項目3までを満たす場合には自己免疫性の急性発症1型糖尿病と診断し，自己抗体などが証明されない場合でも，項目1, 2, 4が満たされれば急性発症1型糖尿病と診断をしてもよいとされている．

▶急性発症1型糖尿病の診断基準（2012）

一方，劇症1型糖尿病に関しても1型糖尿病調査研究委員会において，表4

表2　1型糖尿病の病型と特徴

病型	自己免疫性		特発性
	急性発症	緩徐進行性	劇症
診断までの有症状期間	数週間	数カ月～数年	数日
発症時のHbA1c（JDS値）	著明上昇（>8.5）	上昇	正常～軽度上昇
発症時の膵外分泌酵素値	正常	正常	上昇
発症時の尿中CPR	>10μg/日	>10μg/日	<10μg/日
発症時のアシドーシス	（−）または（+）	（−）	（+）
ICA, GAD抗体	（+）	（+）	（−）
膵β細胞障害の進行	あり	あり（緩徐）男性で進行	発症時に完全障害
発症後血糖コントロール	比較的容易→困難	比較的容易	困難
膵島炎	あり	あり	なし
発症メカニズム	自己免疫	自己免疫	不明

▶ケトアシドーシス

のとおり診断基準が策定された．劇症1型糖尿病のスクリーニング基準や，3項目にわたる診断基準が示されている．また，**表5**には参考所見として①から⑥までの6項目が示されている．しかし，診断基準としては糖尿病の症状が発現してから1週間ぐらいでケトーシスあるいはケトアシドーシスに陥った場合や，初診時の随時血糖値が288mg/dL以上である場合には，劇症1型糖尿病を疑ってスクリーニングすべきであり，また，**表4**に示す3つの項目を全て満たす場合には劇症1型糖尿病と診断してもよい．なお，①の「原則としてGAD抗体などの膵島関連自己抗体は陰性」という原則について，最近の日本糖尿病学会地方会などの演題では，GAD抗体が強陽性という症例も報告されており，劇症1型糖尿病の診断基準では自己抗体陰性は必須ではないということも留意する必要がある．

表3 急性発症1型糖尿病診断基準（2012）

1. 口渇，多飲，多尿，体重減少などの糖尿病（高血糖）症状の出現後，おおむね3カ月以内にケトーシスあるいはケトアシドーシスに陥る．
2. 糖尿病の診断早期より継続してインスリン療法を必要とする．
3. 膵島関連自己抗体が陽性である．
4. 膵島関連自己抗体が証明できないが，内因性インスリン分泌が欠乏している．

判定：上記1～3を満たす場合，「急性発症1型糖尿病（自己免疫性）」と診断する．1,2,4を満たす場合，「急性発症1型糖尿病」と診断してよい．
　　　内因性インスリン分泌の欠乏が証明されない場合，あるいは膵島関連自己抗体が不明の場合には，診断保留とし，期間をおいて再評価する．

急性発症1型糖尿病の診断基準（2012）の策定
日本糖尿病学会：急性発症1型糖尿病の診断基準（2012）の策定に関する委員会報告 p584-589. 糖尿病 56巻8号（2013）

表4 劇症1型糖尿病

劇症1型糖尿病のスクリーニング基準（下記の基準を満たす症例は入院の上，精査が必要）
1. 糖尿病症状発現後1週間前後以内でケトーシスあるいはケトアシドーシスに陥る
2. 初診時の（随時）血糖値が288mg/dL以上である

劇症1型糖尿病診断基準（下記1～3のすべてを満たすものを劇症1型糖尿病と診断する）
1. 糖尿病症状発現後1週間前後以内でケトーシスあるいはケトアシドーシスに陥る（初診時尿ケトン体陽性，血中ケトン体上昇のいずれかを認める）
2. 初診時の（随時）血糖値≧288mg/dL，かつHbA1c＜8.7％*
　※劇症1型糖尿病発症前に耐糖能異常が存在した場合は，必ずしもこの数字は該当しない
3. 発症時の尿中Cペプチド＜10μg/日，または空腹時血中Cペプチド＜0.3ng/mL，かつグルカゴン負荷後（または食後2時間）血中Cペプチド＜0.5ng/mL

日本糖尿病学会（編・著）：糖尿病治療ガイド 2014-2015, p15, 文光堂, 2014

表5 劇症1型糖尿病の診断基準（2012）

【参考所見】
① 原則としてGAD抗体などの膵島関連自己抗体は陰性である．
② ケトーシスと診断されるまで原則として1週間以内であるが，1～2週間の症例も存在する．
③ 約98％の症例で発症時に何らかの血中膵外分泌酵素（アミラーゼ，リパーゼ，エラスターゼ1など）が上昇している．
④ 約70％の症例で前駆症状として上気道炎症状（発熱，咽頭痛など），消化器症状（上腹部痛，悪心・嘔吐など）を認める．
⑤ 妊娠に関連して発症することがある．
⑥ HLA DRB1*04:05-DQB1*04:01との関連が明らかにされている．

日本糖尿病学会：劇症1型糖尿病の診断基準（2012）p815-820. 糖尿病 55巻10号（2012）

▶HLA

　表6は大阪医科大学の花房俊昭先生らがまとめた劇症1型糖尿病と急性発症1型糖尿病の臨床プロフィールを詳細に比較したものである．年齢を見ると劇症のほうがやや高く，罹病期間に関しては劇症ではわずか4日，急性発症では36日といった違いがある．HbA1c値（JDS値）は，劇症では6.4％に対して急性発症では12％．尿中Cペプチドも劇症では1日4.3μgと，インスリン分泌能は著しく低下している．また，感冒様症状が劇症では70％を超え，腹部症状や意識障害が72.5％と45.2％と，非常に高率に認められる．妊娠に関しても，急性発症1型糖尿病に比べてかなり高い率で劇症1型糖尿病が認められ，HLAとの関連も示唆されている．血糖値も当然ながら劇症で800 mg/dL程度に対して，急性発症では大体400 mg/dL程度である．アミラーゼ，エラスターゼ1あるいはリパーゼといった膵外分泌酵素の上昇に関しても，急性発症はわずかであるが，劇症1型糖尿病では多くの症例で認められる．また，GAD抗体に関しては，少ないものの，中にはやはり劇症1型糖尿病という診断でも自己抗体，GAD抗体が陽性になる場合があるが，急性発症1型糖尿病では非常に高い確率でこのような自己抗体が陽性になる．

3 GAD抗体の測定の意義と重要性

　表7は自己免疫性のもう1つのタイプである緩徐進行1型糖尿病（SPIDDM）の診断基準を示しており，2012年に1型糖尿病調査研究委員会で策定されたものであり，2つの必須項目を満たす場合にSPIDDMと診断をする．自己抗体に

表6　劇症1型糖尿病患者および急性発症1型糖尿病患者の主な臨床プロフィール

	劇症1型糖尿病	急性発症1型糖尿病	p値
患者数	161	137	
年齢, 歳	39.1±15.7	30.1±16.2	<0.0001
BMI(kg/m^2)	20.7±3.9	18.8±2.8	<0.0001
罹病期間（日）	4.4±3.1	36.4±25.1	
HbA1c(JDS値)(%)	6.4±0.9	12.2±2.2	
尿中Cペプチド(μg/日)	4.3±4.0	21.0±14.8	
空腹時血清Cペプチド(nmol/L)*	0.10±0.07	0.23±0.13	
臨床症状			
口渇(%)	93.7	93.3	NS
体重減少(kg)	3.5±2.7	5.5±3.7	<0.0001
感冒様症状（計）(%)	71.7	26.9	<0.0001
腹部症状(%)	72.5	7.5	<0.0001
意識障害(%)	45.2	5.3	<0.0001
妊娠**(%)	21	1.5	0.0003
血漿ブドウ糖(mg/dL)	800±360	434±213	<0.0001
アミラーゼの上昇	74/54	11/81	<0.0001
エラスターゼ1の上昇	54/9	1/37	<0.0001
リパーゼの上昇	50/9	5/38	<0.0001
GAD抗体	7/138	114/14	<0.0001
IA-2抗体	0/43	31/24	<0.0001

データは，mean±SD，％，あるいは実数（陽性者／陰性者）で表示．
*Cペプチド(ng/mL)＝Cペプチド(nmol/L)÷0.333，**13〜49歳の女性（劇症1型糖尿病患者62名および自己免疫性1型糖尿病68名）における合併率．

花房俊昭ほか．糖尿病2005より抜粋

▶IA-2抗体
▶インスリン自己抗体（IAA）
▶亜鉛輸送担体8（ZnT8）

関しては，IA-2抗体やインスリン自己抗体（IAA），さらには亜鉛輸送担体8（ZnT8）といった抗体に関しては，まだエビデンスが不十分であり，2012年の段階では診断基準には含めていない．SPIDDMは，2型糖尿病と新規に診断された患者の約10％に認められており，かなりの率で隠れていると考えたほうがよい．糖尿病の新規診断時にはGAD抗体を必ず測定し，このSPIDDMを見落とさないことが重要である．GAD抗体は，10 U/mLという数値が1つの大きな分かれ目になる．図1にはGAD抗体価別にインスリン分泌能の減少率を見た成績を示している．GAD抗体価が高値（10 U/mL以上），低値（10 U/mL未満），そして通常の2型糖尿病の3群で比較すると，2型糖尿病では年間で3％程度の減少率であるのに対して，GAD抗体が低値群でも約8％，高値群では17％もインスリン分泌能が減少すると報告されている．このGAD抗体が10 U/mLを超えるSPIDDMに対して，インスリン療法を早めに開始した群とSU薬で治療した群でインスリン依存状態にまで進行する経年的変化を見ると，インスリン治療群では，インスリン依存状態とはならない頻度が有意に高いという結果であった[1]．したがって，特に抗体価の高い患者ではすぐにインスリン療法を始めるのが現在の一般的な考え方になっている．

こうした成績から，糖尿病と診断されて食事療法や運動療法，あるいは経口血糖降下薬などで治療している患者に対して，GAD抗体を一度測定する必要があると考えられる．そしてGAD抗体陽性の場合には，SPIDDMの診断の

表7 緩徐進行1型糖尿病（SPIDDM）の診断基準（2012）

【必須項目】
1. 経過のどこかの時点でグルタミン酸脱炭酸酵素（GAD）抗体（1.5 U/mL以上）もしくは膵島細胞抗体（ICA）が陽性である[a]．
2. 糖尿病の発症（もしくは診断）時，ケトーシスもしくはケトアシドーシスはなく，ただちには高血糖是正のためのインスリン療法が必要とならない[b]．

判定：上記1，2を満たす場合，「緩徐進行1型糖尿病（SPIDDM）」と診断する．

a) Insulinoma-associated antigen-2（IA-2）抗体，インスリン自己抗体（IAA）もしくは亜鉛輸送担体8（ZnT8）抗体に関するエビデンスは不十分であるため，現段階では診断基準に含まない．
b) ソフトドリンクケトーシス（ケトアシドーシス）で発症した場合はこの限りではない．

田中昌一郎，ほか：緩徐進行1型糖尿病（SPIDDM）の診断基準（2012）
日本糖尿病学会（編・著）：緩徐進行1型糖尿病（SPIDDM）の診断基準に関する委員会報告 p592. 糖尿病 56巻8号（2013）

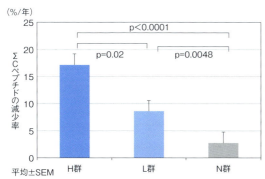

図1 GAD抗体価別にみたインスリン分泌能の減少率

GAD抗体価高値例（10 U/mL以上）（H群），低値群（10 U/mL未満）（L群）および2型糖尿病（N群）のCペプチド値の減少率（％）の比較．L群でも2型糖尿病に比べ，有意に速やかにCペプチド反応は低下する．

田中昌一郎ほか．糖尿病 2008; 51: S316.

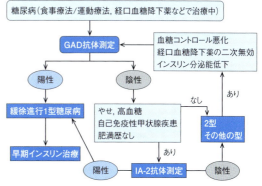

図2 緩徐進行1型糖尿病の診断と治療

"2型糖尿病"例のなかにはSPIDDM例が隠れている．SPIDDMを発見し，治療するフローチャート

小林哲郎．ヴィジュアル糖尿病臨床のすべて．中山書店（2011）

下に，早期からインスリン治療を開始する．たとえGAD抗体が陰性でも痩せていて，しかも非常に高血糖である場合や，自己免疫性の甲状腺疾患などを合併している場合には，IA-2抗体などを再度測定し陽性であればSPIDDMと診断する（図2）．

IA-2抗体が陰性で2型糖尿病として経過を見ている場合でも，血糖コントロールが非常に悪化してきたり，早い時期に経口血糖降下薬の二次無効が認められたり，あるいはインスリン分泌が著明に低下してきたときには，再度GAD抗体を測定して図2のステップによりチェックする．2型糖尿病の中には経過中にSPIDDMが発症する場合もあるため，できるだけ見逃さないように注意する．

4　日本人に特異な2型糖尿病の遺伝子

▶代償性インスリン分泌

▶原因遺伝子（疾患感受性遺伝子）

2型糖尿病は，遺伝素因からインスリン分泌が低下し，軽度のインスリン抵抗性も加わり発症する．これには2つの病態があり，日本人に多い非メタボ型の2型糖尿病と，遺伝素因あるいは生活習慣などからインスリン抵抗性が強くなり，代償性インスリン分泌の破綻などで，インスリン不足が生じて2型糖尿病になるメタボ型の2型糖尿病とがあり，共に遺伝素因が関連している（図3）．

図4は，2型糖尿病の原因遺伝子（疾患感受性遺伝子）としてこれまで報告されているものである．肥満・インスリン抵抗性関連あるいは機序の不明な遺伝子として，PPARγ，アディポネクチン，レジスチンなどがあり，さらにはインスリン分泌に関係する遺伝子として，多数の遺伝子の存在がこれまでに報告されている．こうした遺伝素因を持ち，そこに環境要因が加わることで2型糖尿病は発症するが，わが国ではこれまで13個の2型糖尿病の遺伝子が報告されている．その中でもKCNQ1とかUBE2E2の2つは日本人および東アジア人にとって重要な遺伝子と考えられており，インスリン分泌低下に関連している．また，PPARγも日本人で重要であり，肥満と関連する．13個の2型糖尿病遺伝子の計26個のアリルのうち，いくつ保有していると糖尿病発症のリスクが上がるかという検討では，6〜10個の場合のリスクを1とした場合，19〜21個持つことで，そのリスクは約6倍にまで膨れ上がる[2]．

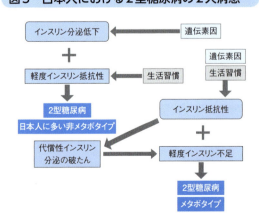

図3　日本人における2型糖尿病の2大病態

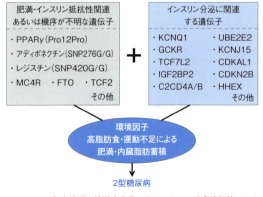

図4　2型糖尿病の原因遺伝子（疾患感受性遺伝子）

加来浩平：糖尿病療養のイノベーション，時事通信社，2013.

図5は2型糖尿病の病態の自然史を示したもので，実際に糖尿病と診断される15年ほど前から，徐々にβ細胞機能，あるいはインクレチン機能などがゆっくりと低下し，インスリン抵抗性が少しずつ高まってくる．初めはインスリン分泌が代償性に亢進することにより血糖値は正常に保たれているが，ある程度経過するとインスリンの分泌も徐々に下がり，食後の高血糖がまず出現し，さらにインスリン分泌能が低下すると，空腹時の血糖値も上昇し，糖尿病と診断される．その後，徐々にこのインスリン分泌能は低下していくのが2型糖尿病の病態の自然史であり，常に進行性の疾患であることが2型糖尿病の大きな特徴である．

5　膵β細胞機能障害の発症とそのメカニズム

　20世紀までの膵島細胞の形態計測を行った成績はいくつかあるが，いずれも膵島内のβ細胞量はコントロール群と2型糖尿病群では何ら有意な差は認められないという報告が主であった．したがって，糖尿病はインスリンの作用不足による代謝異常といった概念でとらえられてきた．

▶膵島形態計測

　一方，八木橋操六先生らが日本人の2型糖尿病の膵島形態計測を綿密に行った結果，膵島の容積比にはコントロール群と2型糖尿病群では有意な差はないものの，β細胞の占有率やβ細胞の容積比，あるいはβ細胞容量はコントロール群に比べて，2型糖尿病群では有意に減少していると報告している（図6）．その後，Butlerらも，健常人に比べて，2型糖尿病群では，肥満症例と非肥満症例の双方において，有意なβ細胞量の減少が認められると報告している．また，空腹時血糖値だけが高いIFGの状況においても，β細胞量は約40％減少しているとの成績も報告されている．一方，UKPDSでは，2型糖尿病発症から6年間，HOMA-βを指標としたβ細胞機能の経年変化を推定すると，おおよそ診断の12年ぐらい前から，β細胞量は減少していることが明らかにされた[3]．

▶UKPDS
▶HOMA-β

　こうした進行性の膵β細胞障害はどのようにして起こるのであろうか．この

図5　2型糖尿病の病態自然史：進行性の疾患である

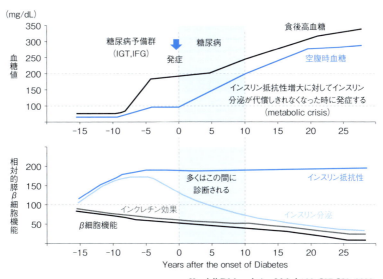

Kendall DM et al. Am J Med 122: S37-S50, 2009.

▶オートファジー機能

メカニズムは，遺伝的な素因と後天的なインスリン作用不足などによって，炎症性サイトカインの増加や血糖値の上昇により，酸化ストレスの亢進，あるいはβ細胞におけるインスリンやインクレチン作用不足などにより小胞体（ER）ストレスが引き起こされる．そして脂質代謝異常から，いわゆるオートファジー機能が低下するなど，さまざまな要因が相まって，β細胞障害が起こってくると考えられている（図7）．

6 インスリン抵抗性が引き起こす病態

▶ERストレス

▶インスリン受容体基質

もう1つの原因であるインスリン抵抗性に関しては，肥満・過栄養といった脂肪酸の過剰，あるいはアディポカインの異常などから，ERストレスが起こってくる．身体運動の低下からは，骨格筋での代謝機能の低下が起こり，高血糖からは，ヘキソサミン経路の活性化などを介して，酸化ストレスの亢進も起こる．また高インスリン血症によって，受容体のdown regulationなどが起こり，IRS1，IRS2といったインスリン受容体基質にも異常が重なることによって，

図6　日本人2型糖尿病の膵島形態計測変化

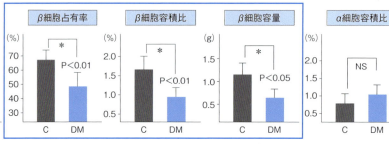

Sakuraba H et al. Diabetologia 45: 85, 2002.

図7　2型糖尿病での進行性膵β細胞障害の機序

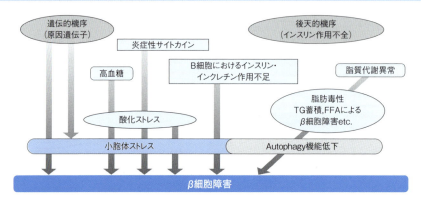

インスリン抵抗性が招来される（図8）．肥満および身体活動の低下などから，インスリン抵抗性が生じ，その中からインスリン標的細胞による糖代謝障害が起こるとともに代償性の高インスリン血症が起こる．つまり，生体においてインスリン作用の障害と過剰といった，2つの現象が起こることで糖尿病，脂質異常症，高血圧，NAFLD（非アルコール性脂肪性肝疾患）あるいは癌といった問題が生じてくると考えられている（図9）．

図8　インスリン抵抗性のメカニズム

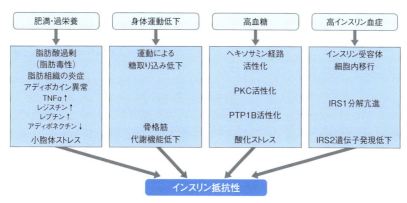

日本糖尿病学会 編・著：改訂第6版　糖尿病専門医研修ガイドブック，p35，診断と治療社，2014．改変

図9　インスリン抵抗性の病態

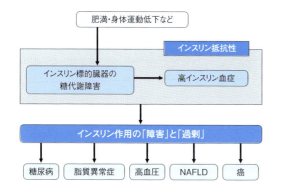

日本糖尿病学会 編・著：改訂第6版 糖尿病専門医研修ガイドブック，p34，診断と治療社，2014．

表8　インスリン分泌能の指標と評価-1

◆ HOMA-β ： $\dfrac{360 \times 空腹時インスリン値(\mu U/mL)}{空腹時血糖値(mg/dL) - 63}$

（正常値40〜60，インスリン使用中の患者では使えない）
30＞軽度インスリン分泌低下，15＞明らかなインスリン分泌低下

◆ Insulinogenic index（$\triangle$IRI/$\triangle$BS）： $\dfrac{糖負荷後30分IRI値 - 糖負荷前IRI値}{糖負荷後30分血糖値 - 糖負荷前血糖値}$

0.4＜初期追加分泌能は維持されている
境界型のinsulin low responderでは0.4以下となり，将来2型発症の危険性が高い

◆ Cペプチドインデックス（CPI）： $\dfrac{空腹時血中Cペプチド値(ng/mL)}{空腹時血糖値(mg/dL)} \times 100$

＜0.8　インスリン治療を必要とすることが多い
0.8〜1.2　経口薬でもインスリンでも
　＞1.2　経口薬でコントロールできることが多い

表9　インスリン分泌能の指標と評価-2

◆ SUIT index ： $\dfrac{1485 \times 空腹時血中Cペプチド値(ng/mL)}{空腹時血糖値(mg/dL) - 61.8}$

約50で内服薬治療が可能，＜30はインスリン治療が必要

◆ 血中および尿中Cペプチド（CPR）

空腹時血中CPR（1.5〜3.0ng/mL）：0.5ng/mL＞であればインスリンが必要．
食後2時間血中CPR：＞2.0ng/mLは経口剤，＜1.9ng/mLはインスリン治療
尿中CPR（35〜50μg/day，24時間蓄尿して3日間連続測定）：
　＞20μg/dayあれば経口薬の適応
　＜20μg/dayでインスリン治療が必要

表10　インスリン抵抗性の指標と評価

◆ 早朝空腹時の血中インスリン値
◆ 肥満の有無：BMIあるいは腹囲
◆ HOMA-IR： $\dfrac{空腹時インスリン値(\mu U/mL) \times 空腹時血糖値(mg/dL)}{405}$

・インスリン：正常値は空腹で5〜10μU/mL
　空腹時IRI＞15μU/mLでインスリン抵抗性の存在を示す
・HOMA-IR：＜1.6が正常，2.5＜で抵抗性あり
　数値が大きいほどインスリン抵抗性が強い
　空腹時血糖値＜140mg/dLで良好な相関
・肥満（内臓脂肪蓄積を含む）：BMI≧25 腹囲：男性≧85cm 女性≧90cm
　の場合はインスリン抵抗性を疑う

表11 妊娠糖尿病の定義と診断基準（日本糖尿病学会）

妊娠糖尿病の定義	妊娠中に初めて発見または発症した糖尿病に至ってない糖代謝異常
診断基準	75gOGTTにおいて次の基準の1点以上を満たした場合に診断する 空腹時血糖値　　≧92mg/dL 1時間値　　　　≧180mg/dL 2時間値　　　　≧153mg/dL ただし臨床診断において糖尿病と診断されるものは除外する

日本糖尿病学会：糖尿病の分類と診断基準に関する委員会報告（国際標準化対応版）．糖尿病 55(7), p497, 2012より引用

表12 妊娠糖尿病の定義と診断基準（日本糖尿病・妊娠学会）

定義：妊娠糖尿病（gestational diabetes mellitus：GDM）
妊娠中にはじめて発見または発症した糖尿病にいたっていない糖代謝異常である．妊娠時に診断された明らかな糖尿病（overt diabetes in pregnancy）は含めない．

1) 妊娠糖尿病（GDM）
3) 妊娠時に診断された明らかな糖尿病（overt diabetes in pregnancy）：以下のいずれかを満たした場合に診断する．

1. 空腹時血糖値≧126mg/dL
2. HbA1c（NGSP値）≧6.5%
3. 確実な糖尿病網膜症が存在する場合
4. 随時血糖値≧200mg/dLあるいは75gOGTTで2時間値≧200mg/dLの場合※

※いずれの場合も空腹時血糖値かHbA1cで確認

表13 高齢者糖尿病の特徴

① 口渇, 多飲, 多尿などの高血糖の自覚症状が乏しい
② 低血糖の症状が出にくい
③ 無症候性を含めた動脈硬化性疾患の合併症の頻度が多い
④ 認知症, 手段的日常活動動作（instrumental activities of daily living：IADL）の低下, うつ, 転倒または転倒骨折, サルコペニア, 排尿障害といった老年症候群を合併しやすい
⑤ 社会・経済的問題やQOL低下の問題が治療を困難とする場合がある
⑥ フレイル（虚弱）

表14 フレイル（Frailty）

日本老年医学会：高齢者が筋力や活動が低下している状態（虚弱）
・フレイルの要件（米国老年医学会の評価法）（以下の3つ以上）
　☐ 1年間で4〜5kgの体重減少
　☐ 疲れやすくなった
　☐ 筋力（握力）の低下
　☐ 歩行スピードの低下
　☐ 身体活動性の低下
・フレイルの予防法
　十分なタンパク質, ビタミン, ミネラルを含む食事
　ストレッチ, ウォーキングなどを定期的に行う
　身体の活動量や認知機能を定期的にチェック
　感染予防（ワクチン接種を含む）
　手術の後は栄養やリハビリなど適切なケアを受ける

図10 フレイル（Frailty）

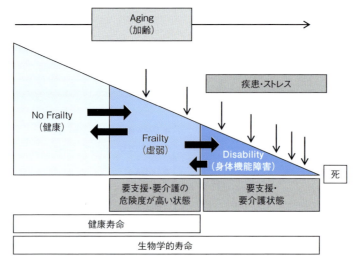

葛谷 雅文：日本老年医学会雑誌 2009; 46: 279-285より改変

糖尿病の病態を反映する指標としてはどのようなものがあるのだろうか．血糖値，平均血糖値，インスリン分泌能・抵抗性，脂質，合併症の有無など，さまざまな指標がある．その中でも，特に**表8**と**表9**には，インスリン分泌能の指標と評価方法についてまとめた．また，インスリン抵抗性の指標として，HOMA-IRが最も普遍的であるが，空腹時のインスリン値でも，十分に評価でき，BMIや腹囲からインスリン抵抗性を推測することも可能である（**表10**）．

▶HOMA-IR

7 妊娠糖尿病の定義と診断基準

▶妊娠糖尿病

▶75gOGTT

表11は，日本糖尿病学会が示した妊娠糖尿病の定義と診断基準である．妊娠中に初めて発見，または発症した糖尿病に至っていない糖代謝異常で，75gOGTTにおける空腹時，1時間値，2時間値の基準が定められている．しかし，臨床診断において明らかな糖尿病と診断されたものを除外するとしている．

一方，**表12**は日本糖尿病・妊娠学会の定義を示している．妊娠糖尿病の定義は日本糖尿病学会のものとほとんど変わらないが，明らかな糖尿病の診断手順が日本糖尿病学会の診断手順とは若干異なっており，この点に関する今後の擦り合わせが必要である．

8 高齢者糖尿病の特徴，サルコペニアとフレイル

▶サルコペニア

▶フレイル

表13には2型糖尿病の中でも特に高齢者糖尿病の特徴について示している．サルコペニアに加えて，フレイルという概念が注目されている．これは健康な状態から身体機能障害へ至る途中の虚弱といわれる体質である（**図10**）．

表14は日本老年医学会のフレイルの定義であり，高齢者が筋力や活動が低下している状態と定めている．米国老年医学会の評価法では5つの項目のうち，3つ以上認める場合にはフレイルと定義をする．その予防法として，適切な食事と運動，身体活動量や，認知機能をチェックすること，ワクチンの接種を含む感染予防，手術を受けた際には栄養やリハビリなどのケアを受けることが挙げられている．また，日本老年医学会ではこういった基準に加えて，認知機能をも含めた，新しい評価方法が現在検討されている．

以上をまとめると，糖尿病患者の個々の成因や病態による表面的な違いがあるように見える場合にも，その根底にはこれまで示した「定義」「原因」「徴候」「合併症」など，4つの病態概念があり，患者の診断，分類，治療，予後を考える場合には，必ずこの病態概念に立ち戻ることが望ましいと考える．

文献
1) Maruyama T, et al. J Clin Endocrinol Metab. 2008; 93: 2115-2121.
2) 門脇孝：糖尿病の診断と管理のイノベーション，時事通信社，2012.
3) UKPDS 16. Diabetes 1995; 44: 1249-1258.

糖尿病の診断と病状把握の進歩

セミナーⅠ

発言（1）
GAD, IRI, Cペプチドの有効活用

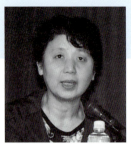

東京女子医科大学糖尿病センター
センター長 **内潟 安子**

> **要 旨** 　GAD，IRI，Cペプチドを測定することにより，これまで漫然と1型糖尿病と呼ばれていたものが，劇症1型か，急性発症1型か，緩徐進行1型（SPIDDM）か，もしくは詳細にデータをみると2型糖尿病ではない，などの判別が可能となる．
> 　さらに，低血糖状態時のGAD，IRI，Cペプチドの有効活用も加え，具体的なデータを紹介しながら解説する．

1　高血糖状態のGAD, IRI, Cペプチドの活用

■膵島関連自己抗体の代表　GAD抗体

　先ほど中村先生から詳しくお話しいただいたが，われわれが通常考える1型糖尿病には，1週間前後で急激に糖尿病症状とともにケトーシスやケトアシドーシスに陥る劇症1型，糖尿病症状の出現後のおおむね3カ月以内にケトーシスやケトアシドーシスに陥る急性発症1型，そして3つめには2型と診断するも次第に痩せて血糖コントロールもうまくいかずに自己抗体を測ると陽性が判明する緩徐進行1型（SPIDDM）と診断される3種類の1型糖尿病が定義されている（**図1**）．新しい定義ではいずれも膵島関連自己抗体が診断基準に入っている．

▶劇症1型
▶急性発症1型

▶緩徐進行1型
　（SPIDDM）

▶抗GAD抗体

　はじめに膵島関連自己抗体の代表で，通常検査センターで測定可能な抗GAD抗体について解説する．GAD抗体とは，前に「抗」をつけて抗GAD抗体とも記載し，「糖尿病学用語集（第3版）」（日本糖尿病学会編）ではどちらを使用してもよいことになっている．

▶GABA

　1991年，膵臓のランゲルハンス島にあるGABA（γ-aminobutyric acid）は，ニューロトランスミッター（神経伝達物質）と考えられていたが，実際には膵島細胞のβ細胞に存在することが分かった（**図2**）．GABAは，プロインスリン合成の調節やインスリン合成・分泌に何らかの役割を果たしているのではないかといわれてきたが，ヒトβ細胞増殖と糖代謝を調節していることが2014年に明らかになった[1]．GAD（glutamate decarboxylase）という酵素は，このGABAの合成経路における律速酵素である（**図3**）．

　1型糖尿病は自己免疫機序で発症することが自己抗体が検出されることから分かっていた．ラ島蛋白のうちの64KDa蛋白に対する抗体が高頻度に検出さ

▶64KDa蛋白

図1　1型糖尿病の発症様式（概念図）

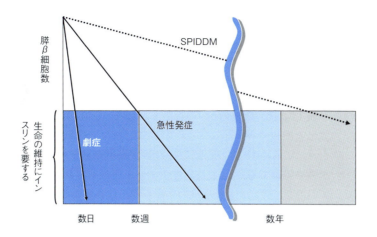

図2　膵ラ島におけるGABAの役割

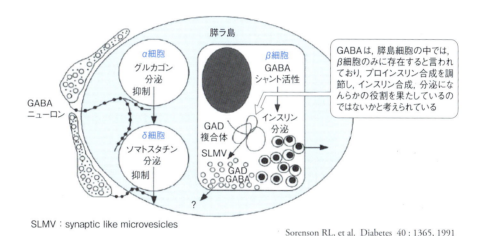

SLMV：synaptic like microvesicles

Sorenson RL, et al. Diabetes 40：1365, 1991

図3　GABA合成経路の律速酵素がGADである

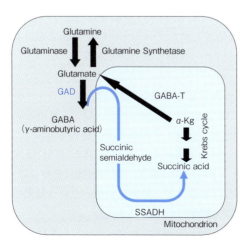

GAD： glutamate decarboxylase
GABA-T： GABA transaminase
α-Kg： α-ketoglutarate
SSADH： succinic semialdehyde dehydrogenase

GADは，脳，β細胞に高濃度にあり，
他，甲状腺，副腎皮質，精巣，卵管，胃壁に．

GADには67Kd，65Kdの2つの
アイソフォームがあり，脳神経には両方が
発現するが，β細胞には65Kdが主．

Sorenson RL, et al. Diabetes 40：1365, 1991

れ，この蛋白がGADであることがBaekkeskovという女性の研究者らによって明らかにされた．64KDa抗体の抗原には，GAD65KDaとGAD67KDaの2つのアイソフォームがあり，β細胞には主に65KDaが多く存在し，67KDaは脳細胞に多いこともわかった．抗体が認識するGAD65蛋白抗原の一部分，エピトープには，主にE1, E2が存在するといわれている．ウイルス感染と1型糖尿病との関連が強いと疑われているコクサッキーウイルスのある部分の蛋白とホモロジーが，ちょうどE1あたりに少し入り込んで存在している（図4）．

表1にGAD抗体の6つの特徴を示した．GAD抗体は，抗体が存在するだけではβ細胞障害を起こさないが，65KDa反応性単核球が悪さをして発症に向かう．これがHLA-DR上にGAD65が提示されT細胞に認識される．NODマウスの実験でも，GAD反応性T細胞を免疫寛容状態にして働かないようにしておくと，膵島炎も糖尿病の発症も抑えられることが分かった．フィンランドの小児1型の発症はGAD抗体74%で，日本でも70〜80%ということが分かってきたので，予知因子，診断マーカーとして，だんだん使えるようになってきたことは先生方もご存じのところである．

SPIDDM患者のGAD抗体は，急性発症1型のそれとはエピトープがずれているものもあるが，実際には検査センターではここまで明らかにできない．

GAD抗体を測定するときに，保険算定上，病名記載には気をつけていただきたい．すでに「糖尿病」と診断が確定していて，1型糖尿病の診断に用いた場合に算定できる．しかし「1型糖尿病疑い」や「2型糖尿病疑い」だけでは認められない．「糖尿病」と「1型糖尿病疑い」の2つを記載する必要がある．

複数回の測定をしたいときがあるが，ルーチンで毎月測定すると査定の対象となる．現在はレセプトが電子媒体なので突合わされるので，留意していただきたい．必要があれば不定期に測定し，「何か理由があって測定している」ということが分かるぐらいがよいと思う．

また，IA-2抗体は「糖尿病」「1型糖尿病の疑い」さらに「GAD抗体陰性」で，「30歳未満の患者」であることを病状詳記に記載する必要がある．

各疾患について，ある一定期間GAD抗体の陽性率を測定した結果が明らかにされている（表2）．健常人でもlow titerで存在する．東京女子医科大学糖尿病センター（以下当センターと略す）においては，初診時インスリン未治療2型糖尿病患者では3%程度がGAD抗体陽性であった．

図5は，当センターの1型糖尿病のハネムーン時期にあたる3人のGAD抗体の推移とインスリン使用量である．棒グラフは体重当たりのインスリンの量で，折れ線がGAD抗体価の動きを示している．高い抗体価でも，インスリン量がだんだん増えると抗体が下がっていくことが分かる．

■1型糖尿病の予知マーカーとしてのGAD抗体

1型糖尿病患者の兄弟などの第一度近親者が，将来1型糖尿病になるかどうかを調べた研究が1990年代にかなり行われたが，そのうちの一つを紹介する．

使用している抗体は，IAA（インスリン自己抗体），GAD抗体，IA-2抗体の3種類である．抗体が3つとも陰性の場合，1型糖尿病は発症しにくい．しかし，陽性抗体の数が多くなればなるほど，発症しやすいという結果で，同様の研究は最近も報告されている（図6）．

埼玉社会保険病院（現：埼玉メディカルセンター）の丸山太郎先生らによる

図4 GAD抗体の特徴

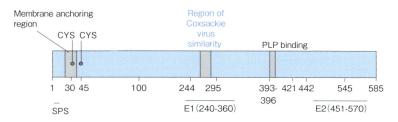

Baekkeskovらの発見した64KDa抗体の抗原がGAD
65KDaと67KDaがあり、β細胞には主に65KDa

表1 GAD抗体の特徴

1. この抗体自体はβ細胞障害をおこさない.
2. 発症直後にGAD65反応性単核球が存在、HLA-DRにGAD65が提示され、T細胞に認識される.
3. NODマウスのGAD反応性Tリンパ球を免疫寛容状態にしておくと、膵島炎も糖尿病発症も抑えられる.
4. フィンランド小児1A型：GAD抗体74%、ICA84%、IA-2抗体86%、IAA 54%、日本人1A型；GAD抗体70-80%に.
5. 患者近親者の血中にIAAやICAよりも高頻度にも.
6. SPIDDMのGAD抗体は特異的N末端epitopeを持つことも.

Kobayashi T, et al. JCEM, 88:4768, 2003

表2 GAD抗体の陽性率

対象	陽性率
健常人	1-2 %
1型糖尿病（発症早期）	60-80%
SPIDDM/LADA	100 %
2型糖尿病（食事/OHA）	2-3 %
多腺性自己免疫症候群1型	30-40%
多腺性自己免疫症候群2型	30-50%
自己免疫性甲状腺疾患	6-8 %
Stiff-person症候群	60-70%

初診時インスリン未治療2型糖尿病患者　3%
（東京女子医科大学糖尿病センター）

図5 1型糖尿病患者の抗GAD抗体の推移とインスリン使用量

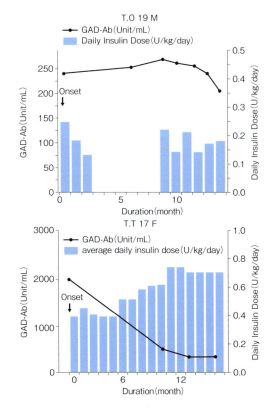
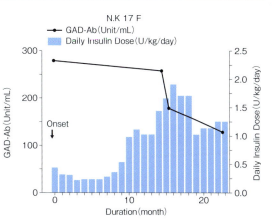

内潟 抗GAD抗体の臨床的意義 SRL宝函 20: 26, 1996

▶Tokyo Study

Tokyo Studyでは，罹病期間が5年以内のGAD抗体陽性で，登録時にインスリン治療が必要でない一見2型糖尿病と診断される患者を登録し，インスリン治療群とSU薬群の2つに分けて，その後5年間のインスリン依存状態に移行した頻度と，どの程度インスリンが必要になったかを調べた．登録時にGAD抗体価が10U/mL以上，10U/mL未満さらにCペプチドが10ng/mL以上，10ng/mL未満の群で分けたところ，登録時にGAD抗体価がhigh titerで，Cペプチドが低い群がインスリン依存型になりやすい．ただし，登録時のGAD抗体価がhigh titerのときにインスリンを使うとインスリン依存状態へは進まなかったという（図7）．

▶GAD抗体価
▶Cペプチド

次に，インスリンやCペプチドがまだ分泌されている患者を，GAD抗体価が10U/mL以上と未満の群に分けた．グラフの右と左では縦軸の数値が違うが，low titerであっても内因性インスリン分泌が徐々に低下することが示唆された．UKPDSの2型糖尿病のβ細胞の機能低下率とほぼ同じ結果となったことから，low titerであっても自然歴に内因性インスリン分泌は下がっていくといえる（図8）．

▶UKPDS

劇症1型糖尿病の診断ではGAD抗体が陰性であることが重要な参考所見である[2]．

当センターで過去13年間に新規発症し入院治療した1型糖尿病99人の臨床背景を見ると，GAD抗体が陰性で発症時にHbA1cが8.5％以下のC群では，発症までの期間が6，7日と非常に短い．また，Cペプチドも全て低下している（表3）．また，このC群はグルカゴン負荷をしてもCPRはほとんど反応していない[3]．

■インスリン分泌不全と抵抗性増大

次に高血糖状態において，インスリンが分泌不全なのか，あるいはインスリン抵抗性が大きいのかを見極めるためには，食後2時間でのIRI値を測定する方法がある．

▶IRI値

図9は，当センターで400kcalの食事負荷検査と75gOGTTを行った結果である．OGTTは糖尿病患者には施行しにくいので，食事負荷試験を登用したい．食後2時間値のIRIが30〜20μU/mL未満ならば，インスリン分泌は著しく低下と考えてよいのではないかと思う．

図6　1型糖尿病患者第一度近親者の，IAA，GAD抗体，IA-2抗体と1型糖尿病発症との関係

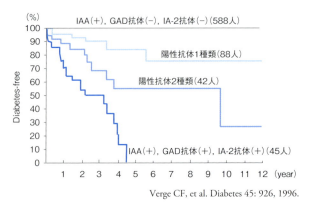

Verge CF, et al. Diabetes 45: 926, 1996.

図7 Tokyo Study：インスリン依存状態に移行した頻度

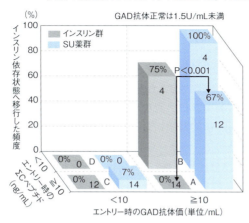

対象：罹病歴5年以内のGAD抗体陽性で、登録時インスリン治療が必要でない患者
（両群の罹病期間平均1.8年、平均BMI 21、平均HbA1c 7.3%）を2群にランダム化

GAD抗体価が10以上でΣCPR（75gGTT5点測定）が10未満なら、5年後にインスリン依存状態に高頻度に移行．
しかし、この群をインスリン治療したら、インスリン依存状態に進まなかった．

Maruyama T et al. J Clin Endocrinol Metab 93:2115, 2008

図8 内因性インスリン分泌の変化

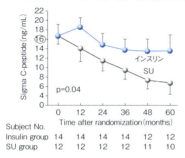

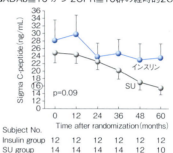

GAD抗体価が10未満でも、内因性インスリン分泌が徐々に低下するかも．
→UKPDSにおける2型糖尿病の膵β細胞機能の低下率とほぼ同じ．

Maruyama T et al. J Clin Endocrinol Metab 93:2115, 2008

表3 過去13年間に新規発症し入院治療した1型糖尿病99人の臨床背景

	A GAD-positive (n=54)	B GAD-negative, HbA1c ≧ 8.5% (n=32)	C GAD-negative, HbA1c < 8.5% (n=13)	P value A vs. C	P value B vs. C
HbA1c (%)	12.2 ± 2.0	12.2 ± 2.5	6.3 ± 1.0	<0.0001	<0.0001
Onset age (yr.)					
Mean	25	22	40	<0.0005	<0.0005
Range	1 - 69	2 - 66	22 - 58		
Male sex (no.)	20	17	7		
BMI (kg/m^2)**	18.5 ± 2.6	17.3 ± 3.1	19.7 ± 2.0		<0.005
Duration of symptoms before diagnosis (days)	60.9 ± 57.0	45.0 ± 53.9	6.2 ± 5.67	<0.0001	<0.0001
Epigastralgia (no.)	1	3	7		
Flu symptom (no.)	19	14	6		
BS (mg/dL)	371 ± 159	410 ± 202	867 ± 510	<0.0005	<0.005
U-CPR (μg/day)	22.0 ± 14.2	14.2 ± 13.0	5.5 ± 5.7	<0.0001	<0.01
F-CPR (ng/mL)	0.79 ± 0.46	0.64 ± 0.33	0.32 ± 0.18	<0.0001	<0.001
ΔCPR (ng/mL)*	0.63 ± 0.56	0.42 ± 0.47	0.1 ± 0.11	<0.0001	<0.05
Arterial pH (n=22)	7.36 ± 0.07	7.34 ± 0.15	7.31 ± 0.21		
Serum AST (IU/l) (normal range 11-31)	22 ± 12	25 ± 12	31 ± 26		
Serum amylase (IU/l) (normal range 58-165)	120 ± 78	147 ± 117	418 ± 627	<0.05	
Insulin dose (U/kg)**	0.61 ± 0.30	0.70 ± 0.33	0.55 ± 0.16		

*グルカゴン負荷による　　HbA1cはJDS値

高池浩子ら　糖尿病 47; 209, 2004

▶糖尿病専門医研修ガイドブック改訂第6版(日本糖尿病学会編)
▶ΔCPR

インスリン依存性の判断の目安として,「糖尿病専門医研修ガイドブック 改訂第6版」(日本糖尿病学会編)では,CPRを測定し空腹時血中CPRが0.5ng/mL以下,グルカゴン負荷で頂地が1.0ng/mL前後以下,ΔCPR5が0.5ng/mL以下の場合,インスリン依存型と考えてよいとされている.

ただし,これはあくまでも目安の指標で,これだけでインスリン依存性やインスリン治療の必要性を決定すべきではなく,発症形式や膵特異的自己抗体の有無,罹病期間などから総合的に判断する上での1つの指標となる(表4).

▶Cペプチド指標(CPI)

Cペプチド指標(CPI)を用いることもある.CPIとは,(空腹時血清Cペプチド×空腹時血糖値)/100で算出され0.8以下のときインスリン依存状態と考えてよい.図10は,2014年に当センターが発表したものである.急性発症1型糖尿病ではない,いわゆる2型糖尿病と診断されやすい患者のうち,糖尿病診断から2年経過後にGAD抗体/IA-2抗体陽性が判明し,かつ診断から1年以上経過後,インスリン治療を開始した入院患者39人を後ろ向きに調査したものである.

左のグラフが診断前のBMI,中央グラフは糖尿病診断時のBMI,右のグラフはSPIDDMと診断したときのBMIである.糖尿病診断前は肥満していても,だんだん痩せてくるが,肥満している人(BMI≧25)は肥満していない人よりもインスリン治療開始までの期間が有意に長い.SPIDDM時点でのCPIで見ても,BMI 22以下ではCPIも低くなっている.

以上の結果より,肥満していてもCPI 0.8以下ならば,内因性インスリンの分泌が低下していると疑ってよいと考える

▶Insulinogenic Index (II)
▶経静脈グルコース負荷試験 (IVGTT)

Insulinogenic Index (IGIまたはII)とは,私たちが食事をするとインスリンが第1相,第2相と分泌されるが,この第1相は経静脈グルコース負荷試験(IVGTT)で見られるものである.IVGTT時の初期分泌ΔACPR/ΔGがIIとほぼ平行で,正の相関をすることが分かっている(図11右).

佐藤吉彦先生らのデータでは,IIが0.4mg/dLで初期の第1相の分泌の低下が見られた[4].

表5は,耐糖能異常の検出のために,当センターで経口ブドウ糖負荷試験を

図9 400kcal 食事負荷試験と75gOGTT

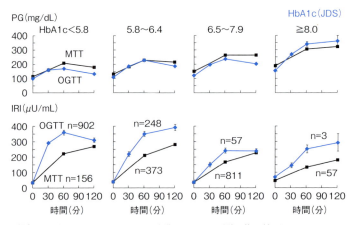

朝食2時間後のIRIが30ないし20μU/mL未満なら,インスリン分泌は著しく低下といっていいのでは?

佐倉 宏 糖尿病診療マスター4: 661, 2006

表4 CPRによるインスリン依存性またはインスリン治療必要性の目安

	空腹時血中CPR(ng/mL)	グルカゴン負荷後CPR頂地(ng/mL)	△CPR5(ng/mL)	尿中CPR(μg/日)
インスリン依存性	≦0.5	≦1.0	≦0.5	≦20
インスリン非依存性	≧1.0	≧2.0		≧30
インスリン治療必要		≦1.8	≦0.7〜1.0	≦30

上記の指標はあくまで目安であり，これのみにてインスリン依存性やインスリン治療の必要性を決定するべきではなく，総合的に判断する必要がある

発症形式，膵特異的自己抗体の有無，罹病期間……

日本糖尿病学会（編・著）：糖尿病専門医研修ガイドブック改訂第5版, p168, 診断と治療社（2012）

図10 入院患者39人の後ろ向き調査

1型糖尿病ではない患者のうち，糖尿病診断から2年経過後にGAD抗体/IA-2抗体陽性が判明，かつ糖尿病診断から1年以上後にインスリン治療開始，その後もインスリン治療を必要とした入院患者39人の後ろ向き調査

（IA-2のみ陽性は3名）

*2012年の新定義：1. 経過のどこかでGAD抗体/ICA陽性であり，
　　　　　　　　 2. ただちにインスリン治療を必要としない．

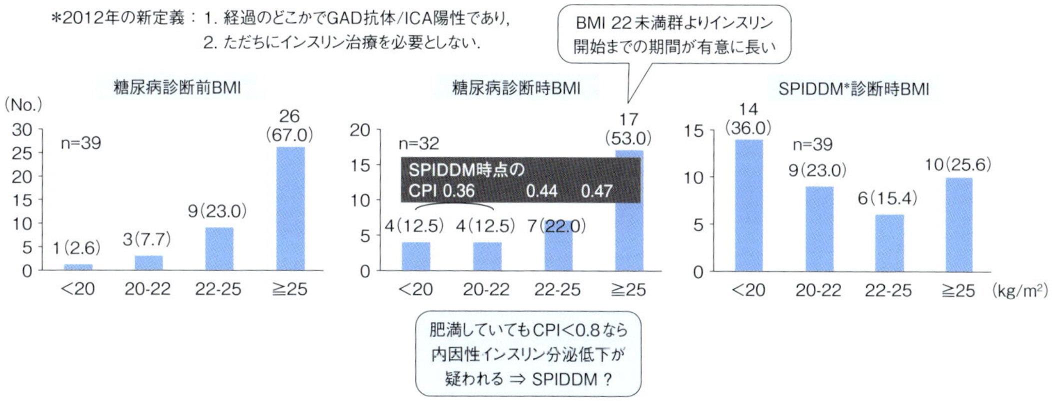

BMI 22未満群よりインスリン開始までの期間が有意に長い

肥満していてもCPI<0.8なら内因性インスリン分泌低下が疑われる ⇒ SPIDDM？

Hoshina S, et al. Diabetol Int Online June 2014

図11 Insulinnogenic index（IGI, II）

● Insulinnogenic index（IGI、II）

ΔIRI (0-30) (μU/mL) / ΔBS (0-30) (mg/dL)

75gOGTT時の最初の30分間の血糖上昇に対するインスリン分泌増加のこと

0.4以下を，初期分泌低下

IGIまたはIIは経静脈グルコース負荷試験（IVGTT）時にみられる第1相に対応

グルコース刺激による2種類の反応
第1相　第2相

IVGTT時の初期分泌ΔACPR/ΔGとII

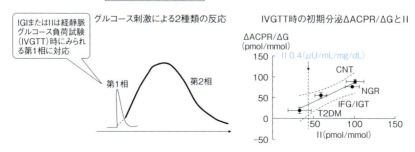

Tura A, et al. DRCP 72: 298, 2006
加計正文 日本臨牀 66: 増刊 4: 182, 2008

- ▶正常耐糖能 (NGT)
- ▶耐糖能異常 (IGT)
- ▶HOMA-β

施行した方々の臨床所見である．正常耐糖能（NGT）と耐糖能異常（IGT）を対象にIIを比較すると明らかな差（p＜0.001）が見られた．

HOMA-βもインスリン分泌予備指標であるが，日本人では50％以上が正常で，30以下は分泌低下，10以下ならば，明らかな分泌不全と考えてよい．**表5**でもNGTとIGTでは差が出ている．IGTでは60％ぐらいあるが，50％を切る人も入っている（**表6**）．HOMA-RやHOMA-IRはインスリン抵抗性の指標で，日本人では1前後，1.6以下を正常，2を超えると，抵抗性があり，4以上では高度のインスリン抵抗性があるといってよいだろう（**表7**）．

肥満の患者でインスリン分泌が保持されているかどうか分からないときにはDisposition Indexを指標とする．Disposition Indexは，HOMA-βをHOMA-IRで割り算して算出する代表的指標である．このIndexは肥満の影響をなくすための指標である（**表8**）．

現在，小児・思春期発症2型糖尿病の合併症に関する経年的全国調査を行っているが，20歳未満で2型糖尿病を発症した患者が，20歳までは比較的肥満の人が多く，**図12**のようにHOMA-IRが非常に高い．しかし20歳を超えると減少し，インスリン注射治療をする患者が増加してくる．

■高IRI血症があったら

- ▶高IRI血症

高IRI血症の場合，インスリン抵抗性増大だけを考えるのではなく，インスリン抗体の有無をみる必要がある．インスリン注射をしていれば，注射後のインスリン抗体産生による高IRI血症が考えられ，インスリン注射をしていなければ，インスリン自己免疫症候群が疑われる．

抗体がないとなれば，低血糖があるかどうかを確認し，あるならインスリノーマが少し疑われる．低血糖がなく，血糖が高めとなれば，インスリン負荷試験を行い，血糖の低下がなければインスリン受容体異常症なども考え，血糖の低下があれば，異常インスリン血症を考えていくということにもなる．

2　低血糖状態におけるGAD，IRI，Cペプチドの有効活用

■低血糖症の分類

低血糖には，内因性と外因性がある．内因性低血糖症には，自発性（空腹時低血糖症）と反応性（食後低血糖症）があり，外因性低血糖症にはSU薬などの薬物やインスリン注射による原因が明らかなものがある．

- ▶自発性低血糖症

表9は自発性低血糖症の分類を示している．インスリノーマと自己免疫性（関連）低血糖（インスリン自己免疫症候群ないしインスリン受容体異常症B型）そして膵外腫瘍の3つに分類できる．

- ▶インスリノーマ

インスリノーマは，空腹時低血糖がある，または血糖が高くてIRIが高い（10μU/mL以上）場合ではっきりしないときには絶食試験を行う．空腹時血糖，IRI，CPRを測って，Fajansの指数や，Turner指数などを用いて，インスリン抗体がないことや選択的な動脈内カルシウム注入法で確定診断をする．

- ▶自己免疫性関連の低血糖

自己免疫性関連の低血糖では，空腹時低血糖があるにもかかわらずIRIが高い（10μU/mL以上多くは50μU/mL以上）場合で，インスリン治療もなく，インスリン自己免疫症候群が疑われるときには，インスリン抗体を測定する．

表5 経口ブドウ糖負荷試験を施行した対象者の臨床所見

	NGT	IGT	P値
人数	1,430	1,553	
性別（男性／女性）	594/836	814/739	<0.001
年齢	45.1±15.8	53.0±13.7	<0.001
BMI（kg/m²）	24.0±5.0	24.6±4.6	0.003
空腹時血糖値（mg/dL）	94.7±7.5	106.2±10.9	<0.001
負荷2時間血糖値（mg/dL）	112.3±17.1	158.0±23.2	<0.001
HbA1c（NGSP値）（％）	5.56±0.44	5.95±0.49	<0.001
インスリン感受性指標			
1/[HOMA-IR]	0.962±0.805	0.830±0.802	<0.001
Matsuda index	7.66±4.62	6.08±3.95	<0.001
インスリン分泌指標			
HOME-β	77.9±50.7	64.4±46.9	<0.001
I. I.	0.853±0.804	0.482±0.449	<0.001
disposition index			
HOME-β/[HOMA-IR]	52.9±17.8	35.9±16.2	<0.001
I. I. × Matsuda index	5.61±5.55	2.32±2.41	<0.001

データは平均±標準偏差で表記．NGT：正常耐糖能，IGT：耐糖能異常，
HOMA: homeostasis model assessment, I. I.：インスリン分泌指数
連続変数のp値はStudentのt検定により算出．名義変数のp値はχ検定により算出．

Takai T et al. Diabetol Int 3;82, 2012

表6 HOMA-β（％）（インスリン分泌予備指数）

● HOMA-β（％）（インスリン分泌予備指数）
　＝360×IRI/(FBS－63)

血糖63から血糖180までは，血清インスリン値は直線性に増加することを利用した計算式

限界：空腹時血糖値が140以上，80未満の場合は，使用は適切ではない．

日本人	50％以上	正常
	30％以下	分泌低下
	10％以下	明らかな分泌不全

表7 HOMA-R　HOMA-IR

● HOMA-R
　HOMA-IR（インスリン抵抗性指数）
　＝IRI×FBS*/405

日本人	1.6以下（1前後）	正常
	2ないし2.5以上	インスリン抵抗性あり
	4以上	高度のインスリン抵抗性あり

＊FBS 200mg/dL以下であること

＊HOMA-S＝405/IRI×FBS

表8 Disposition Index

インスリン分泌能が十分保持されていれば，インスリン抵抗性が増大すると，代償性に増大するので，インスリン分泌指数をインスリン抵抗性指数で補正すべきという考えから，

● Disposition Index

例：　● HOMA-β/HOMA-IR
　　　● IGI×Matsuda Index

肥満の影響がなくなり，HbA1cの上昇がわずかでもインスリン分泌低下を，より明らかにしてくれる

図12 登録時のHOMA-IRとBMIの関係

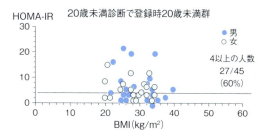

20歳未満診断で登録時20歳未満群
4以上の人数 27/45（60％）

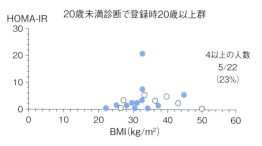

20歳未満診断で登録時20歳以上群
4以上の人数 5/22（23％）

表9 自発性低血糖症の分類

1. インスリノーマ

2. 自己免疫性（関連）低血糖症
   - インスリン自己免疫症候群
     Insulin autoimmune syndrome
   - インスリン受容体異常症B型
     Type B insulin resistance by anti-insulin receptor antibody

3. 膵外腫瘍　Non islet cell tumor hypoglycemia（NITH）

図13 Western immunoblot of IGF-II

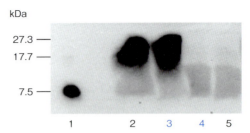

1：IGF-II
2：IGF-II産生腫瘍
3：本症例 術前
4：本症例 術後
5：健常人

東京女子医科大学 福田いずみ医師より供与

表10 外因性低血糖症

- 詐病性低血糖（factitious hypoglycemia）
  インスリンを秘密裡に注射して低血糖を起こす
- 内密性低血糖（surreptitous hypoglycemia）
  低血糖になることを知りながら秘密裡に注射量を増量して起こした低血糖

> 2つのIRI測定法の違いによってFactitious hypoglycemiaを見つける.
>
> 43歳女性
> インスリン治療中に遷延する低血糖を起こす．インスリン注射を含め，すべて中止し，ぶどう糖液持続投与するも，血糖は低め．当センター転院後も低血糖つづく．インスリンアナログ製剤をも測定するキットでは血中IRI値が高く，アナログ製剤を測定しないキットを用いると，それより低い値となることより，上記を疑った症例を経験した．
>
> エクルーシスインスリン測定試薬（ロッシュ）で使用する第1次抗体は，アスパルト，リスプロ，グラルギンのヒトインスリンと異なる部位を認識しないために，これらのアナログインスリンは測定しない．
>
> Eテストトーソー（東ソー）で使用する第1次抗体は，アナログもヒトインスリンも認識するので，どちらも測定する．

杉沢ら　糖尿病 52: 793, 2009

表11 ACCORD試験追加解析（ADA2014より）

登録時のインスリン分泌不全ないし膵島関連自己抗体陽性と，その後の「重症低血糖発生およびHbA1c 6%未満に達しにくい」との関連

	Odds ratio	95% CI	p value
CPR<0.45nmol/l vs. >0.45	35.6	14.2-89.6	<0.01
GADAb+ vs. GADAb-	3.6	2.4-5.4	<0.01
IA-2Ab+ vs. IA-2Ab-	10.6	3.4-33.4	<0.01
Zn8Ab+ vs. Zn8Ab-	4.0	1.4-11.4	0.01

> 結論：インスリン分泌不全や自己抗体陽性は，その後の重症低血糖発生や血糖コントロール不良に繋がっていた．

CPR 0.45nmol/l=1.36ng/mL　　GAD抗体陽性率8%

Chow L, et al. Diabetes 63(Suppl1): A45, 2014

▶膵外腫瘍による低血糖症

▶外因性の低血糖症

▶ACCORD試験

陽性ならば，HLAの検査をお願いしたい．インスリン抗体がなければ，インスリン受容体抗体も調べることになる．

膵外腫瘍による低血糖症ではIRIもCPRも抑制される．IGF-Ⅰも抑制されている場合，IGF-Ⅱを検査する．IGF-Ⅱをウェスタンブロットによって検出したものが図13である．

外因性の低血糖症にはFactitious hypoglycemia（作為的低血糖）もある．表10はある女性患者の例で，本人はインスリンを以前注射していたが低血糖が多くなりインスリン注射をやめたというが低血糖を起こす．以前に併用していたのはインスリンアナログ製剤だった．今回，血中にインスリンアナログが検出されたため，秘かに注射していたことが判明した．現在2つのIRI測定法の違いによりインスリンアナログとアナログではないインスリンの2つを分けることができる．Factitious hypoglycemiaの原因が判明した症例である．

表11は2014年のADAで発表になったACCORD試験の追加解析である．登録時にインスリン分泌不全ないしは膵島関連自己抗体陽性の患者が，その後，重症低血糖や血糖コントロール不良に繋がっていたという．つまり登録された2型糖尿病患者の中に自己抗体陽性の患者がある程度含まれていたということになる．

■まとめ

血糖コントロールに少し困難を感じたら，IRI，CPR，GAD抗体などの測定をしたい．また，理由づけが困難な低血糖を繰り返す場合はIRI測定をおすすめする．

文献

1) Diabetes 63: 4197, 2014
2) Imagawa A, et al. N Eng J Med, 342: 301, 2000
3) 高池浩子ら 糖尿病 47; 209, 2004
4) Sato Y, et al. Diab Med 19: 566, 2002

糖尿病の診断と病状把握の進歩

セミナーⅠ 発言（2）

HbA1c，グリコアルブミン，1,5-AGの有効活用

山口大学大学院医学系研究科 病態制御内科学
教授 谷澤 幸生

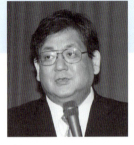

要旨 血糖コントロール状態を把握する指標としては，HbA1c，グリコアルブミン，1,5-AGの3種が現在活用されている．HbA1cは半世紀以上の歴史があり，最も一般的な指標であるが，欠点もある．他の2つもそれぞれに長所と短所がある．これらを念頭に置いて活用することで，よりよい血糖コントロールを目指すことができる．

1 最も汎用されているHbA1c その長所と問題点

　臨床現場において，血糖コントロール状況把握の指標としてHbA1c，グリコアルブミン，1,5-AGを活用している．それぞれの特色を**表1**に示す．HbA1cとグリコアルブミンは血糖のコントロール状態が悪い場合，高値になる．一方1,5-AGは非常にユニークな指標で，尿糖の排泄と相関し，血糖コントロールが悪い場合低くなる．

　これら3種の指標のうち，はじめにHbA1cについて述べる．すでにこれは血糖コントロール指標や治療目標として，世界的にも確立しており（**図1**），さらに最新の診断基準では，第一段階での項目の1つとして採用されている．ただし，診断については日本糖尿病学会ではHbA1cだけでなく，直接の指標である血糖値を測定し，慢性の高血糖の存在を直接証明することを義務付けている（**図2**）．

　ヘモグロビンなどの蛋白質にはN末端およびリジン残基に遊離のアミノ基があり，これらとブドウ糖は特定の酵素を必要とせず，非酵素的に結合し得る．その中で，ヘモグロビンにブドウ糖が結合したものが糖化ヘモグロビン，すなわちHbA1cである．

　たんぱく質の遊離アミノ基とブドウ糖の結合は最初は可逆的な結合で，シッフ塩基とよばれる．このようにブドウ糖が結合したものが不安定HbA1cである．さらにアマドリ転位を経て共有結合になると安定型のHbA1cになる．現在われわれが臨床指標に用いているのは，この安定型のHbA1cである．

　もともとHbA1cは，電気泳動による分析で糖尿病患者には健常者と移動度が異なるヘモグロビン分画が存在する，ということで見つかったもので，元来1つの化学物質として同定されたものではない．

　その後，分析精度が徐々に高くなるに伴い，より純粋なものとして分離，測

表1　血糖指標

HbA1c	過去1〜2カ月の血糖値の平均を示す指標
グルコアルブミン	過去1カ月以内の血糖の平均を示す指標
1,5-AG	尿糖排泄量の指標．短期間（2週間以内）で変動して，食後の高血糖を反映する．

図1　血糖コントロール目標

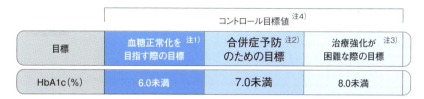

目標	血糖正常化を目指す際の目標 注1)	合併症予防のための目標 注2)	治療強化が困難な際の目標 注3)
HbA1c(%)	6.0未満	7.0未満	8.0未満

治療目標は年齢，罹病期間，臓器障害，低血糖の危険性，サポート体制などを考慮して個別に設定する．

注1) 適切な食事療法や運動療法だけで達成可能な場合，または薬物療法中でも低血糖などの副作用なく達成可能な場合の目標とする．
注2) 合併症予防の観点からHbA1cの目標値を7%未満とする．対応する血糖値としては，空腹時血糖値130mg/dL未満，食後2時間血糖値180mg/dL未満をおおよその目安とする．
注3) 低血糖などの副作用，その他の理由で治療の強化が難しい場合の目標とする．
注4) いずれも成人に対しての目標値であり，また妊娠例は除くものとする．

日本糖尿病学会 編・著：糖尿病治療ガイド 2014-2015, p25, 文光堂, 2014

図2　新しい診断基準による糖尿病臨床診断のフローチャート

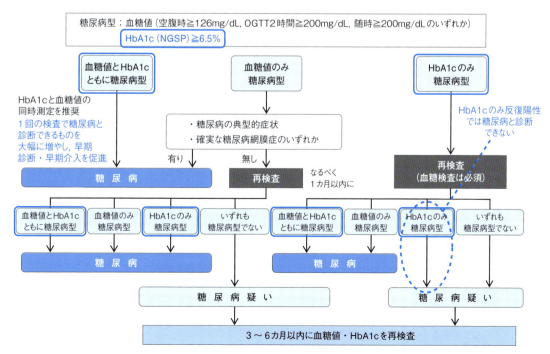

日本糖尿病学会：糖尿病の分類と診断基準に関する委員会報告(国際標準化対応版). 糖尿病 55(7)485-504, 2012より一部改変

定できるようになったことから，それを1つの分子としてきちんと定義することになった．こうして国際臨床化学連合（IFCC）において，ヘモグロビンのグロビン蛋白質のβ鎖のN末端のバリンにブドウ糖が結合したものをHbA1cと定義された．ちなみに，ヘモグロビンはα鎖，β鎖，それぞれ2つのグロビン鎖で構成されており，当然α鎖にもN末端にアミノ基があり糖化され得るが，β鎖のN末端のアミノ基が最も糖化されやすい（図3）．

▶HbA1c発見の歴史

ここでやや横道にそれるが，HbA1c発見の歴史に触れたい．

一般にはHbA1cは，イランのSamuel Rahbar先生が1965〜1967年頃発見したということになっている．私の教室の初代教授である柴田進先生が1962年に熊本における日本血液学会で，糖尿病の患者では幾分移動度の異なるヘモグロビンFと同じような移動をするヘモグロビンがあることを，"hemoglobin and diabetes"と題して報告された．山口大学医学部の前身，山口県立医科大学の臨床病理学教室において，血糖200 mg/dL以上の患者に一過性に出現する「異常な」ヘモグロビンがあり，電気泳動を行うと，HbA1cよりも陰極側に移動することを発表された．しかし発表の場が血液学会であったため，反響が少なかったそうである．先生はそもそも異常ヘモグロビン，サラセミアなどの研究を行っていたが，その後，この糖尿病患者に見られたヘモグロビンに対して興味を失い深く追及しなかった上に，英語の論文にしていなかったことが残念であるが，日本では知る人ぞ知るということになっている（図4）．柴田先生は後に川崎医科大学の初代学長になられた．

図5は現在のHbA1cの測定であるが，当時の臨床病理学教室から約50年時代が下り，現在臨床検査に用いられているHPLCでは，安定型のHbA1cが不安定型HbA1cからもきれいに分離され，単一のピークとして正確に測定される．

周知のとおり，これまで世界的にHbA1c標準化の試みがなされてきた．治療指標として用いるために，欧米ではDCCTの際に用いられたHbA1c値，あるいは日本では熊本スタディでのHbA1c値に換算する方法をとっている．これは，前に述べたように，HbA1cはもともと単一の物質ではなくて，クロマトグラフィー上の1つのピークとして定義されていたため，分析技術が進歩すると，同じ検体を測定しても徐々に値が小さくなることに起因するものである．DCCT，あるいは熊本スタディで得られたエビデンスを臨床で用いるためには，当時の値に換算する必要がある．また，日本と欧米でそれぞれ独立して標準化が行われてきたため，例えばNGSP値の6.5％は，従来日本で用いられていたJDS値では6.09％になる，という差が存在する事実が認識されるようになり，国際比較のためには，国際標準化の必要性が生じた．そこで，日本でもNGSP

図3　糖化ヘモグロビン（HbA1c）

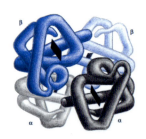

糖化ヘモグロビン（HbA1c）
- HbA1cは，元来は健常者のヘモグロビン中の微量成分としてクロマトグラフィーのピークの一つとして命名されたものである．
- 分析精度の高度化とともに，HbA1c値を検査施設ごとに標準化する努力がなされてきた．（日本ではKumamoto Studyの際のHbA1cに，欧米ではDCCTの際のHbA1cに補正して標準化）
- IFCCは物質名として，ヘモグロビンのβ鎖N-末端のバリンにグルコースが非酵素的に安定的に結合してβ-N（1-deoxy）fructosyl Hbとなったものと再定義した

値を採用することになり，2014年からはNGSP値のみを使用することになった．
　HbA1cは比較的長期（1～2カ月）の血糖指標で，赤血球寿命を反映している．測定法としては，HPLC法以外に他に免疫法，酵素法があり，測定法によって値に少し差が出る場合もあるが，現在では世界的にもおおむね標準化が進んでおり，比較が可能になっている．エビデンスも豊富で，診断基準や治療目標として用いられる指標である（**表2**）．

　しかしHbA1cには欠点もある．すなわち，1～2カ月の平均を示し，短期間

図4　柴田 進先生によるグリコヘモグロビン，発見とその展開

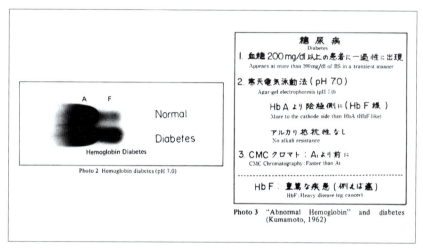

「柴田進 グリコヘモグロビン，発見とその展開」Vensonic Seminar'82より

図5　HbA1c測定の実際（HPLC法）

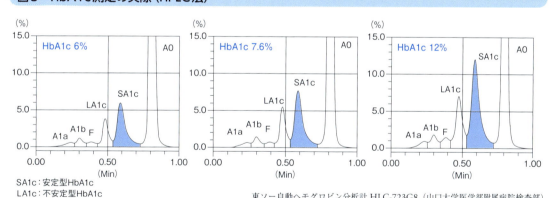

SA1c：安定型HbA1c
LA1c：不安定型HbA1c

東ソー自動ヘモグロビン分析計 HLC-723G8（山口大学医学部附属病院検査部）

表2　HbA1c臨床使用上の利点

- 比較的長期間（1～2カ月）の血糖コントロールの指標となる（赤血球寿命約120日を反映）
- 測定の標準化が進んでおり，信頼性が高い
- エビデンスが豊富
- 治療目標・診断基準に取り入れられている
- 国際標準化が図られており，国際比較が可能

には変動しにくい．そのため，血糖コントロールが良くなっている場合でもそれが反映されず，高値のままとどまる．逆に急に悪化しても，直ちに高値にならない．劇症1型糖尿病でHbA1cが低値というのはそのような理由による．また，赤血球寿命に依存するので，例えば鉄欠乏性貧血ではヘモグロビンの産生が低下し，赤血球寿命が延びるため，HbA1cは血糖値に比して高値になるといわれている．実際には赤血球寿命が短縮することのほうが多いので，そのようなときは見かけ上HbA1c値は非常に低値になる．とくに溶血性貧血の患者ではHbA1cが0％と報告されるケースも珍しくない．鉄欠乏性貧血の患者の鉄剤での治療時や，腎不全の患者でエリスロポエチンを投与すると新しい赤血球ができてくるのでHbA1c値は低値になる．このように血糖値の平均を反映しない場合があることも念頭におく必要がある（表3）．

▶質の高いHbA1c
▶CGM（連続グルコースモニタリング）

さらにもう1つ，最近は「質の高いHbA1c」と言われることがある．図6の両者（A, B）はHbA1c値は同じであるが，CGM（連続グルコースモニタリング）で測定すると，血糖の変動が大きく異なるのがよく分かる．血糖値の平均値はデータを見るとほぼ同等である．つまり，血糖値の平均を示すHbA1c値が同等でも，両者の血糖コントロールが同等でないことは一目瞭然である．そのため，患者によってHbA1cのみならず，実際の血糖値やほかの指標を組み合わせて，その患者の血糖コントロールが真に良好なものであるか，いわゆる質の高いHbA1cになっているかを吟味する必要がある．

2 グリコアルブミンは最近約2週間の血糖の平均を示す

次にグリコアルブミンである．これはグリコヘモグロビンと同じ糖化蛋白質の1つである．そのため同様な性質を持っている．アルブミンの場合は525番目のリジンのアミノ基が最も糖化されやすく，大部分はこの部位が糖化されている．

グリコアルブミンは，この糖化されたアルブミンの割合を測定しているが，アルブミンの半減期が約17日なので，おおよそ過去2週間の血糖の平均を表している．そのためHbA1cに比べ，早く変化するという特徴があるので，悪く

表3　HbA1cと平均血糖値の乖離

疾患・状況	HbA1cの乖離方向
急速に改善した糖尿病	高値
急速に発症・増悪した糖尿病	低値
鉄欠乏状態	高値
鉄欠乏性貧血の回復期	低値
溶血	低値
肝硬変	低値
透析	低値
エリスロポエチンで治療中の腎性貧血	低値
失血後	低値
輸血	低値
異常ヘモグロビン症	高・低いずれの可能性もあり

日本糖尿病学会：糖尿病の分類と診断基準に関する委員会報告（国際標準化対応版）．糖尿病 55(7), p485-504, 2012.

なっている患者，あるいは治療を開始してよくなっている患者の血糖変化を反映しやすい．

血糖値が比較的安定している状態ではHbA1c値の約3倍の値を示すことが知られているので，これに相関しない場合，HbA1cとグリコヘモグロビンのどちらかが血糖値を反映していないことを疑う必要がある．

グリコアルブミンはHbA1cに比べて血糖値の変化を早く捉えることに優れており，HbA1cが利用できない，例えば前述の赤血球寿命が変わってしまうような場合には，血糖コントロールのよい指標となる（表4）．

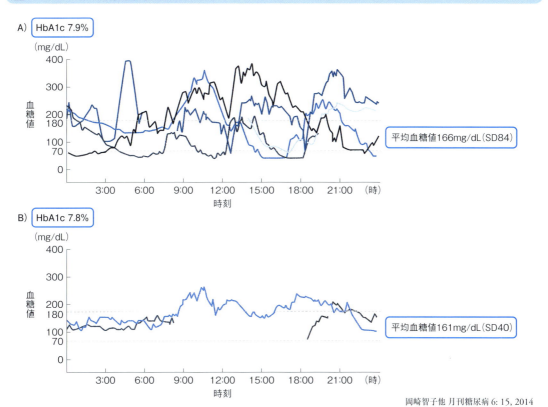

図6 HbA1cは血糖変動を反映しない

A) HbA1c 7.9%　平均血糖値166mg/dL（SD84）

B) HbA1c 7.8%　平均血糖値161mg/dL（SD40）

岡崎智子他 月刊糖尿病 6: 15, 2014

表4　グリコアルブミン

- 糖化アルブミン
- ヘモグロビン同様，遊離アミノ基がグルコースと非酵素的に反応し，シフ塩基を経てアマアドリ転移反応により共有結合が形成される
- 525番目のリジンのアミノ基がもっとも糖化されやすい
- 1カ月以内の血糖値の平均の指標となる（アルブミンの血中半減期が約17日を反映）
- HbA1cに比較して，短期の血糖変動を反映しやすい
- 血糖値が比較的安定している状態では，HbA1c値の約3倍の値を示す
- 血糖値の変化を早く捉える（治療開始時の血糖改善度の評価）
- HbA1cが利用できない場合の血糖コントロール状態の指標

表5　血糖値とグリコアルブミン値が乖離する病態

グリコアルブミン値が低値を示す状態	グリコアルブミン値が高値を示す状態
甲状腺機能亢進症	甲状腺機能低下症
ネフローゼ	肝硬変
腹水（腹膜透析）	低栄養
乳幼児	
ステロイド糖尿病	
BMI高値	

日本糖尿病学会（編・著）：糖尿病専門医研修ガイドブック
改訂第6版 p110, 診断と治療社, 2014

グリコアルブミンにも欠点がある．代謝が非常に亢進している状況ではアルブミンの半減期が短くなるため，見かけ上低値を示す．逆に代謝が低下しているケース，典型的には甲状腺機能低下症のような場合には，グリコアルブミンは見かけ上高値を示す（表5）．

3 1,5-AGは短期間の血糖変動を示す

▶SGLT4

　最後は1,5-AGである．これは非常にユニークな指標で，構造上はブドウ糖に似たポリオールの一種で，ポリオールでは生体内に最も多く存在する．主に食物由来で代謝されず，他の蛋白質と結合することなく，遊離体として存在している．ブドウ糖と同様，糸球体から濾過されるが，大部分はSGLT4が関与して尿細管でほぼ完全に再吸収され，体内で一定のプールを作っている．SGLT4はSGLT1や2より遠位側に存在するため，通常，グルコースはこの部位に到達することはない．ところが尿糖が多量に出て，SGLT1,2の閾値を超え，ブドウ糖がより遠位部まで達すると，SGLT4をブドウ糖と1,5-AGが競合するため，1,5-AGが尿中に排泄される．このように尿糖が排泄されると血中の1,5-AGが減少するため，高血糖状態が続いて持続的に尿糖が出るような状態では，1,5-AGはほとんどゼロになることもある．すなわち，1,5-AGは尿糖量を鋭敏に反映する指標であると言える．

　そのため1,5-AGがよい指標となるのは，食後に尿糖が出たり出なかったりする比較的軽症の糖尿病，すなわち，HbA1cがおよそ8％未満の患者になる．つまり正常に近い範囲での食後高血糖の指標になる．非常に迅速に変動するので，この指標はグリコアルブミンよりもさらに短い期間での血糖変動を反映する．

　SGLT2阻害薬は尿糖を強制的に排泄させ，近位尿細管の遠位部でSGLT4を1,5-AGと競合してその再吸収を妨げるので，血中1,5-AG値は血糖に関わらず低くなる．そのため，SGLT2阻害薬を服用している患者では血糖指標にはならない（図7）．

　図8は山内俊一先生のデータである．治療開始すると尿糖が減少するが，それに伴い，血中1,5-AG値は速やかに上昇していく．ところが何らかの理由で血糖値が一過性に高くなり，尿糖が出始めると，直ちに1,5-AGが下がる．このことで，かなり短期間の血糖値の変動を示す指標になることが分かる．食後の高血糖があり，尿糖が出る状況では，HbA1cがある程度よくても，1,5-AGが下がることから，食後の血糖変動の指標にもなると言える．

　血清1,5-AGに影響を与える因子は，先述のSGLT2阻害薬があるが，その他一部の漢方薬には1,5-AGがたくさん含まれている．したがって，こうしたものを飲んでいる患者は見かけ上高値になる場合があるので注意を要する．

　一方でアカルボースは，おそらく消化管での吸収に影響して，1,5-AGが見かけ上低値になる場合があると報告されている．また，当然であるが，食物を経口摂取ができない患者では低値になる．さらに腎不全の患者では尿細管からの再吸収障害が起こるので，低値になることが報告されている（表6）．

　以上をまとめると，これら3つの血糖指標にはそれぞれ特徴がある．いずれ

図7 1,5-Anhydroglucitol (AG)

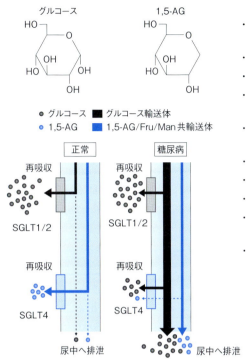

- 人体中に最も多く含まれる（500〜1000mg）ポリオール（糖の近似物）．
- ほとんど食物由来，ごくわずか（1日0.5mg）体内で合成される．
- ほとんど代謝は受けない．
- 体内ではほとんどが遊離体（他の糖や蛋白質と結合しない）で存在．
- 正常（尿糖がなければ）では99.9%が腎尿細管で再吸収される．（SGLUT4によると考えられている）
- 尿糖排泄量を反映して変動．
- 血糖が正常に近い範囲での血糖変動（食後高血糖）を反映．
- SGLT2阻害薬内服時は血糖値と無関係に低値となる．
- 正常値 14μg/mL 以上，10μg/mL 以上でコントロール良好と判定できる．
- 短期（数日から2週間以内）の血糖（尿糖）変動を反映．

山内俊一 月刊糖尿病 4: 94, 2012 より改変

図8 1,5-AGの変化と尿糖排泄の関係

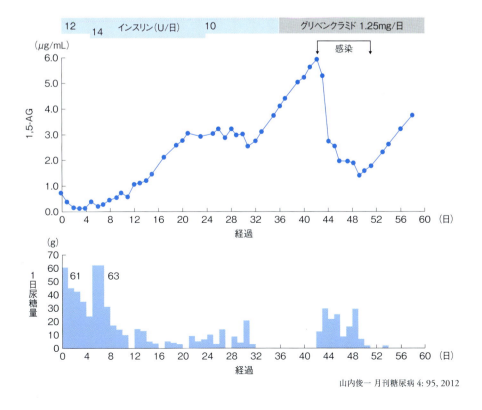

山内俊一 月刊糖尿病 4: 95, 2012

表6　血清1,5-AGに影響を与える因子

1,5-AGを上昇させる因子	1,5-AGを低下させる因子
人参養栄湯	アカルボース
加味帰脾湯	SGLT2阻害薬
	腎性糖尿
	慢性腎不全
	経口摂取不良
	（長期中心静脈栄養）
	妊娠（30週以降）
	重症肝硬変

日本糖尿病学会 編・著：糖尿病専門医研修ガイドブック改訂第6版
p112, 診断と治療社, 2014より一部改変

表7　血糖指標の特徴と使い方

	HbA1c	グリコアルブミン	1,5-AG
安定した患者のコントロール指標	◎	○	○
血糖変動の把握（食後高血糖）	△	○	◎
治療効果の短期間での把握	×	○	○
恒常的な尿糖排泄（高血糖）	○	○	×
赤血球寿命変化の存在	×	○	○
アルブミンの異化亢進・喪失	○	×	○

も患者のコントロール指標として使用できる．ただし豊富なエビデンスがあり，標準的な指標となるのはHbA1cである．食後血糖も含めて短期の血糖変動の判断は，血糖コントロールの比較的よい人であれば1,5-AGが有用になる．血糖の短期変動は，HbA1cは非常に苦手であるが，1,5-AGは得意である．グリコアルブミンは，両者の中間的な指標と言える．恒常的に尿糖が出ているような患者では1,5-AGは利用できず，赤血球寿命の変化やアルブミンの異化亢進・喪失がある場合には当然ながらHbA1cやグリコアルブミンが利用できない．こうしたことを念頭に置き，指標を活用することで，より良い血糖のコントロールを目指すことが可能になる（**表7**）．

セミナーⅠ 糖尿病の診断と病状把握の進歩

発言(3)

糖尿病性腎症の診断と病状把握

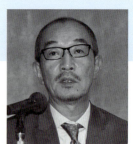

金沢医科大学 糖尿病・内分泌内科学
教授 古家 大祐

> **要 旨** 　糖尿病性腎症から末期腎不全になる患者が最も多い．しかし糖尿病からすぐに末期腎不全になるわけではない．各病期を経て末期腎不全，つまり透析導入に至るのである．ゆえにアルブミン尿検査が重要となるが，まだその測定頻度は多くない．
> 　さらに，各種尿情報によって，さまざまな病状の把握も可能となる．それらの尿情報を具体的に解説する．

1 アルブミン尿測定の重要性

　各種腎疾患の中で，糖尿病性腎症から末期腎不全となる患者は最も多いが，慢性透析を受けている患者の原疾患も糖尿病性腎症が2年前から第1位となり，全体の37.6％を占めている[1]（**図1**）．この現状を打破するためには何が必要となるのか検討してみたい．

　糖尿病からすぐに末期腎不全になるわけではなく，正常アルブミン尿期，微量アルブミン尿期，顕性蛋白尿期から腎不全期を経て，通常は末期腎不全，透析導入に至る．中でも最も多いのが微量アルブミン尿期であるので，尿を調べなければならない．

図1　2013年末時点の原疾患別の透析患者数

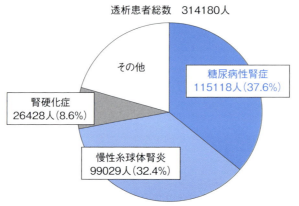

日本透析医学会　わが国の慢性透析療法の現況

ここで，滋賀県下で行われている糖尿病管理，つまり，尿アルブミン測定の実態をご紹介したい．平成12年度から調査が始まり，18年，24年と，これまで計3回行われてきた．対象患者数は約19000人から24000人強と増加してきている．年1回以上アルブミン尿を検査した症例は，平成12年には21.7%，18年に27.2%，24年に37.2%と少しずつ増加したが，未だ半分には至っていない．

▶心血管イベント

さて，微量アルブミン尿，あるいは顕性アルブミン尿になった方で血清クレアチニン2mg/dL未満の2型糖尿病患者598症例を前向きに検討すると，平均7.3年間で透析導入になる頻度は非常に高まる．心血管イベントは正常アルブミン尿期でも9.3%あるが，微量アルブミン尿期，さらに顕性アルブミン尿期になると2倍ほど高まることも明らかにされた．したがって，約7年で半数以上の患者に透析導入や心血管イベントなど，何らかのイベントが起こるということになる．そのために少なくともアルブミン尿が増加しているのか減少しているのかを知ることは極めて重要である．

2 糖尿病性腎症のエンドポイントの新たな知見

糖尿病性腎症の臨床的特徴を表1に示した．また図2にはアルブミン尿と腎機能の関連を示している．正常アルブミン尿期，微量アルブミン尿期，顕性蛋白尿期と病期が進行すると腎機能は低下してくるが，さらによく見ると，正常

表1 糖尿病性腎症の臨床的特徴

- 糖尿病患者さんの約4割が腎症を合併している．
- 早期腎症期から顕性腎症期の大部分の患者さんでは，腎機能は正常である．自覚症状もほとんどない．
  つまり，尿検査をしない限り，早期腎症を診断できない．
- 蛋白尿が出現し，腎機能の低下が始まると，短い期間で透析に至る．
- 腎症の進行に伴い，心血管疾患のリスクが増大する．

図2 アルブミン尿と腎機能

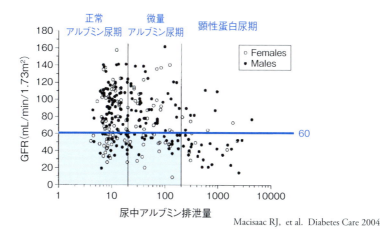

Macisaac RJ, et al. Diabetes Care 2004

や微量アルブミン尿期でもeGFR 60未満の方がかなり認められる．

▶ハードエンドポイント

最近，腎機能の推移を見る上で血清クレアチニンの倍化，末期腎不全，つまり透析導入や腎移植といったものをハードエンドポイントとして，いろいろな糖尿病性腎症に対する臨床研究が行われてきた．2014年のJAMA誌では，血清クレアチニンの倍化よりも，腎機能が少し悪くなる，つまり2年ほどで30％ほど腎機能が低下すると，eGFRが60以上でも60未満でも総死亡と末期腎不全のリスクが直線的に高まることが明らかにされた．したがって，血清クレアチニンの倍化よりも，2年間の経過観察による腎機能30％低下を1つのエンドポイントとする提案が論文に発表された．

▶腎機能30％低下

3 病期分類の改訂

こうした観点も含めて，糖尿病性腎症合同委員会は糖尿病性腎症の病期分類を改訂した[2]（**表2**）．アルブミン尿の増加に伴い病期を1期，2期，3A期，3B期と区分していたが，その3期を1つにまとめた．さらに4期は，正常微量アルブミン尿でも腎機能低下症例で，透析導入になる患者がいることから，蛋白尿やアルブミン尿の程度は問わないことになった．また，1期，2期，3期は，eGFRが30以上ということになった．

それを重症度分類に合わせてみると（**表3**），正常，微量，顕性アルブミン尿で1期，2期，3期，そして4期はeGFRが30未満で，5期が透析導入期ということになる．通常は1期，2期，3期と進んで腎不全期になり，透析導入になるが，A1，A2でeGFRが30以上から腎機能が低下して末期腎不全，透析導入になる患者もいる可能性がある[2]．

▶シスタチンC

本日は触れないが，保険適応で腎機能低下の疑いで測定できるシスタチンCも極めて重要であり，年に1～2度測定すれば，クレアチニンから算出するeGFRの値よりも変動が少ないという特徴がある（**表4**）．

最近は治療によって顕性蛋白尿や微量アルブミン尿が正常に戻る症例もある．しかし，アルブミン尿に関係なく腎機能が低下する症例をどのように同定するかも極めて重要である．

4 各種尿情報による病状把握

尿からはさまざまな情報が得られる．たとえば少し脱水気味になってくると色が濃くなる．そしてコーラ色の尿が出たら驚いて病院に行く．それ以外に，糖尿病で得られる情報としては，L型脂肪酸結合蛋白（L-FABP：Liver-type Fatty Acid Binding Protein）と尿中Ⅳ型コラーゲンが保険適応で測定できるようになった．

▶L型脂肪酸結合蛋白
（L-FABP：Liver-type Fatty Acid Binding Protein）

たとえば尿中のL-FABPを調べて，中央値約12年で見てみると，尿中排泄量の高い症例は低いか，あるいは中間値の症例と比べて透析導入や心血管イベントの発症率が高いことも分かってきた．それのみならず，腎機能低下速度を見てみると，もともとL-FABPの尿中排泄量の高い症例は腎機能の低下速度が正常と比べて非常に速いことも判明した．

表2　糖尿病性腎症病期分類（改訂）

病期	尿アルブミン値（mg/gCr）あるいは尿蛋白値（g/gCr）	GFR（eGFR）（mL/分/1.73m²）
第1期（腎症前期）	正常アルブミン尿（30未満）	30以上注2
第2期（早期腎症期）	微量アルブミン尿（30〜299）注3	30以上
第3期（顕性腎症期）	顕性アルブミン尿（300以上）あるいは持続性蛋白尿（0.5以上）	30以上注4
第4期（腎不全期）	問わない注5	30未満
第5期（透析療法期）	透析療法中	

注1：糖尿病性腎症は必ずしも第1期から順次第5期まで進行するものではない．本分類は，厚労省研究班の成績に基づき予後（腎，心血管，総死亡）を勘案した分類である（URL：http://mhlw-grants.niph.go.jp/; Wada T, Haneda M, Furuichi K, Babazono T, Yokoyama H, Iseki K, Araki SI, Ninomiya T, Hara S, Suzuki Y, Iwano M, Kusano E, Moriya T, Satoh H, Nakamura H, Shimizu M, Toyama T, Hara A, Makino H; The Research Group of Diabetic Nephropathy, Ministry of Health, Labour, and Welfare of Japan. Clinical impact of albuminuria and glomerular filtration rate on renal and cardiovascular events, and all-cause mortality in Japanese patients with type 2 diabetes. Clin Exp Nephrol. 2013 Oct 17. [Epub ahead of print]）

注2：GFR 60mL/分/1.73m²未満の症例はCKDに該当し，糖尿病性腎症以外の原因が存在し得るため，他の腎臓病との鑑別診断が必要である．

注3：微量アルブミン尿を認めた症例では，糖尿病性腎症早期診断基準に従って鑑別診断を行った上で，早期腎症と診断する．

注4：顕性アルブミン尿の症例では，GFR 60mL/分/1.73m²未満からGFRの低下に伴い腎イベント（eGFRの半減，透析導入）が増加するため注意が必要である．

注5：GFR 30mL/分/1.73m²未満の症例は，尿アルブミン値あるいは尿蛋白値に拘わらず，腎不全期に分類される．しかし，特に正常アルブミン尿・微量アルブミン尿の場合は，糖尿病性腎症以外の腎臓病との鑑別診断が必要である．

【重要な注意事項】本表は糖尿病性腎症の病期分類であり，薬剤使用の目安を示した表ではない．糖尿病治療薬を含む薬剤特に腎排泄性薬剤の使用に当たっては，GFR等を勘案し，各薬剤の添付文書に従った使用が必要である．

日本糖尿病学会：糖尿病性腎症病期分類2014の策定，糖尿病性腎症病期分類に関する委員会報告．糖尿病 57(7) p531, 2014より

表3　糖尿病性腎症病期分類（改訂）とCKD重症度分類との関係

	アルブミン尿区分	A1	A2	A3
	尿アルブミン定量 尿アルブミン/Cr比（mg/gCr）（尿蛋白定量）（尿蛋白/Cr比）（g/gCr）	正常アルブミン尿 30未満	微量アルブミン尿 30-299	顕性アルブミン尿 300以上（もしくは高度蛋白尿）（0.50以上）
GFR区分（mL/分/1.73m²）	≧90	第1期（腎症前期）	第2期（早期腎症期）	第3期（顕性腎症期）
	60〜89	第1期（腎症前期）	第2期（早期腎症期）	第3期（顕性腎症期）
	45〜59	第1期（腎症前期）	第2期（早期腎症期）	第3期（顕性腎症期）
	30〜44	第1期（腎症前期）	第2期（早期腎症期）	第3期（顕性腎症期）
	15〜29	第4期（腎不全期）	第4期（腎不全期）	第4期（腎不全期）
	<15	第4期（腎不全期）	第4期（腎不全期）	第4期（腎不全期）
	（透析療法中）	第5期（透析療法期）	第5期（透析療法期）	第5期（透析療法期）

日本糖尿病学会：糖尿病性腎症病期分類2014の策定，糖尿病性腎症病期分類に関する委員会報告．糖尿病 57(7) p531, 2014より

表4　糖尿病性腎症の診断と病状把握に忘れてはならないポイント

診断と病状把握

- 尿アルブミン量の定量
- GFRの把握
  $eGFRcreat (mL/min/1.73m^2) = 194 \times Cr^{-1.094} \times 年齢^{-0.287}$
  （女性は $\times 0.739$）

腎機能低下を早く見つける，変動が少ない

- 血清シスタチンC
  男性：$eGFRcys (mL/分/1.73m^2) = (104 \times Cys\text{-}C^{-1.019} \times 0.996^{年齢}) - 8$
  女性：$eGFRcys (mL/分/1.73m^2) = (104 \times Cys\text{-}C^{-1.019} \times 0.996^{年齢} \times 0.929) - 8$

図3 近位尿細管に発現するL型脂肪酸結合蛋白（L-FABP）尿中排泄量が，正常および微量アルブミン尿を呈する2型糖尿病患者の腎機能低下・心血管疾患発症の予測因子（中央値12年）

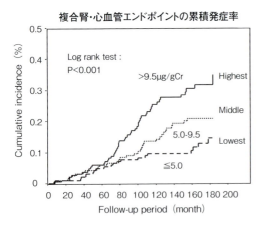
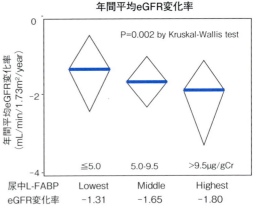

Araki SI et al. Diabetes Care. 2013 May; 36(5): 1248-53.

図4 尿中IV型コラーゲン濃度は，2型糖尿病患者の腎症病期の進展ならびに腎機能低下促進の予測因子（中央値8年）

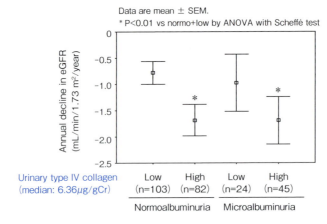

Araki S. Diabetes Care 33: 1805-1810, 2010

図5 リスクの層別化で病状把握

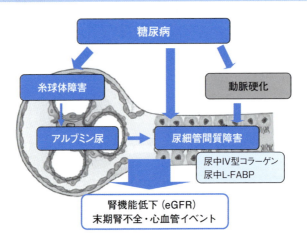

正常および微量アルブミン尿期の患者でもL-FABPを測ることによって腎機能低下あるいは心血管疾患発症のリスクを予測できる．L-FABPはそういうマーカーである[3]（図3）．

▶尿中のIV型コラーゲン

尿中のIV型コラーゲンを測定して正常から微量アルブミン尿期，あるいは微量アルブミン尿期から顕性アルブミン尿期への進展を予測できるかどうか観察してみると，この約10年間を見ても差がなかった．ところが尿中IV型コラーゲンの排泄量の低い症例と高い症例を比べてみると，正常でも微量アルブミン尿期でも尿中IV型コラーゲン濃度が高い群が腎機能低下速度が速い．つまり，尿中のIV型コラーゲンをアルブミン尿に加えて測定することにより，腎機能低下促進の予測が可能となった[4]（図4）．

▶尿細管障害

以上をまとめる．糖尿病になると糸球体障害からアルブミン尿が出てくる．アルブミン尿はそれ自体が尿細管障害を引き起こすが，糖尿病から直接尿細管障害が起こったり，動脈硬化を介して尿細管障害が起こることもある．尿細管障害が起こると腎機能低下が生じて，アルブミン尿やeGFRの低下が生じる．したがって，少なくともアルブミン尿やeGFRの値を知るとともに，尿細管障害のマーカーである尿中のIV型コラーゲン，あるいはL-FABPを測定することによって，さらに詳細にリスクを層別し，病状把握ができることをご理解いただければと思う（図5）．

文献

1) 図説 わが国の透析療法の現況（日本透析医学会）
http://docs.jsdt.or.jp/overview/pdf2014/p018.pdf
2) 羽田勝計 他 糖尿病性腎症病期分類2014の策定（糖尿病性腎症病期分類改訂）について（解説）糖尿病（0021-437X）57巻7号 Page529-534（2014.07）
3) Araki S, et al. Predictive effects of urinary liver-type fatty acid-binding protein for deteriorating renal function and incidence of cardiovascular disease in type 2 diabetic patients without advanced nephropathy. Diabetes Care. 2013 May; 36(5): 1248-1253
4) Araki S, et al. Association between urinary type IV collagen level and deterioration of renal function in type 2 diabetic patients without overt proteinuria. Diabetes Care. 2010 Aug; 33(8): 1805-1810.

セミナーI 総合討論

糖尿病の診断と病状把握の進歩

加来 浩平 ……… 川崎医科大学特任教授／総合内科学1（司会）
中村 二郎 ……… 愛知医科大学医学部内科学講座教授／糖尿病内科
内潟 安子 ……… 東京女子医科大学センター長／糖尿病センター
谷澤 幸生 ……… 山口大学大学院医学系研究科教授／病態制御内科学
古家 大祐 ……… 金沢医科大学教授／糖尿病・内分泌内科学

加来 セミナーI「糖尿病の診断と病状把握の進歩」ということで，4名の先生方にご講演いただきました．その内容についてたくさん質問がきていますが，それぞれ2問ずつご回答いただきたいと思います．それでは，中村先生からお願いします．

高齢者におけるfrailと非frailでの糖尿病有病率の差

中村 はじめに，耳原鳳クリニックの吉崎恵美子先生からのご質問です．

Question
「病歴が長い患者で，インスリン分泌低下，GAD抗体陰性の場合，1型か2型の診断はどのように考えればよいのでしょうか」

中村 基本的に，このようなデータからだけでは1型と2型の鑑別はできないと思います．しかし，どちらかに診断しなければいけないということになりますと，やはり詳細な病歴の聴取が必要になってくると思います．
　もう1問は，上瀬クリニックの上瀬英彦先生からです．

Question
「frailはサルコペニアとも重複する病態と思いますが，frailと非frailで高齢者の糖尿病の有病率に差はあるのでしょうか．あればどのくらいの差でしょうか」

中村 このfrailに関しましては，日本老年医学会が定義をしたばかりなので，糖尿病との関連性についてのデータはまだあまりないと思います．しかし，こ

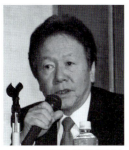
加来 浩平（司会）

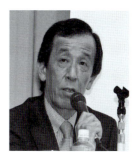
中村 二郎

れに関しては多くのご質問があります．高齢者の糖尿病有病率の差については，frailの状況になって糖尿病になるのか，あるいは糖尿病の患者で，よりfrailの状況に陥りやすいのか，まずこの2点を考える必要があると思います．ただし，それらに関しては今後の問題かと思います．

加来 糖尿病患者は高齢化しているので，frailに関してはこれから検討が必要なのでしょうね．

インスリン療法/4回打ち（MDI）とBOT療法

加来 それでは，内潟先生，お願いします．
内潟 愛知医科大学病院の速水智英先生からのご質問です．

「GAD抗体陽性で，インスリン分泌が十分に残っている方に対してのインスリン療法は，4回打ち（MDI）と，いわゆるBOT療法のどちらがよいのでしょうか．また，食事療法のみで血糖良好の方にもインスリンを投与すべきでしょうか」

内潟 抗体陽性なのにインスリン分泌が十分に残っている方ということですが，例えば80歳であれば4回打ちはお勧めしません．しかし，まだまだ十分ご活躍いただける方で，知識が十分にあり，ちょっと痩せ気味ですと私は4回打ちをお勧めします．ただし，高齢者でGAD抗体陽性の場合はどう対応すべきかを考えたときに，血糖コントロールができるのならば，インスリンはなくてもいいと思います．また，少し高めで，血糖コントロールが少し難しいときには，ピークをもたない持効型溶解インスリンを少し追加するくらいでよいと思います．GAD抗体陽性だからということではなく，その方の生活環境，サポート体制をお考えいただき，そしてインスリンは何を選択するかをお考えいただければよいと思います．

　2番目の「食事療法のみで血糖良好の方」のご質問ですが，私は様子を見るだけでよいと思います．ときどきこういう患者がいらっしゃいます．陽性ですが血糖はとてもいい．ではなぜ病院に来られたのか．たまたま食後に健康診断で130 mg/dLであったため，GAD抗体を測定したら陽性だったことが実際に新患の患者でたまにあります．そうした方には，今後どうなるか確認するために

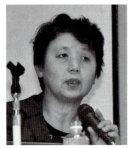

内潟 安子

ときどき来ていただいています.

また,1型の患者で,弟さんがたまたま検査をしたら,GAD抗体陽性だったことがありました.しかし陽性が出たにも関わらず,全然発症しません.健常者でも1〜2%は陽性の方がいらっしゃいます.それほど高値ではなく正常の1コンマ何倍くらいの方がいらっしゃいます.ご説明してときどき来院していただければよいと思います.

内潟 次は,愛知医科大学の杉浦先生からです.

「インスリン抗体が出やすい方の特徴はありますか」

内潟 このインスリン抗体というのは,インスリン注射を打っている方での特徴は特にありません.どのインスリンを打っていれば出やすいかということですが,これといったものがありません.

1,5-AGの作用

加来 それでは,谷澤先生,2名のご質問お願いします.
谷澤 愛知医科大学の野田紗恵子先生からのご質問です.

「1,5-AG自体は体の中で何らかの作用をしているのでしょうか.SGLT2阻害薬でこれが体外に排出されてしまうことで何らかの影響が出ることがないでしょうか」

谷澤 非常に興味深いご質問です.現時点では,1,5-AGが体内でどのような働きをしているかは知られていません.SGLT2阻害薬と1,5-AGとの関係も,血糖指標としては先ほどお話ししましたが,長期にずっと体内からなくなってしまうことでどういう影響があり得るか,分かっていません.最も,ある程度以上高血糖値が続いて尿糖排泄が持続している人では,従来でも1,5-AGが体内から喪失されていたわけです.そのような方で何らかの異常が起こっているということも今のところ知られていないのです.

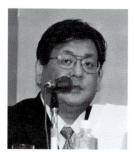

谷澤 幸生

ラテックス法とHPLC法による測定

谷澤 次に，中部ろうさい病院の今峰ルイ先生からのご質問です．

「他院においてラテックス法で測定したHbA1cが8.8%だったため，当院を紹介されて，HPLC法で測定したところ5.1%，再検でも4.9%，ラテックス法で測定するとHbA1c 7.2%の人がおりました．測定法によってどのくらいの乖離がありますか」

谷澤 これは非常に重要な課題だと思います．基本的にはラテックス法に代表される抗体を使った測定でも，標準品できちんと校正していればHPLC法にほぼ近い値が出ます．ただし，以前はたしかラテックス法で測ったほうが全体で少し低く出る傾向があると言われていました．

測定法による差は標準化ということで近づいていますが，両者の検体の前処置などが異なるので，例えば血漿のある種の成分がラテックスを偽凝集させることで，実際のHbA1cの値を反映しない凝集が起こることもあります．

この方のように大きく変動する理由は分かりかねますが，それぞれの検査施設では免疫法で測っている場合にも，標準化を定期的に実施していると思います．クリニックで測る場合にも，やはり定期的に標準品で校正をしないとだんだんずれてくる可能性もありますので，それも1つのファクターになり得るかもしれません．

加来 私どもの岡山県で4, 5年前に同じ検体を使って免疫法とHPLCでそれぞれの施設で測っていただきました．免疫法では0.2程度低く出ました．そういうことも少し念頭に置かれるといいかもしれません．しかし，いまの誤差は少し別のお話のような気がします．

腎機能の判定

加来 それでは，古家先生，2名のご質問にお答えください．
古家 まず田端医院の田端真佐子先生からです．

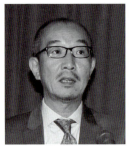

古家 大祐

「シスタチンCとクレアチニンにより推算した糸球体濾過量に差がある場合には，どのように腎機能を判定するといいでしょうか．eGFRの値が高い場合，クレアチニンが高い場合，あるいはその逆の場合についてお教えください」

古家 まず，われわれが診ている2型の高齢者で腎機能低下の疑いのある患者は，筋肉量がかなり落ちています．したがって，クレアチニンを用いたeGFRの推算式よりもシスタチンCを用いた推算式の値のほうが極めてイヌリンクリアランスに近い値を取ると考えてよいと思います．

もう1点，eGFRが60以上，比較的腎機能が保たれて，60～90程度の場合，クレアチニンからのeGFRの幅はイヌリンクリアランスで見ると非常に広くなります．こうしたケースで軽度の腎機能低下を調べるときにシスタチンCを用いますと，このeGFRの低下速度をeGFRが60以上で経時的に見る際に非常に有用であると思います．

もう1点，松本医院の松本 圭先生からです．

「SGLT2阻害薬はeGFR低値の人では効果があまりないとのことですが，本当にそうなのでしょうか．最近の海外の報告をみると，糖尿病性腎症のある方でもSGLT2阻害薬により，低血糖を起こした症例報告があるようです．併用薬もあったようですが」

古家 もちろん腎機能が低下してくると尿糖排泄が減りますから，尿糖排泄をさらに促進するSGLT2阻害薬の効果は費用対効果が非常に悪くなるのは事実です．血糖が下がり，HbA1cが下がることは事実ですから，併用薬としてインスリンあるいはインスリン分泌促進薬などを使われた場合は，低血糖という重篤な副作用が起こり得ると考えていただいてよいと思います．

抗GAD抗体出現の期間

加来 それでは，中村先生，またお答え願います．
中村 笹川内科胃腸科クリニックの山中賢治先生から2つの質問です．

「抗GAD抗体について，緩徐進行1型糖尿病（SPIDDM）を見逃さないために，2型と診断されても一度は抗GAD抗体を測定するようにご教示いただきましたが，抗GAD抗体が出現している期間は一般的にどのくらいでしょうか．また，2型糖尿病でも急激にコントロールが悪化した場合，SPIDDMの発症もあるとのことでしたが，頻度的にはどの程度あるのでしょうか．急激なコントロール悪化は，膵がんの合併のほうが頻度が高そうに思えますが，いかがでしょうか」

中村 これもやはり個人差がかなり大きいかと思います．数カ月という方もあれば，先ほどお話ししましたように10年以上にわたって抗GAD抗体陽性を維持している方もいらっしゃいます．

2番目のご質問ですが，残念ながら，私自身，どのくらいの頻度でこのようなものがあるのかは存じません．しかし，おそらく頻度的にはやはり先生がおっしゃるような膵がんの合併，あるいは膵がんのみならず，いわゆる悪性腫瘍の合併による急激なコントロールの悪化は多いと感じています．

次に中部ろうさい病院の今峰ルイ先生からです．

「SPIDDMと診断された場合，なるべく早めのインスリン導入が内服治療より望ましいというお話でしたが，1型糖尿病でインスリン療法が導入されている方にグルカゴンの抑制を期待してDPP-4阻害薬を追加するのは望ましくないでしょうか．保険では認められないとは思いますが」

中村 DPP-4阻害薬の血糖降下作用は，実際にはグルカゴンの分泌抑制効果が非常に大きいので，1型でも本当は効果が十分期待できるだろうと思います．インスリン分泌促進作用以外の膵外作用がいろいろな面で期待できますので，できればそれも1つの方法だろうと思います．しかし，そのエビデンスはまだありませんが，海外から近いうちにエビデンスが出てくることを期待しています．

加来 1型にDPP-4阻害薬を追加となると適応症の問題もあります．最初のご質問はいわゆるタイプ1 onタイプ2の頻度についてかと思いますが，2型患者から1型発症の頻度と一般の1型発症頻度を比較したデータは現時点では明らかでないと思われます．

インスリン抗体による低血糖の頻度

加来 それでは，内潟先生，お願いします．
内潟 中部ろうさい病院の小内 裕先生からです．

「インスリン抗体の数値によって低血糖の頻度は変化するのでしょうか．また，インスリン抗体が陽性の場合の治療のコツがありましたらご教示ください」

内潟 インスリン注射によるインスリン抗体ができた方において，低血糖の頻度と抗体価との関係についてですね．

抗体の特徴によると思います．もちろん数値が正常に近く，少し高いくらいはよいでしょうが，はっきり陽性の場合，例えばインスリンと離れたりくっついたりしていなければ，そんなに悪さをしない．インスリンを少し多めに打たないと血糖が下がらないことはありますが，低血糖が起きないので，数値云々では必ずしも低血糖の頻度について言えません．数値が倍だからこの人は低血糖が倍になっているということはないのです．

2番目のご質問ですが，これもインスリン注射を打っている方にインスリン抗体が陽性になった場合ということかと思います．まずインスリンが本当に必要かどうか，インスリンフリーにならないかどうかを考えます．初めに食事を見直すなりして，本当に内因性インスリン分泌能が枯渇しているかどうかをまず見ていただければと思います．インスリンが枯渇しており，インスリンはやめられないという方はいます．その場合には，インスリンの種類をまた検討してみます．ヒトインスリンがうまくいかないかどうか検討することも必要になってきます．

GLP-1アナログでうまくいった場合もありますし，ステロイドを使わなければならないこともあります．その症例ごとにトライしていくことが必要かと思います．

加来 ありがとうございます．最初のご質問のインスリン抗体ですが，それを測ったら，抗体価と結合率の両方が出てきます．内潟先生，結合率でどのくらいであれば効果に影響してくるといったコメントはありますか．

内潟 やはり30〜50％くらいはあります．昔の基準では中央値の検査で5％，7％がたぶん正常下限だったと思います．それがちょっと10％に出たからといって，そんなに影響はしません．

加来 抗体価が結構高くても，結合率がそもそも高くなく，20％程度だったら臨床的にはあまり影響を与えません．いま内潟先生がお話しされたように，30％を超えてくるとやはり少し影響を与えます．そのように考えていいのでしょうね．ありがとうございます．

糖尿病性腎症患者の血糖指標

加来 それでは，次に谷澤先生お願いします．

谷澤 お二人から，腎症あるいは腎不全のある患者の血糖指標についてご質問をいただいています．

まず倉敷第一病院の秋山陽子先生からのご質問です．

「糖尿病性腎症を合併し，腎性貧血，低アルブミン血症を認める患者の場合，血糖コントロールの指標はどのようにすればいいでしょうか」

谷澤 糖尿病性腎症で腎不全，腎性貧血があるときは，基本的にはこれは赤血

球の産生障害なので，ヘモグロビンの寿命そのものはあまり変わっていないか，むしろ若干延びている可能性があります．若干高く出る可能性があるかもしれませんが，一応HbA1cが指標になると思います．ただ，エリスロポエチンを投与すると，新しい赤血球ができてきて明らかに低く出てしまうので，HbA1cは信頼できる指標ではなくなってしまいます．

高度のネフローゼ症候群による低アルブミン血症の場合，肝臓が正常であれば，産生亢進と排泄増加のためアルブミンの体内での寿命が著しく短縮するので，グリコアルブミンは有用な指標になりません．このような場合も，腎性貧血でエリスロポエチンを投与していなければ，HbA1cはある程度指標として使えるのではないかと思います．

当然，血糖値との相関を見て，その患者の血糖値とつじつまが合っているかどうか判断しながら，指標として使えるかどうかも個々の患者で判断していく必要があると思います．絶対値そのものはあまり平均血糖の指標とならなくても，値の変動が血糖コントロールの悪化や改善を示し得ることで，指標として参考になる場合があります．

次は，諏訪赤十字病院の舩瀬芳子先生のご質問です．

「糖尿病性腎症が進行している患者の血糖指標について，腎不全がどの程度で信頼できなくなりますか．クレアチニンもしくはeGFRについてお教えください」

谷澤 HbA1cあるいはグリコアルブミンについては先ほどお話ししたとおり，赤血球寿命，もしくはアルブミンのturnoverの関係で有用度が低下する場合があります．一般にクレアチニンが2とか3を超えてくると，ある程度腎性貧血が起こってきますが，必ずしもクレアチニンのみ，あるいはeGFRのみの指標ではなくて，それぞれの指標，マーカーになっている蛋白質の血中での半減期の変化が重要になると思います．

1,5-AGも，腎不全が進んでくると，基本的には糸球体病変ですが，二次的に尿細管が障害され，再吸収が障害されて低くなってしまうといわれています．ただし，それはどの辺から信頼できなくなるのか私は承知しませんので，明確にお答えできません．

また，透析中の患者についての指標ですが，透析である程度の赤血球は壊れてしまいますし，通常はエリスロポエチンを使っているので，明らかにHbA1cは信頼できる指標ではないと思います．

そこでグリコアルブミンですが，これは透析中の患者でもある程度指標になるという報告もありますので，HbA1cに比べれば指標として使えます．ただし，やはりその患者の血糖値とつじつまが合っているかどうかをいつも確認しながら使うことが必要ではないかと思います．

加来 腎機能の低下が進むと，確かに糸球体からのfiltrationの率が変わりますし，尿細管での再吸収能がどうなるのかなど，いろいろなパラメーターが変わってくるので，なかなか評価が難しいのでしょうね．

大血管障害に対するL-FABP測定

加来 それでは，次に古家先生，お願いします．
古家 愛知医科大学の茂木幹雄先生からのご質問です．

「大血管障害に対するL-FABP（Liver-type Fatty Acid Binding Protein）の測定は，外来ではどのくらいの間隔でフォローしていくべきですか」

古家 L-FABPが高値ということで将来的に大血管障害を引き起こすリスクを知ることができるという滋賀医科大学のコホート研究をお示ししましたが，あの研究は，約12年前に一度測定して，そのまま高い，低い，あるいは中央値で分けて，約12年間見たという研究です．一度測定していただいて，高いのか，低いのか，あるいはほぼ正常なのかを知っていただく．そのことによって，腎臓の機能が低下するリスク，あるいは大血管障害が発症するリスクを知ることができますから，少なくとも一度，測ることが必要だと思います．

続きまして，愛知学院大学の加藤先生からのご質問です．

「尿中のL-FABPが上昇した場合，腎症に対する治療はどのように生かしたらいいでしょうか」

古家 これは非常に難しい問題です．少なくとも尿細管障害が起こっているということは，アルブミン尿がたくさん出ることによっても，尿細管細胞が高血糖に曝されることによっても起こります．さらに動脈硬化によっても尿細管障害が起こりますから，包括的に，血糖のみならず脂質や血圧の管理も重要ですし，腎毒性のあるようなお薬を使わないように対処していただければよいと思います．

妊娠糖尿病における血糖自己測定

加来 それでは，また戻りまして，中村先生，お願いします．
中村 中部ろうさい病院の今峰ルイ先生からのご質問です．

「妊娠糖尿病と診断された場合，血糖自己測定を導入してもよいでしょうか．保険的に認められますか．認められない血糖推移などはありますか」

中村 先ほど内潟先生にもご確認させていただきましたが，基本的にはインスリン療法をやっていれば何の問題もございません．インスリン療法がいらない，食事・運動療法だけでコントロールがうまくいくような場合でも，血糖自己測定はいろいろな意味で有用な方法だと思います．ある程度は保険的にも認められているそうですが，その詳しい基準については存じません．ただし，いわゆ

る妊娠糖尿病の管理料が認められていますので，保険的にできない部分は，その指導料という部分でカバーしていただくのも1つの方法ではないかとは思います．

SPIDDMの方でGAD抗体が減少となると

加来 続いて内潟先生，お願いします．
内潟 愛知医科大学の野田紗恵子先生からのご質問です．

「SPIDDMの方でGAD抗体が減少～陰性化した場合，インスリン分泌（Cペプチドなど）の減少量も低下するのでしょうか」

内潟 まだGAD抗体があるときはターゲットの抗原があるわけです．それがだんだんGAD抗体が低下していくとインスリン分泌能もだんだん枯渇していくので，おっしゃる通り分泌の枯渇になります．そして，その場合にインスリン治療は続行することになります．
次に，笹川胃腸科クリニックの山中賢治先生からのご質問です．

「IA-2抗体について，保険請求はGAD抗体陰性で30歳未満とお教えいただきましたが，2型として治療しておりSPIDDMを疑った場合，まずGAD抗体を測定するのですが，陰性であった30歳以上の症例では，どうすればよいのでしょうか」

内潟 IA-2抗体自体はわりに若い人が陽性です．高齢者はあまり陽性になりませんが，それでも陽性例はあります．ただ，この保険適応からは外れます．病状詳記に書いていただいても認められないと思います．
加来 中村先生，IA-2抗体はエビデンスがまだ不十分だということですが，自己抗体陽性との関係はどうでしょうか．
中村 日本糖尿病学会の委員会においては，まだまだエビデンスが不足しているということです．しかし，本日どなたかのスライドでもお示しいただきましたように，GAD抗体陰性の場合でも，やはり1型が疑われるような，つまりコントロールが悪いとか，痩せている，肥満がない，甲状腺疾患を持っているといった方ではIA-2を測るといったフローチャートも出ていました．確かにそれは1つの方法だと思います．
加来 このあたりは今後また詰めなければいけない問題があるように思います．

糖代謝異常の重症度とHbA1cとの相関

加来 谷澤先生，お願いします．
谷澤 中部ろうさい病院の溝口麻子先生からのご質問です．

「HbA1cが4〜6％程度では，糖代謝異常の重症度とHbA1cは相関するのでしょうか．例えば健診でHbA1cが5.2％から5.5％に上昇した例は悪化と考えるのでしょうか」

谷澤 おそらく6％未満，5.5％を切るような糖代謝異常がほぼ正常な人では一定の測定誤差の範囲内の可能性も高いと思いますので，5.2％から5.5％への変化は必ずしも悪化と判定しなくてもよいのではないかと思います．

　ただ，複数回見ていて，だんだん5.8％，6％に近づいてくると，血糖値が全体に高くなってきている可能性がありますので，そういった評価になるかと思います．

　松本医院の松本 圭先生からのご質問です．

「以前のJDS時代でHbA1cの3倍がほぼグリコアルブミンでしたが，NGSPになったので，0.4引いて，3倍して，グリコアルブミンとしてよいでしょうか」

谷澤 かなり鋭いご質問をいただきまして「確かにそうだな」と思いましたが，これはあくまでも近似値だと思いますので，実際の臨床で使う上ではそのままで一応目安として使ってもよいのではないかと思います．

GFR低下阻止のための治療戦略

加来 では古家先生，お願いします．
古家 中部ろうさい病院の小内 裕先生からです．

「糖尿病患者に対する透析予防指導管理を行っている施設が多くなっています．しかし，さまざまな発表を見ると，アルブミン尿の減少には成功していますが，GFR低下を食い止めることに難渋しているようです．今後何か治療戦略はあるのでしょうか」

古家 介入試験によってアルブミン尿の減少というデータはたくさんありますが，GFRの低下を食い止める，あるいは上昇するというデータは唯一サブ解析，あるいはprimary end pointで見た研究も2つ，3つしかありません．

　1つはスタチンがGFRの低下を食い止めることができるかを検討した研究であるASUKA試験は，2013年のアメリカ腎臓学会で発表され，スタチンの有効性は見出せなかったという結果でした．

　もう1つは今回また日本で再度phaseⅡから行われるバルドキソロンメチルという薬剤です．これは「New England Journal of Medicine」では有害事象が多くて，治験は世界では中止になりましたが，日本の医師は体液管理が十分できるということで，再度PMDA（医薬品医療機器総合機構）が認めて，日

本で治験を行うことになりました．その唯一2剤がGFRの低下を食い止められる，あるいは維持できるか，上昇できるという薬剤です．

これからの透析導入に対する考え方

古家 もう1つは松本医院の松本 圭先生からです．

「腎症の患者が腎不全になり基幹病院に紹介しました．80歳代の高齢で歩けない状態で，AVシャントも手術しています．クレアチニンは7を超えているのに透析導入はしていないようです．この理由として考えられることを教えてください」

古家 透析導入は体液管理ができていれば，尿毒症状がない場合，遅らせるほど，透析導入後の生命予後がよいという大規模なデータが出ています．したがって，高齢者がクレアチニンは7ですから，この方は本当のeGFRは軽く10を切って，5程度ではないかと思います．尿毒症状がなくて，体液管理ができていることで透析導入をされていないのだろうと思います．

加来 古家先生，そうしますと，やはり年齢で透析導入の考え方を変えていくべきだということなのでしょうか．

古家 そうですね．最近は透析導入を希望するか，しないかとか，あるいは担癌患者であれば，希望しないというのも1つの選択肢です．特に超高齢化社会になりますとその判断は重要です．現在，日本透析学会がそのような基準，ガイドを決めています．今後，自分で透析を受けるかどうか，選択ができる時代はもう来ていると考えています．

加来 したがって，クレアチニン，あるいはeGFRなどではなくて，むしろどの程度の尿毒症症状かといったことが重要視されるのでしょうね．

先生方には非常に手際よくお答えいただきました．「病態とその病状把握」ということで，このセッションを設けました．非常に多くの質問もいただきました．まだ明確に答えられないようなところもありましたが，これがやはり糖尿病の難しいところなのでしょう．本日ご発表の先生方からは，いまの糖尿病の現状，とりわけ病態に関する最先端の情報をより的確なメッセージとして，お伝えできたのではないかと思っています．

それではこれで終わりたいと思います．どうもありがとうございました．

誌上回答

「劇症1型では上気道症状が出ると伺いました．口腔内で急再活性したヘルペスEBV-シグナルLMP-2が関与して，チロシンキナーゼSH2-SH3領野より活性化して細胞内伝達系Ca^{++}依存性活動電位，JAK-STATなどが急性化する．それはあたかも癌の初期細胞中にEBNA2が入り2つ以上の遺伝子がコ・トランスフェクションしていくのと似ている．これと劇症1型は何か関係があるのでしょうか」（高柳歯科医院・高柳一三先生）

中村 私の知るかぎりでは，劇症1型糖尿病におけるそのような検討は行われていないと思いますので，お答えしかねます．

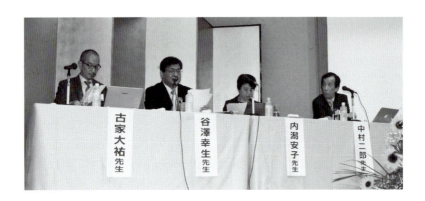

おわりに

加来 浩平
川崎医科大学特任教授 / 総合内科学1

　糖尿病の成因と病態，病型分類は，インスリン作用低下の原因が何であるのか，分泌低下，作用の低下（インスリン抵抗性），それが明らかな原因遺伝子によるものかなど，さまざまな観点から論じられている．すなわち糖尿病の成因および病態は極めて多様性に富むものであり，治療には病態の把握はもちろん，そのための検査指標の意義を理解する必要がある．また治療，予防の観点からは，環境因子への理解も重要になる．

　中村先生がまとめられた，診断・治療に際して立ち戻るべき4つの病態概念，さらに，各病型の病態の特徴と病態把握に必要な指標についての解説は，まさに糖尿病の診断，分類，治療，予後を考える上で貴重な情報を網羅した内容であった．膵β細胞機能やインスリン感受性を評価する指標については，これまでに多くの提唱がなされてきた．しかし，一つで全ての病態や成因を説明する検査指標は存在しない．したがって，それぞれの指標が持つ意義を十分に理解し，診断や治療に反映させる作業が糖尿病の臨床医には求められる．

　内潟先生には主に，1型糖尿病の診断と病状把握に欠かせない検査指標について解説いただいた．GAD抗体の臨床応用は，1型糖尿病の診断に多大な影響を及ぼしてきた．1型の多くは自己免疫が関与するが，特発性との区別において，GAD抗体測定の意義は大きい．しかし，その陽性率が必ずしもインスリン依存性，非依存性の病態と一致しないことも教えていただいた．GAD抗体以外にもIA-2抗体，内因性インスリン分泌能の経時的な変化，Cペプチドといった測定の進歩が，1型糖尿病の病状把握と治療に大きな貢献を果たしてきたことはまぎれもない事実である．

　谷澤先生には，主に外来での血糖管理指標となるHbA1c，グリコアルブミン，1,5-AGについて，その特徴と評価の考え方を解説いただいた．HbA1cを除く2つの指標は主にわが国で用いられているものである．HbA1c測定系にはHPLC法と免疫法があるが，両者間の測定値の乖離もみられる場合があり，今後の標準化への課題といえよう．

　古家先生の講演では，主に腎症の病期分類の改訂が重要なポイントであった．背景として，エンドポイントの考え方の変化がある．病状把握に必要なポイントとして，尿アルブミン量，eGFR，血清シスタチンCをあげられ，また，尿細管障害のインパクトについても言及された点は興味を引かれた．

　糖尿病の診断に比べて，その病態把握は決して容易ではない．しかし，それをなくしては，十分な治療は成り立たない．総合討論では会場から多くの質問があり，充実した討論がなされた．本セミナーで得られた情報を，明日からの日常診療に大いに役立てていただければ幸いである．

セミナーⅠ

| 症例検討セミナー |

困った症例

●症例提示
藤谷 淳……… 大垣市民病院糖尿病・腎臓内科医長
●症例検討コメンテーター
稲垣 暢也……… 京都大学大学院医学研究科教授／糖尿病・内分泌・栄養内科
中村 二郎……… 愛知医科大学医学部内科学講座教授／糖尿病内科
●司会
堀田 饒……… 中部ろうさい病院名誉院長

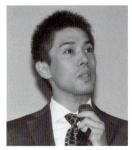

藤谷 淳

堀田（司会） ただ今から症例検討セミナーを始めます．今回の困った症例の提供者は大垣市民病院糖尿病・腎臓内科の藤谷 淳先生，コメンテーターは京都大学の稲垣 暢也先生と愛知医科大学の中村 二郎先生です．本日の症例は2例あります．いずれも先生方が日常診療において，日本の超高齢化社会を迎えた中でおそらくこれまでも遭遇し，これからもさらに遭遇する機会のある，だれもが避けて通れない，糖尿病専門医の対応の必要性にせまられる本当に困った症例だと思います．それでは藤谷先生，よろしくお願いします．

症例提示の前に

藤谷 本日はこのような場で発表する機会をいただきまして，誠にありがとうございます．

今回の症例を選択するにあたり，レアケースも検討したのですが，今後日本で糖尿病医療に携わる場合，ただ今堀田先生がご紹介されましたように，やはり避けることのできない高齢患者の症例を選択しました．

高齢者の糖尿病医療の問題点としては，やはり高齢であること，独居であること，認知症が存在することなどです．大垣市民病院の糖尿病・腎臓内科ではこれを「3本の矢」と

図1 高齢者糖尿病療養の問題点

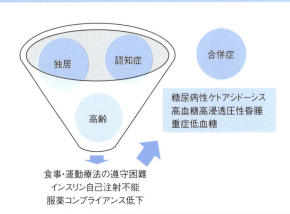

称し，この3つが揃うとなかなか折れない，つまり治療に難渋するということで，日々私たちは頭を悩まされているわけです．

さらに認知症が存在すると，糖尿病の療養は非常に困難となる場合が多いということを日々実感しています．

合併症，例えば網膜症や大血管合併症などを併発しますと身体的に不自由になり，それによって，食事・運動療法を遵守できない，インスリンの自己注射ができない，服薬のコンプライアンスが低下するなどから，糖尿病性ケトアシドーシスや高血糖高浸透圧性昏睡などの急性の高血糖合併症や重症低血糖などの合併症のリスクが非常に高くなることが懸念されています（図1）．

今回の問題提示は，今後の糖尿病療養には高齢者，特に認知症を合併した患者へのサポート環境が重要な課題となる可能性が高いこと，経済的な問題から十分な医療や介護が受けられず家族の援助も受けられない場合に，異常高血糖のみならず，重症低血糖の危険も高まるということです．

したがって，私たち医療者はサポート環境が不十分な患者に対して，限りある社会資源をどのように有効活用して，安全な医療を提供できるかを考慮した上で治療方針を決定する必要があると考えています．

症例提示

症例1

80歳の男性，糖尿病歴は約15年．途中経過の詳細は不明だが，4年前まではグリベンクラミド5mg/日で治療を受けていた．脳梗塞の発症を機に，当科で血糖コントロールを開始し，0.5mg～1mg/日のグリメピリドでHbA1c（NGSP値）は7％台と，まずまず血糖コントロールできていた．

しかし，経年的に血糖コントロールが悪化し，外来でグリメピリドを増量，他の薬を追加投与したが，改善しなかった．

最終的に1日にグリメピリド3mg，シタグリプチン50mg，およびピオグリタゾン7.5mgの内服で，HbA1cは12.8％と血糖コントロール不良のため，インスリン導入の目的で入院加療となった（表1）．

患者背景，合併症，インスリン分泌，認知機能については表2にまとめた．

本症例は，2型糖尿病であるが，内因性インスリン分泌能低下のためインスリン注射は不可欠である．しかし，長谷川式スケールで

表1 症例1 80歳男性

- 糖尿病の発症は約15年前，途中経過の詳細は不明だが4年前まで近医で糖尿病を治療され，グリベンクラミド5mg/日の投与を受けていた．
- 脳梗塞の発症を機会に当科での血糖コントロールが開始となり，当初は少量（0.5～1mg/日）のグリメピリド投与でHbA1c（NGSP値）は7％台が維持できていた．
- 経年的に血糖コントロールは悪化し，外来でグリメピリドを増量し，シタグリプチンとピオグリタゾンの追加投与をしたが改善傾向に乏しかった．
- 最終的に経口糖尿病薬はグリメピリド3mg，シタグリプチン50mg，およびピオグリタゾン7.5mgの内服でHbA1c 12.8％とコントロール不良のため，インスリン導入目的で入院加療となった．

表2 現症および患者背景，合併症 他

現症および患者背景
身長：145cm，体重：44.7kg，BMI：21.2kg/m²
ADL：歩行は両杖で介助が必要
社会歴：無職，認知症の妻と二人暮らし
既往歴：脳梗塞，前立腺肥大，腰椎椎間板ヘルニア

合併症
神経障害の自覚症状なし，網膜症なし
腎症第2期　尿中アルブミン 34mg/g・Cre

インスリン分泌
グルカゴン負荷ΔCPR 0.7ng/mL，CPI 0.39とインスリン分泌不全あり．

認知機能
入院時，部屋が覚えられないことから認知機能障害を疑い，長谷川式簡易知能評価スケール18点で認知症が判明した．

18点の認知症を有することから，インスリン自己注射は不可能．かつ，唯一の同居者である妻も認知症のため，インスリン注射を施行できる家族の確保が事実上不可能であることが問題点となっている．

ここで治療方針として，インスリンを導入すべきか，内服治療を継続すべきか．インスリンを使う場合，強化療法か，BOTか，そのほか内服治療はどのような薬を使うのか．実際にインスリンや内服の管理は本人か，家族か，もしくは第三者に委ねるのか，そのあたりを考慮して，治療を検討した（**表3**）．

まず，自己注射不能に対する対応としては，ケアマネージャーと相談して，訪問看護師に依頼して注射することになった．しかし経済的な面から，毎日訪問看護師が入れないので，可能な限り訪問回数を減らして，何とかできないか検討した．

最終的にはインスリン デグルデク週3回をベースにしたBOTを選択した．訪問看護師に依頼して，月水金の週3回，11時頃に血糖測定とインスリン注射を同時に行うことにした（**表4**）．

入院中の治療経過を**図2**に示す．シタグリプチンとグリメピリドは継続して，インスリン デグルデクを10単位から開始し，最終的に14単位まで増量して，退院としている．

黒丸（〇）が退院後に訪問看護師が訪問をして，注射を打つときに予想される血糖値．青丸（〇）が注射をした翌朝の早朝空腹時の血糖値を示している．

退院後の測定値と比較するために，これらの平均値を算出した．注射翌日の朝食前は113 mg/dL，注射を打つとき，訪問看護師が測定するであろう11時の平均血糖測定値は252 mg/dLという数値が入院中に得られた．

図3に，退院後の外来通院の経過を示す．入院インスリン導入後から速やかにHbA1cの低下を認めたため，入院3カ月後にグリメピリドを1mgに減量し，入院4カ月後にはインスリン デクルデクを12単位に減量している．

退院後，訪問看護師の血糖測定の平均値は256 mg/dLであり，**図2**で示した入院中の血糖値とほぼ同じであることから，入院中の血糖プロファイルと同様に異常な高血糖，異常な低血糖なく経過していることが予想された．

表3　本症例の問題点，治療方針の検討

本症例の問題点
- 2型糖尿病ではあるが内因性インスリン分泌能は低下しており，糖尿病治療にはインスリン注射が不可欠であること．
- 長谷川式認知症スケールは18点であり，インスリン自己注射手技の取得は困難である上，唯一の同居者である妻も認知症を有し，インスリン注射を施行できる家族の確保が事実上不可能であること．

治療方針の検討
- 治療方針は…インスリン導入？ 内服薬を継続？ 強化インスリン療法，混合製剤の使用，Basal supported oral therpy：BOT
- 内服薬の選択は？…SU薬，グリニド薬，DPP-4阻害薬，SGLT2阻害薬，ビグアナイド薬，チアゾリジン薬，α-グルコシダーゼ阻害薬
- インスリンおよび内服の管理は…本人？妻？第三者？

表4　自己注射不能に対する対応，退院後の療養予定

自己注射不能に対する対応
- 糖尿病治療にインスリン注射が必要ではあるものの，自己注射は不可能と判断し，家族内に施行可能者の確保が不可能な家庭環境であった．
- ケアマネージャーと相談し注射施行者として訪問看護師を利用することとなったが，利用料金の問題で訪問回数を可能な限り減らす必要があった．

退院後の療養予定
- インスリン デグルデク注射週3回をベースにしたBOT．
- 訪問看護師に注射施行を依頼．
- 月・水・金の11:00頃，注射と血糖測定を同時に行う．

実際にHbA1cは7％を若干下回っているので，少しタイトに管理しすぎたとも感じたが，特に異常低血糖などの報告はなく，このままの治療を継続している．

今回の治療法の問題点を，**表5**にまとめた．

図2　入院中の治療経過

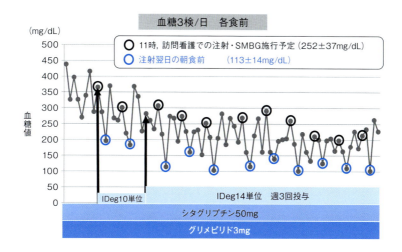

図3　退院後の外来通院経過

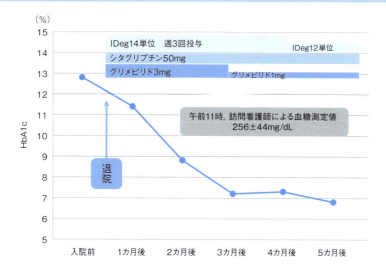

表5　今回の治療法の問題点

今回の治療法の問題点

- 注射回数を2日に1回へ減らすことにより，注射翌日の血糖値が上昇してしまう．
- 注射翌日の空腹時血糖が最低値となるため，デグルデクの単位を増量することにより深夜の低血糖が懸念される．
- 2日に1回の訪問看護師の管理のため，訪問時間外で低血糖となった場合に本人や家族では対応ができず，重篤化する危険性がある．
- 添付文書における用法用量の記載内容とは異なる投与方法であるため，他の方法は考えられないか？

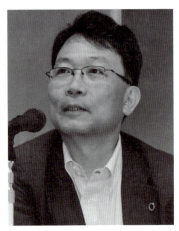
稲垣 暢也

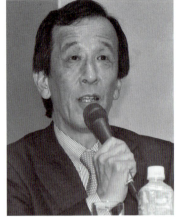
中村 二郎

症例検討

堀田 症例1では高齢者の夫婦2人でお互いがお互いを助け合っても，それで十分とはいえません．したがって，訪問看護師によっての治療が必要となります．

しかし，病態が要支援の1，2あるいは要介護の1〜5で，1カ月間の介護報酬の利用限度額がずいぶん違います．本症例はどちらかといえば，まだ軽いほうですから，利用限度額は限られてきます．おそらく週3回が限度だと思います．

稲垣先生，まず何か演者にご質問がありましたら，どうぞ．

稲垣 京大病院でもこうした患者がしばしばおられて，大変頭を悩ませています．そこで1つ質問です．11時に看護師さんが訪問されるということですが，この患者はいつも何時頃に朝食を食べて，あるいは規則正しく，きちんと食事が摂れているのでしょうか．場合によっては，食事を抜いてしまうことがないのでしょうか．

藤谷 基本的に起床時間が朝6時〜7時ぐらいで，朝食は7時前後に摂取されているとのことでした．実際，認知症といっても，長谷川式で18点ぐらいなので，そのあたりの会話については一応信頼できると思い，今回の治療は継続していました．

稲垣 インスリン注射はなかなか難しいということですが，血糖自己測定もまったくできないということでしょうか．

藤谷 入院中，最初インスリンの手技から指導したのですが，さらに血糖測定の手技を指導すると，どうしても混乱してしまい，危険だと思いました．したがって，訪問看護師に依頼することを選択しました．

稲垣 混乱するということですが，例えば「血糖の測定だけでも」というようにすればいかがでしょうか．

藤谷 そうですね．

稲垣 認知症の患者でも，それまで長い間インスリンを使っている人ですと，血糖の自己測定は何とかできる方もいます．しかし，この例ではそれは難しいということですね．

堀田 中村先生，いかがでしょうか．

中村 先生方はインスリン療法が不可欠であると判断をされていますが，果たして本当にそうなのかという疑問が1つあります．

最終的に退院後のHbA1cなどを見てみますと，デグルデク12単位と，非常に少ない

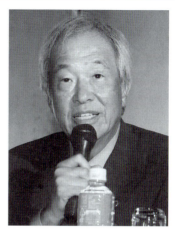

堀田 饒

量でHbA1cが7%を切るところまでいっている．おそらく，それは入院したことによるいろいろな効果がそこにはあるとは思いますが，もしかしたら，インスリンなしでもいけるかもしれないという感じはしないでもないと思います．

堀田 こういった軽い認知症があって，80歳を超える高齢者で，老々介護であるという症例の血糖コントロールはどうあるべきかがまず第1点ですね．

2番目は中村先生がおっしゃったように，果たしてインスリン治療でいくべきか．おそらく血糖コントロールの目標が決まれば，それで治療法が決まるかと思います．

3番目には介護報酬の利用限度額をどのようにうまく使うかということです．

藤谷先生は少し厳しく血糖の目標を置いてみえます．稲垣先生でしたら，この症例で血糖コントロール目標をどれぐらいにすれば，安心，かつ効果的と思われますか．

稲垣 まず，いわゆるケトアシドーシスや高血糖高浸透圧症候群のような，緊急の事態を防ぐことと，もう1つはやはり低血糖を防ぐ，この2点に尽きると思います．そういうものさえ起こらなければ，何とかその範囲内で許容せざるを得ないのではないかとは思います．

堀田 となりますと，HbA1c値は当然8%を超えてきますね．

稲垣 そうですね．10%を超えると，なかなか厳しいですが．この患者は8%未満でコントロールすることはなかなか厳しいと感じています．

堀田 中村先生，いかがでしょうか．

中村 高齢者のHbA1cに関しては，私は非常に甘いほうだと思います．ですから，脱水とか，何がしかの随伴症状が起こらなければ，HbA1cが10%を超えても，問題はまず起こらないだろうと思います．夏の脱水や，冬の感染症といったことが起きずに普通の状態が続くのであれば，私はHbA1cが10%を超えても問題はないと思います．

堀田 会場の先生方，いかがでしょうか．こういった症例で大事なことは随伴症状が出てこないことであり，HbA1cの目標設定をあまり高くしてしまうと，治療に弊害が出る可能性があるというのがお二人の先生のお考えだと思います．フロアから何かご意見はいかがでしょうか．

荏原 横浜の高田中央病院の荏原です．1つ

提案です．自験例ですが，週1回，持続性GLP-1受容体作動薬のエキセナチド製剤を在宅で打っている方がいらっしゃいます．腎機能がよくて，吐き気などの諸症状がなく，かつ単剤で低血糖がほとんど出ないので，非常に有用ではないかと思います．

　血糖自己測定をお願いしている方に関しては300 mg/dL以上になることも少なかったということで，日本糖尿病学会年次学術集会にも発表させていただきました．

堀田　ありがとうございました．ほかにいかがでしょうか．何かご提案なり，疑問点がありましたらどうぞお願いいたします．

松本　大阪の松本医院の松本です．私もこのような認知症の患者に関して，いろいろな先生と相談しながら，治療に当たったことがあります．当然，食品交換表での食事指導などはほとんど不可能でした．入院中は3食しっかり病院管理できます．しかし自宅に帰ると，認知症のある方は朝食を3回ぐらい食べる人も中にはおられるので，その辺のことも考えて対応していかなければいけないと思います．

堀田　ありがとうございます．お二人のコメンテーターは，血糖コントロールは少し甘くてもよいだろうということですが，次に治療についてお伺いします．藤谷先生はインスリンの導入をされていますが，稲垣先生，いかがでしょうか．

稲垣　持続性GLP-1受容体作動薬の週1回の投与は，可能性としてはやはりあるだろうと思います．これは単独で低血糖をまず起こしませんし，こういう高血糖の患者でもいったん入院させて，糖毒性を取っています．もともとこの患者は1日にグリメピリド3mgで，シタグリプチン50mgとピオグリタゾン7.5mgが入っていて長期的にコントロールす

るのはなかなか難しいかもしれませんが，いったん糖毒性を取ってあげると持続性GLP-1受容体作動薬でうまくいくケースもあって，われわれも認知症の患者で，そのように使って，週1回で何とかうまくいったケースもあります．ですから試してみてもよいかと思います．

堀田　中村先生，いかがでしょう．

中村　私も同じで，持続性GLP-1受容体作動薬は1つの選択肢だとは思います．ただし問題は高齢の方で，吐き気が強くて食事や水も摂れなくなったときに，それを放置されると，どうなるかなと思います．

　この方の場合，現時点でデグルデク12単位とシタグリプチンとグリメピリド1mgという量ですので，インスリンなしで経口薬だけでも何とかいけるかなと思います．先ほど私がお話ししたHbA1c 10%オーバーを許容すれば，それでも十分いけるだろうとは思います．

堀田　コメンテーターお2人のお話からしますと，やはり随伴症状の低血糖，あるいはケトアシドーシスなどが起こらなければ，少しぐらいHbA1cは甘くしてもよいのではないかということです．ただ，介護報酬の問題があります．この症例の場合，利用限度額がだいたい月どのくらいですか．週3回ですとだいたい月11〜20回で要支援2から介護1ぐらいになると思うのですが．

藤谷　それぐらいです．ただ，この症例の場合，家族が毎日でも訪問看護をやれるだけのサポートはするということでしたが，認知症の奥様が「娘たちには世話にならない」と言って，あえて拒否した状態になっています．

堀田　いずれにしろ，このような介護報酬になると，個人の負担が増えてきて，おそらく月々14000〜15000円となり，けっこう

な負担になると思います．そういう意味で血糖コントロールもあまり厳しくするのではなくて，どちらかといえば，少しやさしくしたほうが家族にとってもよいかと思います．

では次に症例2をお願いします．

症例提示

症例2

74歳の女性，2001年に糖尿病を指摘されて，他院にて混合製剤2回法でインスリン導入されていた．

2012年頃から，血糖自己測定で異常高血糖や低血糖を頻回に認めたり，インスリン単位の記憶が曖昧となったりしたため認知症を疑われ，自己管理ができない状態と他院で判断されて，インスリン注射や血糖測定を同居の夫に依頼されていた．

2013年5月にはHbA1cは9％〜10％台が続いたために，混合製剤2回法から強化インスリン療法へ変更された．強化インスリン療法へ変更した後も食事療法が遵守できないため，血糖コントロールは改善せず，HbA1cは8％以上が持続していた．

実際のインスリン注射は4回とも夫が施行していたが，夫の病状悪化により不可能となり，インスリン療法の見直しの目的で2014年3月に当科へ紹介，入院となった（**表6**）．

患者背景，生活状況，病型，病態については**表7**にまとめた．

認知機能としては1人では外出できないが，家の中では迷子にならない程度であり，最近もの忘れがひどくなってきた．幻視はあるが，痙攣はなく，妄想や徘徊などは自宅ではなかった．

長谷川式簡易スケールは4点であり，鑑別目的でのMRIや脳波の所見は**表8**に示す．

実際のMRI写真を見ると，T1強調画像では前頭葉，側頭葉での萎縮が非常に目立つ（**図4**）．しかしフレア法画像では，虚血に関しては比較的目立たなかった．

症例2の問題点と治療方針の検討に関しては**表9**にまとめた．

自己注射不能に対する対応としては，症例2は1型糖尿病患者と判断しているため，基礎分泌の補充を含めたインスリン注射は必須であるが，実際にこのADLから考えると低血糖リスクを極力減らして，DKA（糖尿病性ケトアシドーシス）などの急性合併症を何

表6　症例2　74歳女性

- 2001年，61歳で高血糖を指摘され，発症時に他院で入院し混合製剤（ヒューマリン3/7®）2回法でインスリン導入された．
- 2012年ころから血糖自己測定で異常高血糖・低血糖を頻回に認めること，インスリン単位の記憶が曖昧なことから認知機能の低下が疑われた．自己管理困難と判断され，インスリン注射および血糖測定の施行は同居の夫へ依頼されていた．
- 2013年5月，HbA1c 9〜10％台が続いたため，強化インスリン療法へ変更された．
- 強化インスリン療法へ変更後も食事療法が遵守できないため，血糖コントロールは改善せず，HbA1cは8％以上が持続していた．インスリン注射は4回とも夫が施行していたが，夫の病状悪化により不可能となったため，インスリン療法の見直し目的で2014年3月に当科へ紹介，入院となった．

表7　現症および患者背景，生活状況　他

現症および患者背景
身長：147cm，体重：47.0kg，BMI：21.8kg/m^2
ADL：骨粗鬆症と股関節痛のため，自宅では這って移動している
社会歴：無職，夫（心不全を有し近年増悪傾向）と二人暮らし
既往歴：変形性股関節症

生活状況
要介護3，四肢の身体障害者2級
インスリンは夫が4回とも施行していたが，夫は心不全の増悪で入退院を繰り返すようになり，注射の施行が困難となった．
週3回デイサービスに行っており，施設内での低血糖が頻回である．自宅では菓子パンやジュースなどをよく摂取しているため，低血糖にならない．
食事療法について夫が注意しても聞かない．

病型と病態
GAD抗体　386.9 IU/mL
空腹時血糖 97mg/dL，空腹時血中Cペプチド 0.1ng/mL
インスリン分泌能は非常に低下していると推察される1型糖尿病

とか予防し得る程度の管理が必要であると考えた．

ケアマネージャーと相談し，注射施行者は1日1回の訪問看護師のため，頻回注射は不可能であり，基礎インスリン1回に超速効型を1回加えたBasal-Plus療法を検討した．

退院時はインスリン デグルデクをベースにしたBOTに加え，同時刻にインスリン アスパルトも注射をするBasal-Plusを選択した．インスリン アスパルトは1日1回の注射である．

訪問看護師とデイサービスに自己注射と血糖測定を依頼した（**表10**）．

入院中の経過は強化療法のとき，やや低血糖が見られたため，アスパルト1回とデグルデク1回のBasal-Plusに変更した．変更後，血糖が上昇したため，徐々に基礎インスリンの量を増やし．12単位からスタートして，最終的には基礎インスリンは24単位で退院とした．

退院後の血糖目標はおよそ100〜300mg/dLとして，退院時にはほぼ目標を達成できた（**図5**）．

入院時から退院時までの臨床経過を**図6**に

表8　生活機能および認知機能，認知機能検査

生活機能および認知機能
- 腰椎圧迫骨折のため移動は車椅子
- 着衣は自己で可能，排泄は介助が必要
- 一人では外出できないが，家の中では迷子にならない
- 以前より物忘れがあり，最近特にひどくなってきた
- 幻視あり，けいれんはない
- 妄想や徘徊はない

認知機能検査
長谷川式簡易認知症スケール4点
年齢：1　日時：4　場所：2　即時再生：1
作業記憶：4　遅延再生：6
視覚的記銘と再生：3　語想起：5（0品目）
MRI：前頭側頭部に脳萎縮目立つ　PVH軽度
MRA：体動で評価困難
脳波：基礎波が遅い　C4〜P4付近優位にsharp wave（+）

表9　問題点，治療方針の検討

本症例の問題点
- インスリン依存状態と推察される1型糖尿病であり，基礎インスリンおよび追加インスリン両者の補充が必要であること．
- 注射施行者であった夫は，自身の病状悪化により日常的に施行することが困難となったこと．
- 長谷川式認知症スケール4点であり，インスリン注射どころか食事管理すらできず，日常生活でギリギリの状態であること．

治療方針の検討
- 治療方針…インスリン注射は必須
　　強化インスリン療法，混合製剤の使用，BOT
- 食事療法の管理は？
- 内服薬は？…α-グルコシダーゼ阻害薬を併用するかどうか．
- インスリンおよび内服の管理は…本人？妻？第三者？
　　いつ，だれが，どのような治療のサポートをするか．

図4　頭部MRI

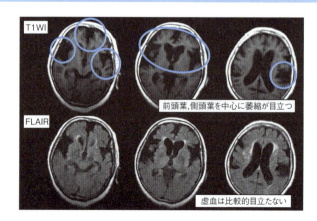

表10 自己注射不能に対する対応，退院後の療養予定

自己注射不能に対する対応

- 1型糖尿病患者であるため基礎分泌の補充を含めたインスリン注射は必須である，もともと自己注射は不可能であり，頼みの綱の夫による注射も困難となった．
- 年齢やADL，生活環境を考慮すれば低血糖リスクを極力減らしつつ，DKAなどの急性合併症を予防しうる管理が必要．
- ケアマネージャーと相談し，注射施行者は1日1回の訪問であり頻回注射は不可能なため，基礎インスリンに超速効型を1日1回加えたBasal-Plusを選択．

退院後の療養予定

- インスリン デグルデクをベースにしたBOTに加え，同時刻にインスリン アスパルトも注射するBasal-Plusを選択(インスリン アスパルトは1回/日)．
- 訪問看護師とデイサービスに自己注射と血糖測定を依頼．

図5 入院中の治療経過

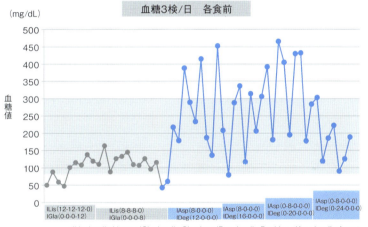

図6 臨床経過

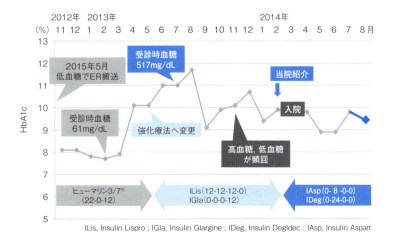

まとめた．2012年までの混合製剤2回注射ではしばしば低血糖を認め，2013年になり血糖コントロールが悪化したため，2013年5月に強化インスリン療法へ変更した．

しかし，強化療法変更後も高血糖や低血糖を繰り返すようになり，HbA1cも9〜11％台と，血糖コントロールは非常に不良であった．そこで，2014年2月に当院へ紹介となり，入院加療となった．

強化療法に変更してから入院までのインスリンは多少の単位数変更はあったものの，入院時はインスリン リスプロ12，12，12単位，インスリン グラルギンが12単位であった．

今回の入院後はインスリン アスパルト1回昼に8単位，インスリン デグルデクも昼に1回24単位という投与量で，退院して2014年8月の時点ではHbA1cは9.4％と，何とか強化療法施行時と同じ程度のHbA1cは維持できている．異常な高血糖や異常低血糖の報告も現在まではない．

今回の治療法の問題点は，図11に示す．

症例検討

堀田 ありがとうございました．先ほどの症例1に比べて，さらに認知症の病状が進んでいて，介護3，長谷川式で4という，非常に重症です．

この症例は食事をまったく守れない．おそらく食べていても「食べていない」と言う症例ですね．食事療法が難しい，こういった症例が今後増えるでしょうね．稲垣先生，こういった症例にはどう対応したらよいのでしょうか．

稲垣 やはり食事の問題は極めて大きな問題で，特にこういうインスリンを使っている方ではきちんと食べられているかどうかは大切なことだと思います．実際ご主人が入院されているときはどうされているのでしょうか．

藤谷 地域の周りの住民が多少声をかけてくれたり，息子世帯がたまに見に来たりという形で何とかやっているとは言ってますが，本当にきちんと食べているかどうか，私も非常に心配しています．

堀田 中村先生，この症例について，何かコメントをいただけますか．

中村 実際にはこういった症例もよく経験していて，私の教室の若い先生方もいろいろ苦労しているところだと思います．

基本的には先ほどと同じように，1型とい

図11　今回の治療法の問題点

今回の治療法の問題点
- 朝食・夕食時の追加分泌補充がないため，血糖が急上昇する危険性がある．
- 認知症が非常に進行しているため，本人は食事療法という観念はなく，食事管理はほぼ不可能である．
- 認知症のため低血糖の感知および対応が遅れ，重篤となる危険性がある（特に夫が近くにいない場合）．
- 1型糖尿病患者に対してインスリン注射回数を減らした苦肉の策であり，他の方法は考えられないか？

えども，ある程度のインスリンの補充ができていればよいと思います．実際に入院したときに，夕食後の血糖上昇はどれぐらいありましたか．

藤谷 高いときはやはり400〜500mg/dLまで上がっていまして，少しずつインスリンデグルデクを増量して，何とか300mg/dL前後ぐらいで収まっているというところです．

中村 でも，朝はある程度は下がりますか．

藤谷 朝はやはり100mg/dLぐらいまで下がります．

中村 そんなに下がるのですか．それならよいという気がしますけれども（笑）．

堀田 この症例は介護3となっていまして，おそらく介護報酬の利用限度額は月32回だと思います．それでも，個人負担は月に3万円近くかかりますよね．こういった症例は今後増えると思います．ですから，これは単に1病院なり，1家族の問題ではなくて，国を挙げて，これからどう取り組んでいくべきか，大きな課題ではないかと思いますが．

週1回の訪問看護のときに上手にインスリンを使うことが1つの理想ではないかと思うのですが，いかがですか．

稲垣 この患者の場合は例えば宅配食を使うのも1つの考え方だと思います．ただ，ご主人が入院されると，それすら管理できなくなって，どうしても奥さんも合わせて入院せざるを得ない状況ではないかと思います．

また，これからは在宅における栄養士の役割が非常に重要な問題だと思います．京都でもいま厚生労働省のパイロットスタディとして，いろいろな試みが始まったところですが，今後期待したいと思います．

堀田 藤谷先生，いろいろなコメントで，何かヒントが得られましたでしょうか．

藤谷 やはり症例1に関しましては，予想外に血糖コントロールがよくなったので，低血糖を防ぎ，異常高血糖を防ぐという意味でも少し甘めのコントロールで管理しようかなということを感じました．

堀田 この2症例は先ほど申しましたように，これからの高齢化社会を考えますと，独居老人や老々介護でのわれわれの糖尿病療養の対応は非常に難しくなりますね．医療が発達した都会においても，今後ますます糖尿病患者の医療難民が増える可能性があると思います．

したがって，日本糖尿病学会，あるいは日本糖尿病協会がこういった問題に対して，今後よく検討される必要があるかと思います．そういった問題提起の症例ではなかったかと思います．非常に興味深い症例をありがとうございました．コメンテーターの先生，貴重なご意見をありがとうございました．

これで症例検討のセミナーを終了いたします．

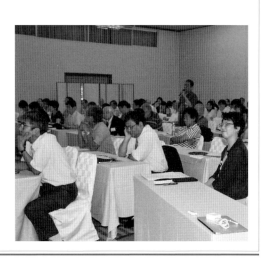

薬物療法のパラダイムシフト

加来 浩平　川崎医科大学特任教授／総合内科学1

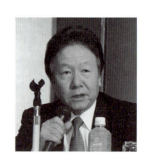

インスリンの発見がエポックメーキング

　糖尿病の歴史は古く，エジプトで発見された「Ebers papyrus」によれば，紀元前1550年頃（今から3500年前）に既に"多尿"の記載がみられる．またインドの「Ayur-Veda」には"甘い尿"の記載がある．さらに紀元150年頃のカッパドキアの医師Arataeusは"diabetes"の記述を残している．"diabetes"とは，甘い尿がサイフォンのように流れ出てくる，多尿を意味する．大きく時代が下り，19世紀の末には，MeringやMinkowskiが主病変は膵臓にあることを証明した．この知見は糖尿病の病態を考える上で重要であり，これが基になり1921年のインスリン発見につながった．インスリンが臨床応用されたことは糖尿病治療にとって大きなエポックメーキングであった（**表1**）．

　わが国の経口血糖降下薬（経口薬）応用の歴史は1950年代半ばに始まる．薬物療法は糖尿病治療に大きな役割を果たしてきた．インスリンの発見は急性合併症による死亡の回避を可能にした．一方で，慢性合併症と血糖管理の関係については，経験的には理解されていたものの，アウトカムはなかった．

　1970年代に入り，血糖管理による慢性合併症の抑制を実証するため，UKPDSやDCCTなどの試験が始まったと考えられる．1990年代に入り，続々とそのアウトカムが発表され，より良好な血糖管理によって血管合併症のリスク抑制が可能とのエビデンスに加えて，より早くからの介入が必要であり，いわゆるMetabolic Memory，Legacy Effectの概念が定着した．

主な経口薬の歴史

　ここで経口薬の歴史にふれる．まずSU薬であるが，本薬は周知のとおりサルファ剤が原点である．多くの兵士が死亡した第一次世界大戦後に，サルファ剤が抗菌薬として開発された．第二次大戦のさなか，腸チフスに罹患した兵士に大量投与したところ，痙攣や昏睡といった明らかな低血糖症状がみられ，グルコースを投与すると回復した．サルファ剤に血糖を下げる作用があることがわかったため，スルホンアミドの構造と血糖降下作用の関係の追究が始まった．そしてまず，1955年，

ドイツのヘキスト社がカルブタミドを開発したが，まだ抗菌作用を持っていた．

そこで側鎖NH_2をCH_3に置き換えることにより，抗菌作用のない最初の血糖降下薬，トルブタミド（Rastinon；ラスチノン®）が開発された．これが日本に導入され，当時の大学病院など20カ所で，それぞれ独自のプロトコルのもとに臨床試験が実施されたという記録が残っている．

一方，グリニド薬はカルボン酸基を持っているが，レパグリニドはグリベンクラミドと同様にベンズアミド骨格から発生したものである．いずれもSUレセプターを認識し，インスリン分泌作用が起こる（図1）．

次にビグアナイド（BG）薬であるが，その歴史は古く，中世に糖尿病に伴う多尿の治療薬として，ガレガソウ（フレンチライラック）が使われたという記録が残っている．

20世紀に入り，グアニジンを含有することがわかり，BG薬の基本骨格となるbiguanide

表1 糖尿病に関する歴史的記述および研究の歴史

紀元前1550年頃：エジプト"Ebers papyrus"に著しい多尿の記載
紀元前400年頃：古代インド医学"Ayur-Veda"に甘い尿の記載
紀元150年頃：カッパドキア医師Arataeusによるdiabetesの記載
1776年：英国Matthew Dobsonによる尿糖の存在
1889年：主病変が膵臓であることを証明（Mering & Minkowski）
1900年：糖尿病患者の膵島の病変を記載（Opie）
1902年：ホルモンの概念を提唱（Bayliss & Starling）
1921年：インスリンの発見（Banting & Best）
1922年：インスリンの臨床応用開始
1950年代：経口血糖降下薬（SU薬，ビグアナイド薬）の臨床応用開始
1970年代：慢性合併症対策としての血糖管理の重要性を示唆（ADA）
　　　　　1977年にUKPDS開始，1983年にDCCT開始
1993年以降：血糖管理（HbA1c）状況と血管合併症リスクは相関する，
　　　　　　より早期からの介入が必要（DCCT, UKPDS, Kumamoto, etc）

図1 インスリン分泌促進系薬の化学構造

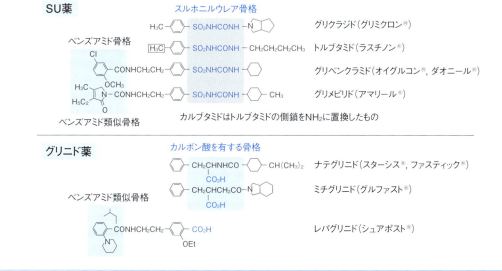

ディナースピーチ

が合成された．そして1950年代に入り，相次いでフェンホルミン，ブホルミン，メトホルミンが開発された．

図2はわが国の経口薬の歴史を示している．1954年にブホルミンが輸入されたという記録が残っているが，臨床応用はされていない．カルブタミドも輸入され，臨床試験は実施したが，実臨床での応用はなく，直ちにトルブタミドに切り替えられた．BG薬メトホルミンは1961年に輸入されたが，BG薬自体があまり使われず，SU薬だけの時代が続いた．1959年にクロルプロパミド，1971年にグリベンクラミド，1984年にグリクラジド，2000年にグリメピリド（アマリール®）と続くが，1990年代の半ばにα-グルコシダーゼ阻害薬（α-GI薬）が登場するまでの40年間，ほぼSU薬のみの時代であった．

メトホルミンは細々と使われていたが，20世紀末になり，チアゾリジン（TZD）薬や最初のグリニド薬，ナテグリニドが登場してきた．

したがって，2000年末までには一応SU薬，ビグアナイド薬，α-GI薬，TZD薬，グリニド薬の5製剤が揃った．

私が恩師の兼子俊男教授から「糖尿病をやりなさい」と指示されたのは，先生が赴任された1980年である．それまで多少は糖尿病患者を診ていたが「本格的に糖尿病をやれ」と言われたのは1981年頃であった．当時，私は内心ショックであった．なぜなら，外来で診ていた糖尿病患者の治療薬はSU薬のみで，ほかに手の施しようがなく，興味を持てなかったからである．もちろん今は兼子教授に感謝している．

ここで重要なことはSU薬，ビグアナイド薬以外の系統の多くは，わが国の研究開発の貢献が大きいことである．グリニド薬しかり，α-GI薬，チアゾリジン薬，DPP-4阻害薬もそうである．DPP-4阻害薬の7製剤のうち3製剤，それから2014年に発売されたSGLT2阻害薬の6製剤中の4製剤までは国産である．

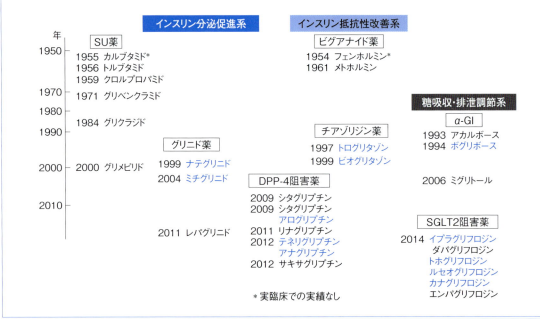

図2　本邦における経口糖尿病薬の歴史

恩師 兼子 俊男先生，矢内原 昇先生の薫陶

さて，私に「糖尿病をやりなさい」と言われた兼子教授は享年67歳でお亡くなりになった．私にとって恩師であり，親のような存在で，人生の師でもあった兼子先生から，「臨床医として研究をやるなら臨床にどのように結びつくかが重要である」と，よく戒められた．また「基礎研究の成果が本当に生理機能を反映しているのか．単なる薬理作用で生理作用に反映されないものであるならあまり意味がない」とも言っておられたことを思い出す．

もう一人の恩師は，矢内原昇先生である．当時，私は兼子教授の紹介で，国立生理学研究所に出入りしていた．矢内原先生は大阪大学出身で私を常に「加来君」と呼んでいた．「この受容体リガンドはね，生理作用と薬理学的作用をよく見極めんとアカンのよ」と関西訛りでおっしゃっていたのがなつかしい．

要するにリガンドはある濃度ではアゴニストになり，またある濃度でアンタゴニストにもなり得る．それが生理的に意味のある作用なのか，単なる高濃度に見られる薬学的な作用なのか．そのあたりも見極めなければならない．したがって，実験の際，まず用量反応性を確認するようにと指示された．兼子先生にも同じことを言われており，私の実験は常にそこから始まった．大学院生とともに，とにかく，臨床に直結するような基礎研究を行おうと思った．漠然とであったが薬物治療をテーマにしたいと考え，当時は唯一の治療薬ともいえるSU薬の糖代謝への影響の解明に取り組んだ．始めてみると，私なりにいろいろ疑問に思うことが出てきた．

SU薬の種々疑問に挑む

特に血糖低下作用とインスリンレベルは必ずしも比例しないことである．SU薬を一定以上増量しても，インスリン分泌量がそれに応じて増えるわけではない．しかし，低血糖は高用量ほど高くなるのも現実である．この現象はインスリン分泌のみで説明できるのだろうか．またSU薬で体重が増えるのは，空腹感から摂食量が増えるだけの理由からなのか．これも膵作用だけで説明できるのだろうか．SU薬の作用機序は意外に奥が深いのかもしれないと感じていた（**表2**）．

後年，再確認のため2型糖尿病患者にグリメピリド（アマリール®）1mg 2回投与か2mg 1回投与のクロスオーバー法でインス

表2 SU薬に関するさまざまな疑問点（1983年頃）

- SU薬の薬物動態とインスリン分泌動態は必ずしも一致しない
- SU薬投与による血糖低下作用と血中インスリンレベルは必ずしも比例しない
- 用量に比例してインスリン分泌量が増加するわけではない，しかし高用量ほど低血糖リスクが高いのも事実
- （空腹時）血糖低下あるいは低血糖をインスリン分泌作用だけで説明するのは困難ではないか？
- SU薬治療でみられる体重増加の機構は？

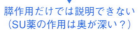

膵作用だけでは説明できない
（SU薬の作用は奥が深い？）

リン分泌量の比較を行ったが，2 mg 1回投与と1 mg 2回投与でも結果は同じで，基礎インスリンレベルもかなり下がっていた．すなわち血糖コントロールが改善すると，むやみにインスリンを増やすわけではなく，食事の量に応じてインスリンを増やす．これで低血糖が起こるのだろうか．

SU薬の膵以外での作用の可能性を考え，1980年半ばから基礎研究に取り組んだ．まず肝臓における糖代謝調節機構のSU薬が関与するかについて検討を始めた．肝糖代謝は，G-6-PからF-6-P，F-1, 6-P_2と代謝され，解糖系の律速酵素，糖新生律速酵素活性調節はF-2,6-P_2の量で決まることが，論文で発表された頃であった．

すなわち，F-2,6-P_2が増加すると解糖系が進み，低下すると糖新生が進む，スイッチオン／スイッチオフの働きをしているのである．私たちが注目したのはこのF-2,6-P_2量の調節にSU薬が関与するかであった．インスリンはこのF-2,6-P_2レベルを上昇させることで解糖系を促進し，グルカゴンはその逆の作用をする（**図3**）．

実際SU薬を調べると，SU薬は用量反応性に肝F-2,6-P_2量を増加させ，グルカゴンによって低下したF-2,6-P_2量を相加的に回復させる．その効果は臨床最大用量時の薬剤血中濃度に近似した用量幅で認められる（**図4**）．

F-2,6-P_2量はbifunctional enzyme（二機能性酵素）であるPFK2/F-2,6-P_2活性によって調節され，リン酸化状態でF-2,6-P_2ase活性が高まり，脱リン酸化状態ではPFK2活性が高まる．この酵素活性はAMP依存性のリン酸化調節機構で決まることも知られていた．

私どもの検討では，SU薬トルブタミドによって，グルカゴンとは逆に，PFK-2活性が高まり，F-2,6-P_2ase活性は低下し，グルカゴン作用に拮抗した（**図5左グラフ**）．精製酵素蛋白はcAMPのcatalytics unitによってリン酸化されるがトルブタミドはそのリン酸化を抑制した（**図5右グラフ**）．トルブタミドの非活性代謝物であるカルボキシトルブタミドではそういうものは見られない．グルカゴンで酵素蛋白のリン酸化が増加するが，トルブタミドを作用すると酸化を抑制した（**図6左上**）．

以上の成績から，おそらくSU薬は

図3 肝糖代謝と膵ホルモンによる調節機構

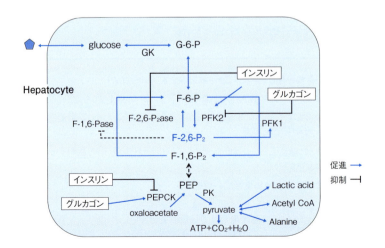

図4 SU薬は用量反応性に肝F-2,6-P_2レベルを上昇させる

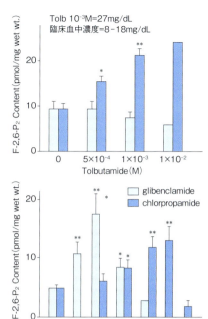
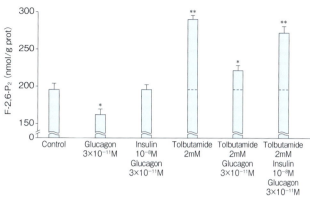

- SU薬は用量反応性に肝F-2,6-P_2量を増加させる
- グルカゴンによって低下したF-2,6-P_2量をインスリンおよびSU薬は相加的に回復させる
- SU薬の効果はその臨床最大用量時の薬剤血中濃度に近似した用量幅で認められる

Matsutani A, Kaku K, et al: Diabetes 33:495, 1984
Hatao K, Kaku K, et al: DRCP 1: 49, 1985
Matsuda M, Kaku K, et al: DRCP 2: 347, 1986
Kaku K, Inoue Y, et al: DRCP 28: S105, 1995

図5 SU薬による肝 bifunctional enzyme PFK2/F2,6P_2ase 活性調節

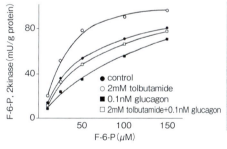
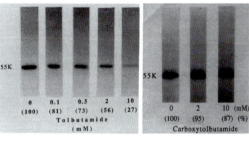

精製酵素蛋白はPKA catalytic subunitによってリン酸化されるが、tolbutamideはそのリン酸化を抑制する

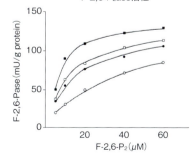
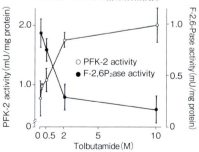

Matsutani A, Kaku K et al: Diabetes 33: 495-498, 1983
Kaku K, Matsuda M, et al: BBRC 139: 687, 1986; Aoki M, Kaku K, et al: Diabetes 41: 334, 1992

bifunctional enzyme, PFK-2/F-2,6-P_2 を脱リン酸化させることによって，PFK2活性を増強させ，F-2,6-P_2ase活性を抑制する．すなわち，それにより解糖系を促進し糖新生系を抑えると考えられる．

　肝臓の糖代謝は常に一方通行であるため，解糖系が動いているときに，糖新生は停止しており，スイッチオン／スイッチオフの関係である．したがって，SU薬は常にグルカゴンに拮抗して解糖系をスイッチオンしている状態にもっていく可能性がある．

　これをまとめると**表3**の通りである．SU薬は肝臓において，PKA依存性蛋白リン酸化の抑制を介して，解糖系を促進し糖産生を抑制する．

　インスリンによる酵素活性調節機構はリン酸化を介するものではなく，遺伝子レベル，蛋白レベルでの調節であり，グルカゴンはPKA依存性調節機構を介するため，SU薬は拮抗的に働くことになる．このSU薬の作用はインスリンが完全に欠乏したマウスでは見られない．

　2型糖尿病の肝臓では，糖利用は減少する一方で，脂肪合成はむしろ亢進するという，インスリン作用に矛盾が生じている．SU薬はインスリン作用とは非依存性に肝臓で糖利用を促進させ，糖新生を抑制して血糖を低下させる反面，脂肪合成をさらに助長して，肥満をもたらす可能性もある．すなわちSU薬の肝臓における作用には2面性が有り，糖代謝改善という正の作用と脂肪蓄積という負の作用がある．

　また高用量SU薬使用時やインクレチン薬との併用時に低血糖を来しやすいが，高用量SU薬が肝臓でのグルカゴン作用に拮抗した働きをするためと思われる．

図6　リン酸化を抑制

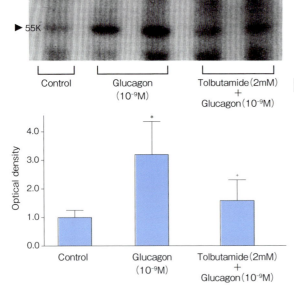
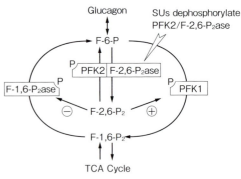

Ayame H, Kaku K, et al: Am J Physiol Endocrinol & Metab 268: E391, 1995
Kaku K, Inoue Y, et al:DRCP 28: S105, 1995

血糖降下薬作用機構研究で分かったこと

BG薬も発売当初，作用機序はまったく未知であった．その後の研究により，ミトコンドリアで呼吸鎖複合体Iを阻害し，ATP産生を抑制することでAMP/ATP比が上昇し，AMPKを活性化することが明らかになった（図7）．さらにAMP/ATP比の上昇がグルカゴン受容体に特異的なアデニル酸シクラーゼの活性を抑えて，cAMPを介するシグナル（PKA活性）を抑制するともいわれている．

TZD薬の作用については肝臓で糖産生を抑制することは分かっていたが，その機序の詳細は不明であった．現在では，主な機序としてアディポネクチンを介する作用，すなわ

表3　SU薬の肝糖代謝・脂質代謝への効果

SU薬は肝臓においてcAMP依存性蛋白リン酸化抑制機構を介して糖解糖を促進し，糖産生を抑制するとともに脂肪合成を促進する

・F2,6P$_2$増加作用（PFK2/F-2,6P$_2$ase活性調節による）：解糖促進，糖産生抑制
・PEPCK活性抑制作用：糖産生抑制
・ACC活性化作用：脂肪酸合成促進（脂肪酸燃焼抑制）

これらの作用はインスリンと相加的に，グルカゴンとは拮抗的に働く．インスリン欠乏状態では作用は認められない．

SU薬の作用は臨床最大投与量の血中濃度に近似した用量で認められる

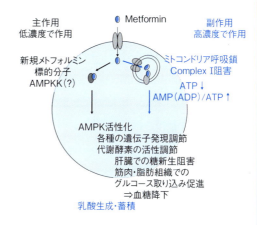

図7　ビグアナイド薬の作用機序

図8　肝の糖・脂肪代謝調節に及ぼす膵ホルモンと血糖降下薬の作用機構

	インスリン	グルカゴン	SU薬	TZD薬	メトホルミン
解糖系	↑ F2,6P$_2$↑ enzyme*発現↑ （DM状態では減弱）	↓ F2,6P$_2$↓ enzyme*↓ kinase活性↓	↑ F2,6P$_2$↑ enzyme* kinase活性↑	↑ AMPK活性↑ (AdipoR1) enzyme* kinase活性↑	↑ AMPK活性↑
糖新生系	↓ F2,6P$_2$↑ enzyme*発現↓ PEPCK発現↑	↑ F2,6P$_2$↓ phosphatase発現↑ PEPCK発現↑	↓ F2,6P$_2$↑ phosphatase発現↓ PEPCK発現↓	↓ AMPK活性↑ (AdipoR1) F1,6Pase,PEPCK活性↓	↓ AMPK活性↑
脂肪酸合成	↑ ACC活性↑ (IRS1) FAS活性↑	↓ ACC活性↓ 酵素リン酸化	↑ ACC活性↑ 酵素 脱リン酸化	↓ AMPK活性↑ (AdipoR1) ACC,FAS,SREBP-1c↓	↓ AMPK活性↑
脂肪燃焼	↓ MaCoA↑ CPT1活性(IRS1)↓ CAT活性↓	↑ MaCoA↓ CPT1活性↑ CAT活性↑	↓ MaCoA↑ CPT1活性↓ CAT活性↓	↑ PPARα活性(AdipoR2)↑ CPT1活性↑	↑ AMPK活性↑ CPT1活性↑

enzyme*：PFK2/F-2,6P$_2$ase
SU薬についてはインスリン分泌（膵作用）を介する作用は除外した

糖尿病学会ハゲドーン賞受賞記念講演：第54回日本糖尿病学会年次学術集会（札幌，2011年）

ちAdipoR1, AdipoR2を介してAMPKの活性化に働き, 糖代謝を改善し, 脂肪燃焼を高めることが分かってきた.

血糖降下薬の開発と臨床応用は治療の進歩だけではなく, 糖尿病の病態解明, 肝での糖・脂肪代謝調節の分子機構の解明などに多大な貢献をしてきたといえる（**図8**）.

糖尿病の薬物療法とは

ここで糖尿病の薬物療法に話を転じてみたい. この20～30年にわたって海外データから学んだことは, 早期から少しでも血糖を下げたほうが, 治療目標達成に利すること, いわゆる Metabolic（Glucose）Memory（高血糖の記憶）, Legacy Effect（遺産効果）である. したがって, 治療の開始は早ければ早いほどよい. The earlier, the betterであって, 血糖は低ければ低いほど良いとされている.

一方で薬物療法で血糖正常化が可能か, 生命予後の改善, 血管合併症の抑制は可能だろうか. 罹病期間が比較的長い2型糖尿病患者に対して強化療法のゴールをHbA1c 6%未満で厳格に正常化を目指したACCORDやVADTスタディの結果, 一次エンドポイントである心血管病変は有意差が出なかった. そして残念なことに強化療法群で従来療法より死亡率が高かった.

使用薬剤はメトホルミンが最も多く, 次にSU薬, TZD薬, それから基礎インスリンであった. 結果として分かったことは罹病期間が長い人ほど死亡率が高く, その誘因となったのは重症低血糖に伴う心血管イベントの再発や致死性不整脈であろうと考えられている. 一方で, 罹病期間が短い症例では心血管イベントが減少し, 死亡リスクも減少していた. したがって, より早期からの介入ほど, 血糖コントロールが容易であり, インスリンも不要でわずかな経口薬ですむ.

血糖（HbA1c）の量的低下はむろん重要であるが, 強調すべきは, むしろその下げ方であり, 管理目標も患者ごとに設定すべきということである.

この教訓として重症低血糖・体重増加リスクを減らし, 安全かつ良好な血糖コントロールを得るには, patient-centered approachすなわち患者ごとに管理目標を設定すべきである. 30歳の人も80歳の人も同じゴールである必要はまったくない. HbA1cも量だけでなく, 質の改善を目指した良質な血糖管理を達成することが重要である（**表4**）.

欧米では薬剤選択のアルゴリズムを改訂した. メトホルミンを第一選択薬とすることに変わりはないが, 第二選択薬としてDPP-4阻害薬を中心とした5製剤のどれか最適なもの, とした. この考えは日本糖尿病学会の考えに近いものである. さらにもう1つ重要なことは, 3カ月以内に各自のHbA1c目標値に到達しない場合は, 直ちに2剤目を, それでうまくいかないときは直ちに3剤目を使うよう提言している. 血糖が高値のまま放置してはいけないということである. 2型糖尿病は進行性の疾患で, 常に疾患病態は進行している. 放置すると, β細胞の量が漸減し, 質も量も低下するといわれている.

表4 ACCORDやVADTスタディからの教訓

重症低血糖・体重増加リスクを減らし,
安全かつ良好な血糖コントロールを得るには？

↓

患者ごとの管理目標の設定
（patient-centered approach）

＋

"HbA1cの量と質の改善を目指した
良質な血糖管理の達成"

2013年の日本糖尿病学会での「熊本宣言」におけるキーメッセージは6・7・8方式の1%刻みで，「まずエビデンスのあるHbA1c 7%未満を達成する．これが最終ゴールではなく，低血糖もなく安全に達成可能であれば，正常化を目指す．治療が困難な場合もHbA1c 8%未満をめざす」ということである．治療の目標は年齢や罹病期間などの患者背景，低血糖のリスク，サポート体制を考慮して個別に設定するpatient-centered approachの概念を謳っている．

DPP-4阻害薬の登場

今世紀に入り，SU薬，BG薬，TZD薬，α-GI薬，グリニド薬の5種の薬剤が使用可能となって，血糖管理の現状はかなり変貌を遂げている．すなわち新規薬剤の登場によって，低血糖もなく，早期から容易に治療できるようになったといえる．

さらに2009年末にDPP-4阻害薬が登場し，血糖コントロールはより容易になったといえよう．本薬の開発，臨床応用が2型糖尿病の薬物療法に，どれ程の貢献をしているか，私が言うまでもない．実際にそれを裏付けるものとして，わが国ではDPP-4阻害薬のシェアは全経口薬使用者の内の6割，あるいはそれ以上とのデータもある．

SGLT2阻害薬の光と影

さて，2014年はSGLT2阻害薬が発売されたが，開発の歴史は長い．1990年代の末に第一世代の製剤であるセルジオグルホリジン（T-1095）とレモグリフロジンは臨床開発をまつばかりの段階にあった．ただし，これらはO-グルコシド構造のため，腸内で速やかに分解されるため，1日2～3回飲む必要があった．

結果として第一世代の製剤は臨床試験に至らなかったが，その間にC-グルコシド結合のSGLT2阻害薬開発が進んだ．臨床の現場に登場しようとする全ての製剤がC-グルコシド構造を有し，半減期が長く，1日1回服用である．日本でも2014年には6製剤が発売予定である．SGLT2阻害薬は尿糖を増やして高血糖を改善するが，糖毒性是正によって，病態を改善するのがこの薬剤のミソである．結果的にインスリン必要量を減らし，インスリン作用を助けてくれることからβ細

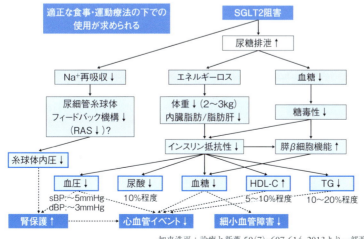

図9 SGLT2阻害薬による代謝改善作用（概念図）

加来浩平：診療と新薬 50(7): 607-614, 2013 より一部改変

胞機能の保持が期待される．さらにエネルギーロスによって体重が約2〜3kg減少する．太っている場合は，まず脂肪から減り，脂肪肝が改善する．アディポネクチンが増え，またインスリン抵抗性が改善され，血糖のみならず，脂質代謝を改善し，尿酸を下げ，血圧をやや下げる（図9）．

良いことづくめのような気もするが，リスクもある．尿糖が増えるため尿路・性器感染症が増える可能性がある．インスリンやSU薬と併用する場合，低血糖は要注意である．これはDPP-4阻害薬の併用と同様に，まずそれらを減らす必要がある．またインスリンと併用したデータは日本にはないので，安易な併用は控えるべきである．

尿量増加によって，多尿・頻尿を嫌い，患者が水分をとらないと何が起こるか分からない．服用後も尿量が増えない場合は要注意である．脱水の進行に伴うリスクが高まってくる．痩せている患者はもともと脂肪があまりないため，肝・糖新生の原料はアミノ酸，筋肉ということになる．また日本人では2型でも，かなり顕著にインスリン分泌能が減弱した症例が含まれる．そのような例に安易に投与すると，ケトン体の顕著な上昇が懸念される（図10）．

実際にイプラグリフロジン（スーグラ®）であるが，発売3カ月で投与患者数は分からないが，低血糖，脳梗塞，心筋梗塞，尿路感染症，ケトアシドーシス，脱水など，薬理作用で予想される副作用が起こっている．いずれも薬剤との因果関係や頻度が明確になったわけではなく，関連性については詳細な検討が求められる．また皮膚障害についても十分な検討が必要である．

糖尿病治療薬では，よりベネフィット/リスクのバランスを考慮することが求められる．SGLT2阻害薬が登場して，糖尿病治療ガイド2014-2015（日本糖尿病学会編）がまとめられたが，図11のようにクリアに作用機序に基づく分類が可能になった．

わが国独自のアルゴリズムは可能か

わが国には欧米のような薬物治療におけるアルゴリズムは存在しない．必要ではないかとの声もしばしば聞くが容易なことではない．アルゴリズムをつくるには，少なくとも表5の3つの要素をクリアできなければなら

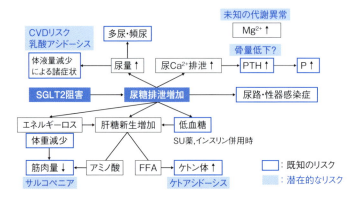

図10　SGLT2阻害薬によるリスク（概念図）

欧米人に比し，インスリン分泌能，脂肪量，筋肉量に劣る日本人でリスクはより高い可能性あり

加来浩平：診療と新薬 50(7)：607-614, 2013より一部改変

ない．

　欧米のアルゴリズムはまさに経済性を重視したものであるが，やはりわが国特有の問題がある．特に病態は多様性に富む．したがって，ファーストライン薬として，多くの選択肢が存在する．また日本人を対象とした，エビデンスが不十分であり，現時点で一定の見解を見いだすのは困難といわざるをえない．

　われわれ専門医，非専門医もそうであろうが，自分なりに頭の中に地図を持っている．そのマップで，各薬剤をコンピューターのように整理して，瞬時にその患者の薬剤を選択する．

　例えば，表6は私の頭の中のマップである．それぞれの薬剤について，作用特性の上4項目は丸が多いほうがよい．下3項目は丸が多いほうが不利である．SGLT2阻害薬は体重の減少をどう判断するか．まして先述の副作用を重視しなければならない．このあたり，それぞれベネフィット/リスクをよく考えていく必要があり一様にはいかない．

　表7に今後予想される糖尿病治療薬を示している．2型糖尿病治療薬の①〜③，インスリン製剤の①②は，まず実臨床への導入がほ

図11　病態に合わせた経口血糖降下薬の選択

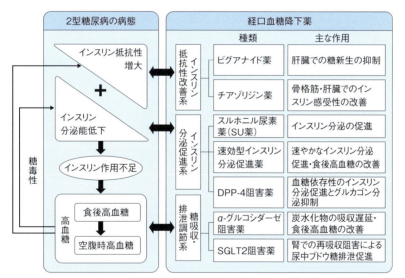

日本糖尿病学会 編・著：糖尿病治療ガイド2014-2015, p29, 文光堂, 2014

表5　わが国には治療薬選択のアルゴリズムは存在しない

1) 病態に合致した作用機序を持つ薬剤選択
　　→ 病態は多様性に富む．ファーストライン薬として多くの選択肢が存在する．
2) 十分な検証結果（エビデンス）
　　→ 日本人を対象としたエビデンスが不十分．一定の見解はない．
3) 経済性
　　→ わが国特有の医療保険制度

表6 経口血糖降下薬の特徴

作用特性＼薬剤名	インスリン分泌促進系			インスリン抵抗性改善系		糖質吸収・排泄調節系	
	SU薬	グリニド薬	DPP-4阻害薬	TZD薬	メトホルミン	α-GI薬	SGLT2阻害薬
HbA1c改善度	◎	○	○	◎	◎	△	○〜◎
効果の持続性	△〜○	○	◎	○	○	○	○〜◎
利便性	○	△	◎	◎	△	△	◎
経済性	◎	○	△	○	◎	○	△
低血糖リスク	◎	○	△	△	△	△	△
体重増加	◎	○	△	◎	なし	なし	低下
問題となる副作用	なし	なし	膵炎・膵ガン?	浮腫, 骨粗鬆症 膀胱癌(?)	乳酸アシドーシス 消化器症状	消化器症状	頻尿, 脱水, 尿路・性器感染症

◎：強い, ○：普通, △：弱い
作用の程度は過去の報告および経験を基に判断したものである．
症例ごとに作用特性の優先順位は異なる．

表7 新規糖尿病治療薬の臨床開発の現状

2014.8.1現在

1) 2型糖尿病治療薬
　①SGLT2阻害薬（2014年発売開始）：尿糖排泄促進作用
　②持効型DPP-4阻害薬（週1回製剤；承認申請中）
　③持効型GLP-1受容体作動薬（週1回製剤；一部既販売）
　④GPR40作動薬（第2相）, GPR119作動薬（第2相）：血糖依存性インスリン分泌
　⑤グルコキナーゼ活性化薬（第2相）：膵・肝タイプ, 肝タイプ
　⑥11β-HSD1阻害薬（第1〜2相）：非TZD系インスリン抵抗性改善薬
　⑦グルカゴン受容体阻害薬（第2相）：グルカゴン作用抑制効果
　⑧次世代インスリン抵抗性改善薬（PPARα, γ作動薬, 選択的PPARγ作動薬）
　⑨アディポネクチン受容体作動薬：MetS状態改善効果
　⑩SIRT1活性化薬
2) 2型糖尿病発症予防薬（IGT対象）
　①DPP-4阻害薬（第2相終了）
3) インスリン製剤
　①新規持効型インスリン　②吸入インスリン　③経口インスリン

各フェーズの表示はFirst in classを優先した．青字は既に実臨床への導入がほぼ確実なもの．

表8 糖尿病薬物療法の方向性

管理目標（QOL維持と寿命延長）達成には, 発症予防, 病態進展阻止
および合併症克服にむけた統合的治療へのパラダイムシフト

anti-hyperglycemia ⟶ anti-diabetes

糖尿病薬物療法のアンメットニーズ

- ・低血糖リスクがない　・肥満の抑制
- ・優れた認容性　　　　・効果の長期持続
- ・高い利便性　　　　　・合併症抑制のアウトカム

現時点で全てを克服できる薬剤は存在しない

- ・早期介入の重要性：安全性の高い治療薬の応用
- ・早期併用の重要性：配合薬の応用は今後検討に値する
- ・DPP-4阻害薬はこれからも大きな役割を占める
- ・SGLT2阻害薬の可能性：まず適正使用の推進による安全性確保が重要

表9 研究を共にしてきた恩師・仲間達（敬称略）

川崎医科大学糖尿病・代謝・内分泌内科学講座
- 松木道裕
- 柱本満
- 亀井信二
- 小原健司
- 俵本和仁
- 下田将司
- 濱本純子
- 木村友彦
- 久野裕輝
- 吉岡啓
- 三好舞子
- 木下智恵
- 中嶋久美子
- 中山桂
- 江尻純子
- 中島弘二
- 岡好子
- 野上裕加
- 宗友厚
- 川崎史子
- 阿武孝敏
- 菅田（木村）有紀子
- 重藤誠
- 辰巳文則
- 岡内省三
- 瀬分淑子
- 蛭川英典
- 田邉誠
- 入江慎太郎
- 近石有里恵
- 早川尚雅
- 原田友美子
- 楢崎香苗
- 小谷光
- 池田志織
- 森内沙江子
- 松田昌文（埼玉医科大学総合医療センター内分泌・糖尿病内科教授）
- 桂昌司（安田女子大学薬学部准教授）
- 衛藤雅昭（奥羽大学薬学部教授・学部長）
- 斉藤美恵子（高田中央病院内科）
- 井内寛（徳島大学ゲノム機能研究センター教授）
- 竹内康雄（神戸海星病院糖尿病センター長）
- 米田正文（津山中央記念病院院長）
- 廣川泰嗣（いしい記念病院）

山口大学医学部内科学第3講座
（現山口大学大学院医学系研究科病態制御内科学）
- 藤井新也
- 松谷朗
- 大久保正士
- 畑尾克裕
- 谷澤幸生
- 長坂裕二
- 綾目秀夫
- 西村学
- 田尾健
- 矢賀健
- 井上康
- 藤井康彦
- 東野洋一
- 奥屋茂
- 青木稔
- 藤田直紀
- 村野健児
- 江本政弘

Washington University（St. Louis）
- M. Alan Permutt（故人）
- M. Mueckler

Texas University（San Antonio）
- R. DeFronzo

Oxford University（OCDEM）
- P. Rorsman
- D. Mathews

順天堂大学大学院
- 河盛隆造

国立国際医療センター
- 春日雅人

東京大学大学院
- 門脇孝

理化学研究所
- 前田士郎

恩師
- 兼子俊男（山口大学名誉教授・故人）
- 矢内原昇（静岡薬科大学・故人）
- 堀野正治（川崎医科大学名誉教授）

ぼ確実なものである．その他は可能性についてまったく予想がつかない．したがって，私どもは当面ある薬剤をどのように使うかを考えなければならない．どのようにして実臨床にこれを反映させていくか．まさにこれはわれわれの手腕が問われている．SGLT2阻害薬は私どもに臨床医としての説明能力を問うている．

これからの糖尿病薬物療法

これからの糖尿病薬物療法の方向性は，単に血糖管理の時代ではない．トータルに糖尿病を管理して，完全なる克服を目指さなければならない．薬物療法は単剤で全てを充たせるものはない．したがって，当面は可能な限り早期に介入し，しかもその際には，より安全性が求められる．欧米ではできるだけ早くからの併用に注目し，配合薬の使用頻度も高い．将来的には日本も経済的には非常にメリットがある配合薬の応用を考えるべきであろう．

薬物治療における今後の見通しであるが，DPP-4阻害薬はこれからも主役の座を占めると思われる．向こう10年は間違いなく主役であろう．今後，SGLT2阻害薬がどのように可能性を膨らませていくのか．そのためにもまず適正使用を推進し，安全性を確保することが重要であると申し上げたい（表8）．

最後に私と一緒に研究をしてきた恩師・仲間です（表9）．堀野先生はご健在ですが，私の恩師は全てお亡くなりになりました．またこの会を長年指導していただきました堀田饒先生，豊田隆謙先生，きょう座長をしておられます吉川隆一先生，さらに河盛隆造先生，清野裕先生，門脇孝先生に格段のご指導，ご厚誼をいただきました．ここで改めて厚くお礼を申し上げて終わりにしたいと思います．ご清聴どうもありがとうございました．

ディナースピーチ

追加ご発言

堀田 このセミナーも今年で第31回を迎え，足かけ31年目に入ります．今回から新しいテーマ「シームレス・ケア」が始まりますが，そもそもこの会を立ち上げたときから，いろいろとお世話になりました先生がお二人お見えになります．

そのお一人が，明日，座長をお願いしております豊田隆謙先生，お二人目がこのイブニングセミナーの座長をお務めいただきました吉川隆一先生です．

思い起こせば豊田先生のご登壇は第1回（1984年）からであります．そのときの世話人はこの図1にありますように，坂本信夫先生，馬場茂明先生，平田幸正先生，後藤由夫先生といった方々で，私は末席におりました．豊田先生は当時，東北大学の第三内科の助教授です．セッションでは後藤先生が司会をなさいました．演題は図1にありますように「網膜症－物理的・外科的療法適応の指標」ということでお話しいただきました．

それ以来，今年まで31年間，座長なり，演者なり，お務めいただきました．本当にありがとうございました．

吉川先生は第3回（1986年）からご登場いただきました（図2）．当時，滋賀医科大学の第三内科の講師であり，やはり後藤由夫先生のセッションでご登壇いただいております．演題は「糖尿病と腎・尿路病変」です．そのときの特別講演が垂井清一郎先生です．

ちなみに豊田先生はこのときには「糖尿病と消化器機能」というお話をされております．当時，東北大学第三内科は消化器領域の研究・診療も糖尿病と共に盛んでした．そういう意味で豊田先生にご登壇いただきました．

お二人には2期12年世話人をお願いいたしました．本セミナーが今日あるのは歴代の座長・演者，そして参加者の温かいご支援

図1　第1回糖尿病Up-To-Date賢島セミナー 1984.8.25〜26

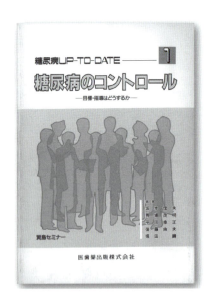

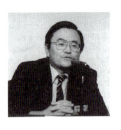

豊田隆謙　Toyota, Takayoshi
1961年　東北大学医学部卒業
1962年　東北大学第三内科副手
1970年　鳥取大学第一内科助手
1971年　弘前大学第三内科助教授
1977年　東北大学第三内科講師
1980年　東北大学第三内科助教授

SEMINAR Ⅲ　合併症を併発した症例のコントロールの目標
はじめに ……………………………………………………………… 司会　後藤由夫
合併症のコントロールはいかにあるべきか …………………… 講演　平田幸正
網膜症―物理的・外科的療法適応の指標 ……………………… 発言　豊田隆謙
腎症と人工透析の適応 …………………………………………… 発言　柴田昌雄
妊娠時のコントロールの目標 …………………………………… 発言　大森安恵
PANEL DISCUSSION
合併症を併発した症例のコントロールの目標 ………………… 講演者・発言者

図2 第3回糖尿病Up-To-Date賢島セミナー 1986.8.30〜31

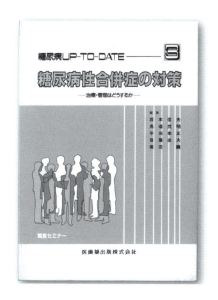

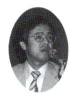

吉川隆一　KIKKAWA, Ryuichi
1963年　大阪大学医学部卒業
1964年　同　大学医学部第一内科入局
1970〜1973年
　　　　アメリカ・ウェスターンリザーブ大学内科フェロー
1973〜1974年
　　　　スイス・ベルン大学内科フェロー
1975年　大阪大学医学部第一内科助手
1978年　滋賀医科大学第三内科講師

セミナーⅡ　糖尿病と血管合併症管理のあり方と実際

司　会／後藤由夫／はじめに
講　演／垂井清一郎／糖尿病と心疾患・高血圧
発言1／安藤文隆／糖尿病と眼病変
発言2／吉川隆一／糖尿病と腎・尿路病変
発言3／村井淳志／老化と脂質
パネル・ディスカッション／糖尿病と血管合併症管理のあり方と実際

もさることながら，こうしたお二人がこの会を支えていただいたからでございます．

この賢島セミナーは今後徐々に若い方々に譲りながら，事情が許す限り累々と続けていきたいと思っております．そういう意味で，お二人の長年のご尽力に対しまして感謝の意として記念品をお贈りしたいと思います．

記念品はウォーターマンの万年筆です．この万年筆は夏目漱石も愛用したもので，1883年にニューヨークで製造が開始されました．現在，本店はパリにあり会社はフランスのナントです．なぜウォーターマンがよいかと申しますと，まずインクの毛細管現象を最初に応用したのがウォーターマンなのです．次にカートリッジを初めて造ったのもウォーターマンです．ウォーターマンの万年筆は非常にバランスがよく，新しいタイプは四角ですが，角が丸く非常に書きやすいのです．

おそらくお二人はこれからだんだんと若い人のことを見ているうちに角が立つこともあるかもしれませんが，ぜひウォーターマンの新しいタイプの万年筆のごとく角を丸くしていただき，年齢に逆らっていろいろと書き留めていただくと若さが保てると思います．どうぞ愛用いただければと思っております．

お二人の先生，長い間ありがとうございました．これからもぜひ大所高所からいろいろご意見を賜ればと思っております．

本当に，長い間ありがとうございました．

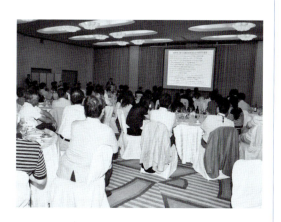

UP・DATE

セミナーⅡ
2型糖尿病とその治療の進歩

トピックス
SGLT2阻害薬の光と影

セミナーⅡ

はじめに

清野 裕 ［司会］
関西電力病院 院長

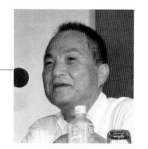

　日本糖尿病学会は2013年5月に「熊本宣言2013」を発表し，患者の血糖コントロールの目標値について再評価を行った．発表されたHbA1c 6・7・8方式は，1年半が経過し広く周知されているものと考える．この目標値は，合併症を予防するためにはHbA1c 7％未満，血糖正常化を目指す際の目標値はHbA1c 6％未満，治療強化が困難な際の目標はHbA1c 8％という設定である．もちろん低血糖などの副作用を起こすことなく安全に血糖値を正常化できるのであればHbA1c 6％未満を目指すことになる．また今日ではHbA1cの値だけでなくHbA1cの質についても関心が寄せられ，患者一人ひとりを見極めた治療が求められている．

　2型糖尿病の薬物療法の進歩には目覚ましいものがある．2012年以降，DPP-4阻害薬7剤が上市され，そして2014年には，SGLT2阻害薬6剤が上市され，従来のSU薬，速効性インスリン分泌促進薬，α-GI薬，BG薬，チアゾリジン薬などに加えて，薬物治療の選択肢は大いに広がった．しかし，新たに上市された薬剤は治療経験が蓄積されるに伴い，薬剤のベネフィットや併用療法の有効性が確認される一方で，新たなリスクとしての安全性に関する懸念ももたれている．

　また，世界に先駆けて高齢化社会を進む日本において，サルコペニア，フレイル（虚弱）といった新たな病態も注目されるに至り，高齢者糖尿病の薬物療法の在り方についても問われる時がきた．糖尿病治療は，「6・7・8方式」という目標を達成するために，年齢，罹病期間，患者の病態，低血糖の危険性などを考慮し，かつサルコペニアなどを来さないことを目的に，薬剤の特性を把握し適切に選択することがますます必要となってきている．

　そこで，本セミナーⅡでは，「2型糖尿病とその治療の進歩」をテーマに4人の演者からお話をいただく．はじめに基調講演として，門脇孝先生より「2型糖尿病およびIGTへの対応」と題して，2型糖尿病の病態の変化，加齢に伴う新たな知見，日本人の糖尿病の遺伝子研究，新たな薬剤のベネフィットとリスクなど，広範囲な内容についてこの1年間の動きについてご講演いただく．

　続いての発言として，荒木栄一先生には「インスリン製剤の効果的な用い方」，植木浩二郎先生には「インクレチン関連薬の効果的な使い方」，そして横手幸太郎先生には「高齢者への薬物療法の在り方」と，それぞれの治療方法について最新のデータを交えてご説明をいただく．最後には会場の先生方の質問にお答えしながら活発な意見を交わす総合討論を行う予定である．

2型糖尿病およびIGTへの対応

東京大学大学院医学系研究科 糖尿病・代謝内科
教授 門脇 孝

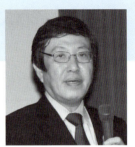

要 旨　糖尿病の患者数は，依然として増加するも糖尿病予備群（IGT）では初めて減少傾向が確認された．一方で高齢者糖尿病のサルコペニア，フレイルなどの概念も生まれた．
本稿では，これらの病態の説明とともに，治療薬として新たに加わったDPP-4阻害薬やSGLT2阻害薬の想定される副作用への対処法，日本人の糖尿病の遺伝子研究の現状，治療薬として期待されるアディポロンの特性など新たな知見について解説する．

1　糖尿病およびIGTの患者数とその特徴

「2型糖尿病およびIGTへの対応」というテーマで，病態あるいはそれらへの対応として，この1年間での進歩が認められた内容を中心にお話をさせていただく．

▶DREAMSプラン

講演に先立ち2010年5月からスタートしたDREAMSプランは，すでに4年が経過して最終年度に入った．先生方には多大なるご協力をいただき感謝の意を表したい（**表1**）．

2型糖尿病の患者数は，2013年末に950万人と発表され，現在もなお増加しているが，高齢化を考慮に入れると，その増加に歯止めがかかっているという見方もある．しかし，病態はメタボ型の糖尿病が増えている事実も重要である．

表1　日本糖尿病学会アクションプラン2010（DREAMS）

「第2次対糖尿病戦略5カ年計画」に基づく
日本糖尿病学会のアクションプラン2010（DREAMS）
（2010年5月27日　第53回年次学術集会（岡山）理事長声明）
― 5年間の活動目標 ―
①糖尿病の早期診断・早期治療体制の構築（**D**iagnosis and Care）
②研究の推進と人材の育成（**R**esearch to Cure）
③エビデンスの構築と普及（**E**vidence for Optimum Care）
④国際連携（**A**lliance for Diabetes）
⑤糖尿病予防（**M**entoring Program for Prevention）
⑥糖尿病の抑制（**S**top the DM）

▶糖尿病予備群

　一方，糖尿病予備群については，特定健診・保健指導，あるいは日本糖尿病学会や日本糖尿病協会の活動が貢献したためか，2007年1320万人に対して2012年1100万人と初めて減少に転じたことは，1つの明るいニュースである（図1）．

▶糖尿病データマネジメント研究会
（JDDM：Japan Diabetes Clinical Data Management Study Group）

　メタボ型糖尿病の増加を裏づけるように，糖尿病データマネジメント研究会（JDDM）のデータによれば，2型糖尿病の平均BMIは経年的に増加傾向にあり，2013年では平均がBMI 25と糖尿病患者2人に1人が肥満者であった．特定健診・保健指導の中で，あいち健康の森健康科学総合センターの津下一代先生らが膨大なデータをまとめている．図2は減量の程度と糖代謝をはじめとするメタボ

図1　わが国の2型糖尿病増加の背景

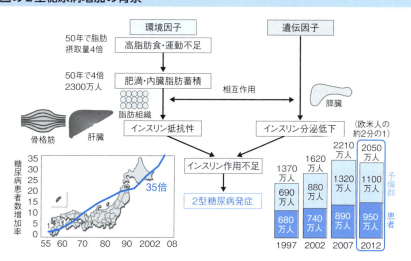

図2　特定健診・保健指導における減量の肥満症関連指標への効果の検証

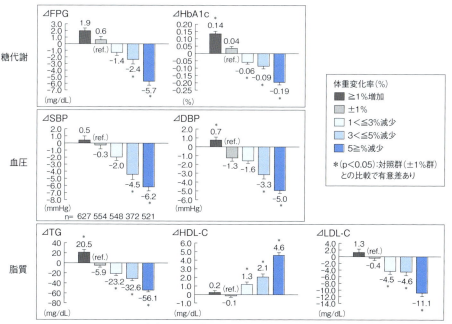

3～5%程度の減量で十分な効果が得られることが実証された

津下一代ら，Muramoto A. et al.: Obes Res clin Pract, 2013

の諸徴候の改善の度合いをみたものである．3～5％の減量で十分な効果が得られており重要な知見である．

2 栄養素の質と量による寿命延命効果

現在，サイエンスとして重要なことは，どのような食事の量および質を取るのが最適かということにある．例えば，現代人の過剰な1日のカロリー摂取を何％減らすと最適なのか，また，炭水化物・蛋白質・脂質の3大栄養素をどのような比率で摂るのが最も健康長寿に最適なのか，その黄金比を決める必要があり，「腹八分目を科学する」ことが今後は重要になってくる．

▶生活習慣病モデルマウス

私どもはこの点について，生活習慣病モデルマウス（*db/db*マウス）を使って研究をしている．現代食の高カロリー・高脂肪食を投与すると，平均寿命が約100日になり，高脂肪食を変えずに比率も変えないまま，総カロリーを30％制限するだけで寿命が大幅に延長している．さらに，同じカロリー制限でも，脂質の割合を大幅に制限することで，寿命がさらに改善する結果となった．したがって，栄養素の量に依存した寿命延長効果だけではなく，栄養素の質に依存した寿命延長効果が，今後ヒトではどうなるのか重要になってくる．

3 加齢に伴う新たな病態，新たな知見

現在，加齢に伴う各臓器の変化について，研究室では植木浩二郎先生を中心に研究を行っている．メタボ化に加えてわが国では超高齢化が問題になっており，その結果として，体脂肪の増加，サルコペニア，骨粗鬆症，動脈硬化などの病態が起こり，その中核的な病態がサルコペニアではないかと考える．すなわち，サルコペニアを中心に，筋力低下，転倒，骨折あるいは寝たきりなどのサルコペニア悪循環が生じているからである．

▶サルコペニア

▶フレイル

また最近ではフレイル（Frail：虚弱）という言葉が大変注目されている．フレイルとは老化に伴う種々の機能低下を基礎として，さまざまな健康障害に対する脆弱性が増加している状態を指しており，その診断基準は①低栄養，②疲労感，③ADL低下，④身体能力（歩行速度）低下，⑤筋力（握力）の低下，などの症状で3項目以上あればフレイル，1～2項目に該当すればプリフレイル（Pre-Frail）と診断する．同じ高齢者でも，このフレイルの有無によって治療目標なども変わってくると考えている．

図3には，加齢に伴う各臓器の変化として，肥満・内臓脂肪蓄積に加えてサルコペニアやフレイルなどの病態の特徴をまとめた．これらをどのように抑えるかが非常に重要と考えている．これらの病態について私どもが研究しているインスリン作用の面から考えてみたい．

▶Akt (protein kinase B, PKB)

インスリンの作用として，Aktの活性化によりmTORC1を活性化し，筋肉量の維持を行うpathwayがある．mTORC1はロイシンなどの分枝鎖アミノ酸によっても活性化されることが重要で，また，AktはFoxOを抑制することによって蛋白の分解を抑制し，骨格筋を保つことになる．

植木先生らは，若年のマウスに比べて初老のマウスでインスリン依存性の

Aktの活性化が低下していることを見出した．サルコペニアが起こると筋肉での糖の取り込みが低下することはよく知られているが，一方で筋肉にインスリン抵抗性が起きると逆にサルコペニアが起きるのではないかという悪循環の存在を考えている．

このAktは加齢によって抑制される可能性がある．この加齢自体を止めることはできないが，適切な栄養摂取や分枝鎖アミノ酸を含めた食事のあり方が，今後，サルコペニアを考えるうえで重要となる．また，適切な運動も重要である．

4 解明が進む日本人の糖尿病の遺伝子研究

▶GWAS (genome-wide association study：ゲノムワイド関連解析)

遺伝子研究も進んできており，数年前にGWAS（genome-wide association study：ゲノムワイド関連解析）によって2型糖尿病の原因遺伝子が同定された．しかしこれらは，頻度は高いもののオッズ比が1.3～1.4と一つひとつの効果は非常に少ない．そこで，従来のGWASにとどまらず，アレル頻度がもう少し低く，しかし効果は2～5倍のところに糖尿病遺伝子の本命があるのではないかという考え方が強まってきた（**図4**）．そのために，より高密度のGWASが必要となり，これまでの50万SNP（スニップ：Single nucleotide polymorphism：塩基多型）を1000万SNP，あるいは究極的には全ゲノムシーケンスで明らかにすることが必要となった．そこで私どもは，従来の50万SNPにとどまらず，最近，1000万SNPを使って2型糖尿病の遺伝子検索を行い，また，全ゲノムシーケンスについても着手している．従来のGWASでは民族に共通の遺伝素因が多く見つかる可能性があり，特異的なものはこうした新たな方法によって解明されると考えている（**図5**）．2013年，実際に1000万SNPを行った高密度GWASによって，ヨーロッパ人には認められず，東アジア民族や日本人に特徴的なレプチンのlocus（遺伝子座）や脂肪細胞関連，あるいはトランスポーターのlocusを2型糖尿病遺伝子として同定することができた．これまで日本人やアジア人でも50種近い2型糖尿病遺伝子が見つかり，

図3　エネルギー過剰の生活習慣および超高齢化は肥満・内臓脂肪蓄積に加えサルコペニアを増加させ，インスリン抵抗性を介し2型糖尿病・各種合併症・健康寿命短縮の原因となる

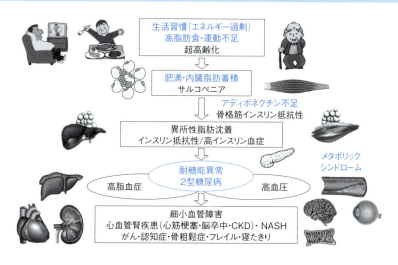

いずれもオッズ比がせいぜい1.4と，それぞれは比較的小さな効果であった．

さて，2014年8月14日号の「Nature」誌に非常に驚くべき重要な論文が発表された．すなわちグルコーストランスポートに関係のあるインスリンによってAktが活性化され，分子量160kDの細胞内蛋白TBC1D4（AS160）がリン酸化されると，GLUT4のトランスロケーションや糖取り込みを引き起こすことはよく知られているが，グリーンランド人において，TBC1D4の遺伝子変異が2型糖尿病を引き起こすことが解明されたのである．

▶細胞内蛋白 TBC1D4（AS160）

この研究では，近年，糖尿病が非常に増えているグリーンランド人の，負荷後2時間血糖値の全ゲノム解析を行ったところ，高いlodスコアで染色体13番のSNPとの関連を認め，さらに高密度SNPmappingを行うと，グルコーストランスポーターに関係ある遺伝子のナンセンス変異，すなわち完全な蛋白を作らない変異がこの原因であることが分かった．

▶ナンセンス変異

このナンセンス変異は，人口の約3%弱にホモで存在するが，負荷後2時間血糖値を約68mg/dL上昇させ，糖尿病のオッズ比を実に10倍に高めるという重要な多型であることが分かってきた（図6）．このナンセンス変異があると，実際に患者の骨格筋のbiopsyで見たグルコーストランスポーターに関係する蛋白の発現が著明に低下していた．

グリーンランド人の実に17%に，このナンセンス変異があり，この変異によって2時間血糖値は上昇するが，空腹時血糖値はほとんど変わらないことから，ナンセンス変異は食後高血糖に関係する遺伝素因であり，2型糖尿病のオッズ比を約10倍引き上げる．そしてグリーンランド人においては2型糖尿病の10%以上に本変異が関与している．

今後，日本人でもこうした変異を同定していく必要があると考えている．

5 近年登場した糖尿病治療薬のベネフィットとリスク

次に治療について述べたい．JDDMの最新のデータベースでは，HbA1cの平均値が初めて7%を割り，2013年，荒木栄一先生が出された熊本宣言の合併症抑制の目標を平均としてクリアしていることが分かった．おそらくこの数年間使われているDPP-4阻害薬なども，これに大きく寄与しているものと推定している．

▶DPP-4阻害薬の有用性と課題

さて，DPP-4阻害薬の有用性と課題は表2に示す通りである．有用性については多くのデータが蓄積されている．一方，課題についてはまだ研究が実施されず，膵炎や膵癌などの副作用リスクについても一部の研究者から指摘されるところである．

▶EXAMINE
▶SAVOR TIMI-53

DPP-4阻害薬の大規模臨床試験における心血管疾患のアウトカムについて，EXAMINEとSAVOR TIMI-53などの結果からの考察は表3に示した．DPP-4阻害薬に関して，このような懸念がある以上，私どもは心不全などに注意しながら，定期的にエコーを行ったり，BNP（脳性ナトリウム利尿ペプチド）を測定するなどして臨むべきであり，さらなる検討が必要であると考えている．

膵炎および膵癌については，SAVORではわずか2年あまりの検討で膵癌に有意な差はないとの結果ではあるが，さらに長期的な検討が必要である．

したがって，DPP-4阻害薬の薬剤選択では，依然としてベネフィットとリス

図4 Missing heritability—アレル頻度とeffect sizeに基づく2型糖尿病原因遺伝子同定の新しいパラダイム

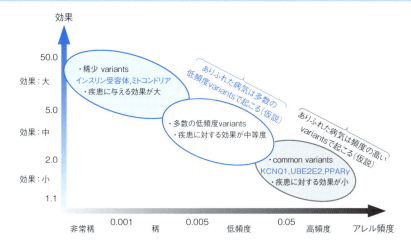

図5 日本人の2型糖尿病遺伝素因の全貌を解明する

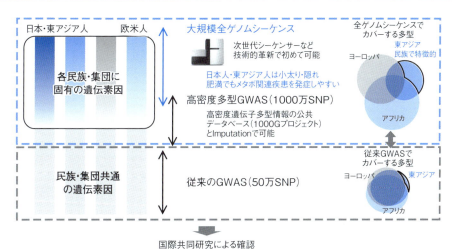

図6 TBC1D4遺伝子のArg684のナンセンス変異のホモ接合体は負荷後2時間血糖値および2型糖尿病と強い相関を有する

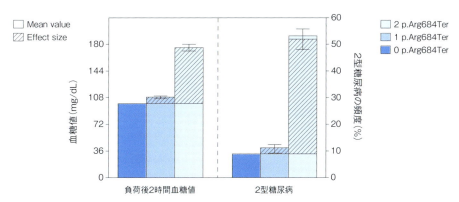

Nature 512: 190-193, 2014（8月14日号）

▶SGLT2阻害薬の有効性と副作用

クのバランスの考慮が求められ，よりハイリスク群や長期の安全性についてはさらなる検討が求められるところである（**図7**）．

SGLT2阻害薬に関して，現在6成分存在するが，基本的にはその全てが同じような有効性と同じような副作用の懸念があると考えている．本系統薬剤の作用機序について，当研究室の窪田直人先生らは，脂肪の分解抑制にかかわるインスリン作用が低下することにより，脂肪の分解が亢進し脂肪細胞のサイズが低下することで，肥満が改善すると報告している．一方，DeFronzoらは骨格筋のインスリン抵抗性が改善すると報告している．また，脂肪の分解の結果できた脂肪酸がβ酸化で使われ，ブドウ糖の利用から脂肪酸や，ときにはアミノ酸の利用へと代謝が大きく変化する．脂肪組織におけるインスリン依存性のAktのリン酸化がSGLT2阻害薬で低下していると，インスリンの作用がbasalで障害された状態になる．その結果，脂肪分解系酵素（hormone sensitive lipase：HSL）の活性化や発現の上昇が認められ，脂肪が分解されやすい状況となる．

それに加えて泉田らは，2013年の「Nature Communications」に，空腹時の肝臓のグリコーゲンを減少させると，肝迷走神経求心路を介して中枢を経て交感神経依存性に脂肪細胞における脂肪分解を促進するというpathwayの存在を発表した．すなわち肝臓におけるグリコーゲンは，SGLT2阻害薬投与下では低下しているが，それによって脂肪の分解を促進するというpathwayが働

表2　インクレチンの働きを利用する薬剤（DPP-4阻害薬）の有用性と課題

有用性
1. 食後血糖を含めた確実な血糖降下作用（日本人の体質・病態に合致）
2. 低血糖を起こしにくいなど副作用が少ない
3. 血糖降下に伴う体重増加が認められない

課題
1. 心血管イベントに対する効果
2. 膵炎および膵癌などの副作用のリスク

表3　DPP-4阻害薬の大規模臨床試験における心血管疾患のアウトカムについて

〜 EXAMINEとSAVOR TIMI-53などの結果からの考察〜

- DPP-4阻害薬はハイリスク2型糖尿病に対して，心血管イベント（死亡・非致死性心筋梗塞・非致死性脳梗塞）に悪影響を及ぼさないことが証明された
- 一方，DPP-4阻害薬が心不全に与える影響については，今後さらなる検討が必要であり，クラスによるものか，薬剤によるものかについては，今後，他のDPP-4阻害薬の試験結果を待って判断する必要がある
- 各薬剤が心血管系および心不全への安全性に関するエビデンスを示すことが重要である

図7　DPP-4阻害薬の薬剤選択ではベネフィット／リスクのバランスの考慮が求められる

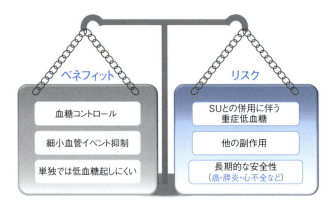

いているものと考えている．

SGLT2阻害薬による治療では，想定される副作用の懸念，実際に確認されている副作用への注意が必要である．事実，重症低血糖が少なくとも10例前後報告されている．

また，脂肪が分解し，脂肪酸の燃焼が亢進するという本来の作用機序によって，特にインスリン分泌が低下している状況下ではケトアシドーシスを起こす危険性がある．実際に極端な低糖質の食事を摂る患者でケトアシドーシスが報告されており，また，特に脂肪が少ない日本人では，筋肉が分解されてアミノ酸が動員されるために，高齢者ではサルコペニアの危険が考えられる（**図8**）．

もう一つの循環動態関連では，脱水，ヘマトクリット上昇を背景とした脳梗塞がある．SGLT2阻害薬との因果関係の見極めは難しいが，すでに10例以上

図8 SGLT2阻害薬のリスクと潜在的リスク

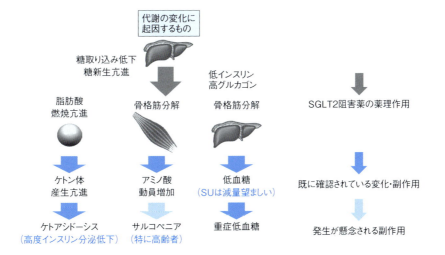

図9 SGLT2阻害薬のリスクと潜在的リスク

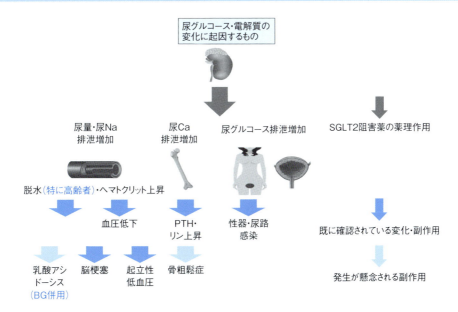

発現しており看過することはできない．

また性器・尿路感染症についても同様に注意が必要である（**図9**）．

そこで2014年6月13日，日本糖尿病学会と日本糖尿病協会のホームページ上に「SGLT2阻害薬の適正使用に関するRecommendation」を掲載し詳しく説明しているので是非ご参照いただきたい．特にインスリンとの併用，高齢者への投与，脱水防止，シックデイ時の休薬，また，皮疹や紅斑などはSGLT2阻害薬に共通の副作用の可能性もあり，皮膚科，婦人科や泌尿器科との連携が必要である．

▶SGLT2阻害薬の適正使用に関するRecommendation

したがって，SGLT2阻害薬の新規のベネフィットは期待できるものの，現在ではリスク回避を優先することが重要であり，安全性を確かめ，安全性を最優先して使うことが求められる（**図10**）．

▶J-DOIT3 (Japan Diabetes Optimal Integrated Treatment study for 3 major risk factors of cardiovascular diseases)

J-DOIT3に関して，概要は**表4**の通りで試験期間は2016年3月までである．

従来基準をほぼ達成しているが，強化治療のHbA1c（NGSP）6.2％までもう少し距離があり，プロトコールにしたがって治療を強化している．

主な大規模臨床試験と比較しても，J-DOIT3では，HbA1cコントロールは遜色なく，重症低血糖発現頻度は桁違いに少ない．安全に血糖・血圧・脂質を正常化し，それがどのように予後に影響を与えるのか，きちんと最後までプロトコール通りに研究を完遂したいと考えている．

6 アディポネクチンの研究から生まれたアディポロンの特徴

▶1型（AdipoR1）
▶2型（AdipoR2）

最後にアディポネクチンについて述べたい．約10年前に1型（AdipoR1），2型（AdipoR2）の受容体を同定し，1型はAMPキナーゼ，2型はPPARを活性化する受容体であることを報告した．

肝臓や筋肉における代謝作用に加えて，まだ未発表であるが，マクロファージではAdipoR1が抗炎症作用を有し，炎症を抑えることでインスリン感受性亢進作用を示すこと，また，血管ではAdipoR2は血管内皮機能維持作用を有して抗動脈硬化作用を示すことが分かってきた．

そこで私どもは，2013年肥満によってアディポネクチンの分泌低下とその受容体の発現低下がco-mobilityの基盤病態ではないかと考えた（**図11**）．もしこれが正しいとすると，レセプターノックアウトマウスではいろいろな病気を併発して短命となる．

またAdipoRは寿命にも関係するものと考えている．これまでの研究では，カロリー制限はAMPKとSIRT1を活性化して寿命を延長することが下等生物で分かっている．またヒトでも同様に考えられるが，高等生物ではそれに加えて運動やAdipoR pathwayが長寿シグナルをコードしていると考えられる．したがって，このpathwayを活性化することを目標として，AdipoR作動薬を開発してきた．

2013年，AdipoRonという分子量420程度のAdipoRの活性化薬を同定できたことから，カロリー制限や運動による患者負担をこれで減らすことができればと考えている（**図12**）．AdipoRonは，AdipoR1，R2と結合し，ミトコンドリアを増加させ，インスリン抵抗性や運動耐容能を2〜3週間の経口投与で改善する（**図13**）．

図10 SGLT2阻害薬は新規のベネフィットは期待できるが,現時点ではリスク回避を優先する

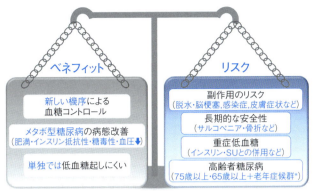

*老年症候群:サルコペニア,認知機能低下,ADL低下,フレイル,低栄養など

表4 「糖尿病予防のための戦略研究」J-DOIT3概要

対　象	高血圧または脂質代謝異常のある2型糖尿病（45-69歳） HbA1c（NGSP）≧6.9% 〔n=2542, 初発予防89%, 再発予防11%〕
1次エンドポイント	死亡, 心筋梗塞, 脳卒中, 冠動脈血行再建術, 脳動脈血行再建術
2次エンドポイント	腎症の発症・増悪, 下肢切断, 網膜症の発症・増悪
試験実施期間	登録期間2.5年, 追跡期間は登録終了後約7年 （2016年3月終了予定）

治療目標	強化療法群　n = 1271	従来治療群　n = 1271
血　糖	HbA1c（NGSP）<6.2%　インクレチン薬 〔TZD誘導体 ベース〕　　　活用	HbA1c（NGSP）<6.9%
血　圧	<120/75mmHg 〔ARB/ACEI ベース〕	<130/80mmHg
脂　質	LDL-C <80mg/dL （*LDL-C <70mg/dL） 〔ストロングスタチン ベース〕	LDL-C <120mg/dL （*LDL-C <100mg/dL） * CHDの既往

NCT00300976

図11 アディポネクチン分泌低下・アディポネクチン受容体発現低下（アディポネクチン作用低下）と病態との関連（仮説）

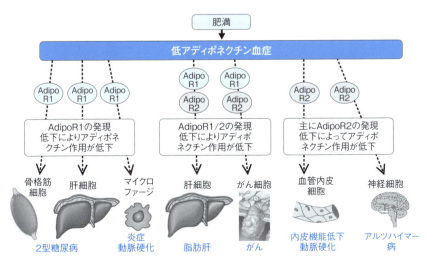

Yamauchi T. & Kadowaki T. Cell Metabolism 17:185-196, 2013より一部改変

最も大事な寿命に対する効果では，先ほど示した*db/db*マウスで，高脂肪食・高カロリーを摂っていると寿命が短縮するが，AdipoRonを投与しておくと7割寿命を回復できることが分かった（図14）．
　AdipoRonはこのような代謝作用に加えて，炎症あるいは血管機能を改善することによって寿命を改善しているのではないかとも言われている．現在，その裏づけとなる研究を行っている．
　AdipoRonは候補化合物の1つで，それを最適化する必要がある．鍵と鍵穴の関係で考えると，鍵穴の構造を解明して鍵をそれに最適化する必要がある．鍵穴の構造を解明することを，理化学研究所の横山茂之先生方の協力を得て最近成し遂げることができた（2015年4月16日のNature誌に掲載）．
　そこで，このAdipoRonの最適化を行うために安全性の検討なども現在進めている．そう遠くない将来 first in humanに入れればと考えている．
　さらに，ヒトでも白色脂肪細胞と共に褐色脂肪細胞があり，病態生理的にも重要であり，褐色脂肪細胞の分化制御因子（PRDM16など）が明らかになってきた．この褐色脂肪細胞に加えて，系は異なるが，白色脂肪細胞に関連しない交感神経刺激，あるいはβアドレナリン受容体作動薬によって新たなベージュ脂肪細胞が誘導されることがヒトでも明らかになってきた．これは熱産生亢進を介することで，肥満の新しい治療戦略の分子標的となる（図15）．
　このように，体質が次々に明らかにされるに至り，病気にならない，また病気になっても合併症を起こさない，重症化しない先制医療というものを，個々の体質に基づいて進めていく必要がある（図16）．

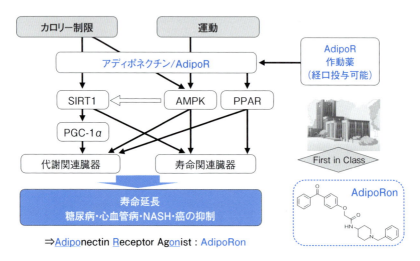

図12　AdipoRを標的とした経口投与可能な2型糖尿病治療薬やカロリー制限/運動模倣薬，寿命延長薬の開発

Nature Medicine 2001, Nature Medicine 2002, Nature 2003, Nature Medicine 2007, Nature2010, Nature2013

図13 AdipoRonはAdipoR1・R2と結合し，AdipoR1・R2を介してインスリン抵抗性・糖代謝・筋持久力を改善する

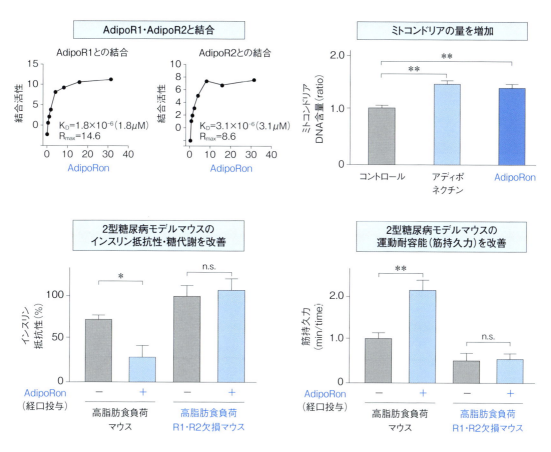

Iwabu-Okada M et al. Nature 503: 493-499, 2013

図14 AdipoRonの経口投与により高カロリー・高脂肪食負荷によって短くなった寿命は改善した

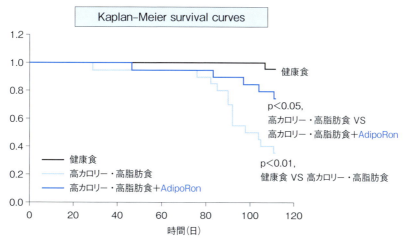

Nature 503: 493-499, 2013

図15 ヒトでも白色脂肪細胞と褐色脂肪細胞が存在し，病態生理的に重要

- 褐色脂肪細胞の分化制御因子（PRDM16など）や，細胞系譜（リニエージ）が次第に明らかに
- 「古典的」褐色脂肪細胞に加え，寒冷・交感神経・薬剤刺激により皮下白色脂肪組織内に新たに生じる「誘導型」のベージュ脂肪細胞が存在

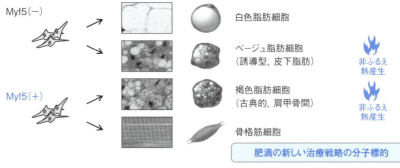

Science 2010 May 28; 328: 1113-4.

図16 体質に立脚したメタボ・糖尿病の個別化予防法・治療法（先制医療）

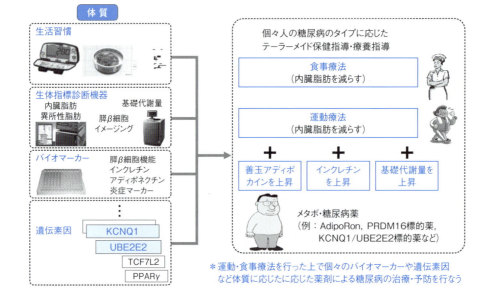

図17 DREAMSにより糖尿病のControl・Careから予防・根治（Cure）の夢を実現する

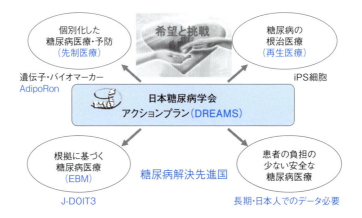

7 iPS細胞病態モデルによるβ細胞機能の研究

▶Wolfram症候群
(WS)

2014年，雑誌「Diabetes」には，糖尿病分野で世界初の疾患特異的iPS細胞病態モデルが樹立したことが海外のグループから報告された．谷澤幸生先生もその解明に大きな役割を果たされた．Wolfram症候群（WS）はWFS1の遺伝子異常によって引き起こされ，β細胞におけるER（小胞体）ストレスの増加からβ細胞機能不全を起こす疾患で，このSNPは2型糖尿病遺伝子としても知られている．このWS患者から単離されたiPS細胞において，ERストレスによるβ細胞機能不全が認められた．かつ，WS患者のiPS細胞ではケミカルシャペロン（4PBA：ERストレスを緩和する働きのある低分子化学物質）によって，ERストレスマーカーが改善した．また，WS患者のiPS細胞から得られたβ細胞ではインスリンの含有量も低下したが，ケミカルシャペロンによってインスリン含量が回復した．

また，グルコースやアルギニンなどの多くの分泌刺激によるERストレスを負荷したときに，インスリン分泌低下が起こりやすいという素因をiPS細胞から分化させたβ細胞は引き継いでいたが，それもケミカルシャペロンによって改善させることが分かった．

このように，iPS細胞からβ細胞に分化させることにより，病態の解明，あるいはこれを用いた創薬のスクリーニングが今後期待される．iPS細胞はいうまでもなく再生医療にとっても非常に重要であり，わが国がリーダーであることから，今後一層推進していく必要がある．

この図17に示されている「テーラーメイド医療」，「再生医療」，「根拠に基づく糖尿病医療（EBM）」，「患者の負担の少ない安全な糖尿病医療」は，今後DREAMSアクションプランのキーワードである．

わが国では，いろいろな薬剤について長期の日本人でのデータというものがなく，安全性についても残念ながら専ら外国のデータに頼っているのが実情である．日本人のデータやエビデンスの蓄積が非常に必要とされている．また，われわれは日本人の体質に基づく創薬，再生医療というものを糖尿病解決先進国として進めていかなければならないと考えている．

2型糖尿病とその治療の進歩

セミナーⅡ 発言(1)

インスリン製剤の効果的な用い方

熊本大学大学院生命科学研究部 代謝内科学
教授 **荒木 栄一**

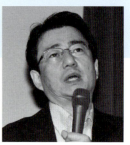

| 要 旨 | インスリン製剤を効果的に用いるために，外来におけるインスリン導入時の留意点を欧米における指針や，本邦で研究されたALOHA STUDYなどを参考に紹介する．
さらにインスリン治療時にインクレチン関連薬を追加すると低血糖頻度を増加させることなく，HbA1cを低下させるメリットがあり，今後の臨床に有用と考えられる． |

1 外来における効果的なインスリンの導入

図1はADA/EASDにおけるインスリン導入のステートメントである．インスリン以外の治療が効果不十分で，目標に達しない場合，基本的には基礎インスリンから始めて，basalプラスという形で超速効型を1回，あるいは2回，3回と増やしていく．注射回数が増えると，治療の複雑性は増していくが，柔軟性の高い治療となる．その他の方法として混合型インスリンの1日2回投与もあるが，これは複雑性は中程度で柔軟性が低い治療ということになる．

最近では，欧米でもインスリンが導入される前にコントロール不良の状態（HbA1c＞8％）が平均4.6年間続いており，もっと早くからインスリンを導入すべきではないかということが議論されている．

▶ALOHA STUDY

図2はALOHA STUDYという，日本における2型糖尿病で経口薬が効果不十分な患者における持効型インスリンのグラルギンを追加投与した上乗せ効果を調べたスタディである．HbA1c（JDS値）が7.5～12％までの間で，平均HbA1c（JDS値）が9％，平均BMI 23.8の患者に，用法・用量には介入せず，診療実態を集積した解析で，5000人以上のデータを集めたものである．それによるとHbA1c（JDS値）の改善効果は，9.05％から7.63％に有意に低下を認め，空腹時血糖値は196.62mg/dLから138mg/dLに下がった．これはJDS値のため，平均のHbA1c値は約8％（NGSP値）と計算され，まだまだ十分ではないが，有意な低下を認めた（図3）．さらに門脇先生らは，HbA1c（NGSP値）7％に達するためにどのようなことが必要かで，このデータを解析されている．糖尿病罹病期間で解析したところ，7％未満を達成したのは全体では15.5％だったが，罹病期間が短い（1年未満）群では27％と高く，それを過ぎると低くなるという結果である（図4）．

▶糖尿病罹病期間

また，スタート時のHbA1c（NGSP値）で8.5％未満，8.5～9.0％，9.0～

図1　ADA/EASD position statementにおけるインスリン導入

The most convenient strategy is with a single injection of a basal insulin, with the timing of administration dependent on the patient's schedule and overall glucose profile

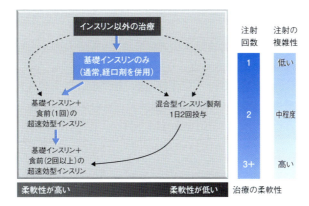

Inzucchi SE, et al; Diabetes Care 35:1364-1379, 2012.

図2　ALOHA STUDY - 試験デザイン

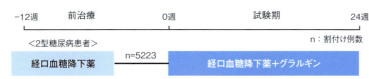

- 経口血糖降下薬を12週以上服薬している糖尿病患者のうち, 以下の条件を満たす者
  - 7.5%≦HbA1c値(JDS値)＜12.0%
  - BMI＜30kg/m²
  - グラルギン以外のインスリンと経口血糖降下薬でコントロール不良な患者を含む
- 用法・用量には介入せず, 診療実態を収集

項目		
登録症例数(例)		5223
男性／女性(例)		2485／1733 (不明・未記載1)
年齢(歳)		62.8±12.1
糖尿病罹病期間	1年未満(例)	50
	1年以上5年未満(例)	466
	5年以上(例)	3462
	不明・未記載(例)	241
BMI (kg/m²)		23.77±3.28
HbA1c (JDS値) (%)		9.05±1.15

大谷哲也 ほか：新薬と臨牀 60(3): 458-475, 2011.

図3　ALOHA STUDY - 血糖改善効果

２型糖尿病の経口薬効果不十分例における持効型インスリン上乗せ効果

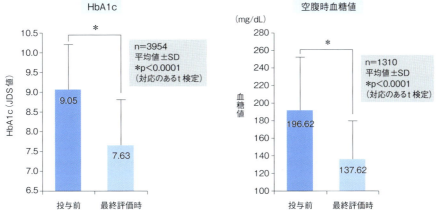

大谷哲也 ほか：新薬と臨牀 60(3): 458-475, 2011.

9.5%，9.5〜10%，そして10%以上に分けて調べると，開始時のHbA1cが低いほうが目標値を達成できる人が多い（**図5左**）．開始時HbA1c 8.5%未満の群でさらに0.1%ずつに細かく解析しても，同様の結果を示した（**図5右**）．したがって，インスリン開始時のHbA1c値が低いほうが7%未満達成率が高いといえる．

また，basalインスリンの初回投与量をどのくらいにするべきかは，多くの先生方が悩まれるところではないかと考える．ADAとEASDでは，HbA1cが7〜8%では0.1〜0.2単位/kg，HbA1c 8%を超えれば0.3〜0.4単位/kg．血糖値は空腹時130mg/dL未満で，就寝前が180mg/dL未満をターゲットにしている．そしてtitrationは1単位か2単位を2週間に1回くらい調整していくこ

図4　ALOHA STUDY - HbA1c＜7%達成率に関する解析

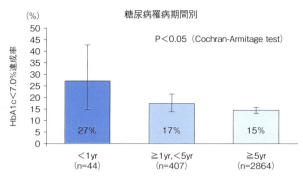

図5　ALOHA STUDY - HbA1c＜7%達成率に関する解析

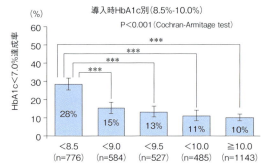 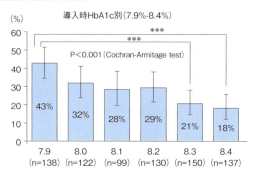

▶米国臨床内分泌学会（AACE）

一方，米国臨床内分泌学会（AACE）の推奨では，HbA1cが7～8%では同じ投与量であるが，8%を超えるところは少し少なめで0.2～0.3単位/kgである．ターゲットの血糖値は，空腹時のみで，110mg/dL未満．Titrationは数日おきにインスリンを2単位増やしていくという，ややラディカルな方法を推奨している（表1）．

先ほどのALOHA STUDYで，グラルギンに限定しているが，どのくらいの量を使ったら7%を達成できるかが解析されている．グラルギンによるインスリン治療スタート時点の用量としては，体重あたり0.15単位/kg程度だが，網膜症がある患者やeGFRが低い患者（60mL/分/1.73m^2未満），女性，SU薬内服中の方は少し少なめの設定が提案されている．

▶eGFR

また，最終的な単位は，開始時の単位（0.15×体重）に加えて，開始時のHbA1cからターゲットHbA1cを引いて2を足したくらいの単位数になるのではないかと提案されている．もちろんこれは先生方の評価が必要だと述べているが，おおよその目安として利用されたらよいのではないかと考える（表2）．

表1　Basalインスリンの初回投与量は？

Basal insulin dose and titration schedules

	ADA/EASD[4]	AACE[3]
Initial dose when:		
・HbA1c is 7%-<8%	0.1-0.2U/kg	0.1-0.2U/kg
・HbA1c is ≧8% 　(Severe hyperglycemia)	0.3-0.4U/kg	0.2-0.3U/kg
Target blood glucose	Fasting/premeal: <130mg/dL; prebedtime: <180mg/dL	Fasting/premeal: <110mg/dL*
Titration schedule	Increase by 1-2 U twice weekly	Increase by 2 U every 2-3 days

AACE, American Association of Clinical Endocrinologists; ADA/EASD, American Diabetes Association/European Association for the Study of Diabetes.
*No bedtime target is provided by AACE.
Adapted with permission: LaSalle et al. J Am Osteopath Assoc. 2013.[16]

Inzucchi SE, et al; Diabetes Care 35:1364-1379, 2012.
Garber AJ, et al. Endocr Pract. 19: 327-336, 2013.

表2　ALOHA STUDY - インスリン投与量に関する解析

２型糖尿病の経口薬効果不十分例における持効型インスリン上乗せ効果

● Glargineによるインスリン開始時の用量設定
　0.15単位/kg体重

　　ただし，網膜症がある患者では0.12単位/kg体重
　　　eGFR＜60では0.114単位/kg体重
　　　女性では0.135単位/kg体重
　　　SU内服中は0.132単位/kg体重

● 24週間治療後の最終単位
　　開始時の単位（0.15×体重）
　　　　　　＋
　　追加量（開始時のHbA1c値－Target HbA1c＋2）

Kadowaki T. et al. Plos One 7: e41358, 2012

2 外来における持効型インスリン（BOT）導入の留意点

BOTによる導入は，1日1回注射というシンプルな方法のため，外来診療でも実施可能で患者の受け入れもよい．また，空腹時血糖値を指標に用量調節が可能である．ただし，HbA1c 7％未満の達成率は決して高くなく，開始してから3〜6カ月の時点で目標に達していなければ別の治療法を検討すべきだと思われる．さらに，HbA1cが高い（＞9％）場合，あるいは罹病期間が長い（5年以上）場合には，15％程度の症例しかHbA1c 7％未満に到達しないということも念頭に置く必要がある．

間もなく上市される予定であるデグルデクとアスパルトの混合製剤と，グラルギンの2者を比較したスタディも報告されている（図6）．この混合製剤はカロリーの最も多い食事の前に投与し，グラルギンは朝食前か就寝前に投与している．この2つのグループで，空腹時血糖値を70〜90mg/dLと非常に厳格なコントロール目標に置いて，26週間観察した．その結果，HbA1cは混合インスリンのほうが有意に下がっているが（図6A），空腹時血糖値は差がないという結果であった（図6B）．そしてHbA1c 7％未満達成グループと，HbA1c 7％未満を達成し，かつ低血糖がなかったグループの，どちらのグループも混合製剤群のほうが達成率が高いという結果が得られている（図6C）．

▶SMPG

図7はSMPGによる血糖日内変動の比較で，青線が混合製剤で，黒線はグラルギン，点線は投与前，実線が投与後である．混合製剤は最もカロリーの高い食事の前に投与するので，おそらく夕食前が最も多かったと考えられるが，混合製剤使用群では夕食後あるいは就寝前の血糖値が有意に下がっているという

図6 Degludec/Aspart混合製剤によるインスリン導入

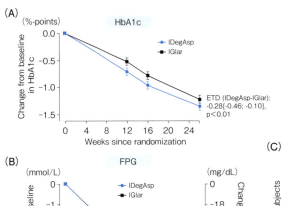
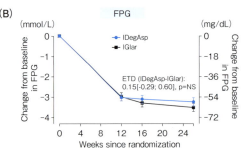
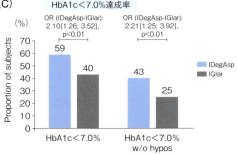

Onishi Y, et al. Diabetes Obes Metab 15: 826-832, 2013

結果であった.

また,安全性から見て,低血糖の発現頻度は有意差がなく,ほぼ同等,あるいは少し混合製剤群が少ない傾向にあるといえるかもしれない.このような混合製剤を使うと,1回の注射でより効果的なインスリン導入が可能になるかもしれない(図8).

図7 9点SMPGによる血糖日内変動の比較

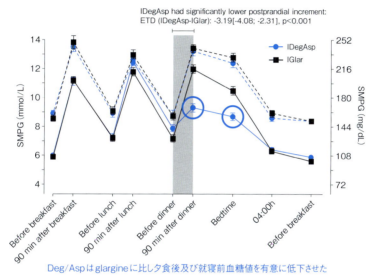

Deg/Aspはglargineに比し夕食後及び就寝前血糖値を有意に低下させた

Onishi Y, et al. Diabetes Obes Metab 15: 826-832, 2013

図8 試験期間中の低血糖発現頻度の比較

低血糖の定義は,血糖値56mg/dL未満もしくは患者自身による低血糖処置が不可であった場合とした.
また,0:01〜5:59の間に認めた場合,夜間低血糖と定義

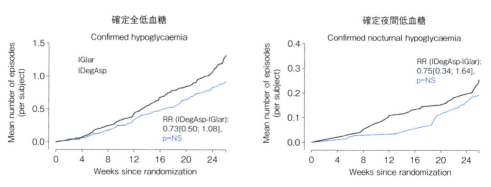

低血糖に関しては,2群間で統計学的有意差を認めなかった

Onishi Y, et al. Diabetes Obes Metab 15: 826-832, 2013

3 インスリン治療へのインクレチン関連薬の追加効果

インスリン治療の問題点は，体重が増えやすい，低血糖を起こしやすい，治療目標を達成するために用量を増やしていく必要があるなどがあげられるが，インクレチン関連薬はこのようなデメリットをある程度カバーできる可能性がある．

表3は基礎インスリン使用患者に対してDPP-4阻害薬の追加効果を検討したスタディをまとめたものである．結論からいえば，HbA1c低下効果を有し，低血糖は増えないという結果でまとめることができるだろう．

私どもは基礎インスリン使用ではなく，強化療法に対してDPP-4阻害薬を追加するというスタディを行った．強化療法あるいはそれに加えてメトホルミン，チアゾリジン薬，α-GIを併用している患者で，HbA1c 7%未満を達成でき

表3 基礎インスリン使用患者に対するDPP-4阻害薬の追加効果

study	インスリンへのDPP-4追加	治療期間	HbA1c(%)ベースライン変化	低血糖発生頻度	INS単位数ベースライン変化
Fonseca et al., 2007	ビルダグリプチン 50mg(n=144) プラセボ(n=152)	24週	-0.5 -0.2	1.95件/患者・年，重篤低血糖なし 2.96件/患者・年，重篤低血糖0.10件/患者・年	可能ならINSを同量に保つよう患者に依頼したが，調整は許可した． 1.2単位/日 増加(ビルダグリプチン) 4.1単位/日 増加(プラセボ)
Rosenstock et al., 2009	アログリプチン 12.5mg (n=131) アログリプチン 25mg (n=129) プラセボ(n=130)	26週	-0.63 -0.71 -0.13	アログリプチン 12.5(27%)， アログリプチン 25mg(27%)， プラセボ(24%) 低血糖発生比率に差異なし	INS変更なし
Vilsbøll et all., 2010	シタグリプチン 100mg (n=322) プラセボ(n=319)	24週	-0.6 変化なし	16%，重篤低血糖 2件 8%，重篤低血糖 1件	BG+INS維持
Hollander et al., 2011	シタグリプチン+BG+基礎INS (n=107) シタグリプチン+BG+SU (n=110)	26週	-1.44 -0.89	1.75件/患者・年，重篤低血糖なし 1.3件/患者・年，重篤低血糖なし	
Hong et al., 2012	INS最大20%増加(n=70) シタグリプチン 100mg (n=70)	24週	-0.2 -0.6	14.3件/患者・年 7件/患者・年	

Vora J. Diabetes Care 36(Suppl.2), 2013

表4 インスリン頻回注射療法 (MDI) におけるDPP-4阻害薬併用療法の有用性及び安全性に関する検討

MDI，あるいはMDIに加えて，メトホルミン/ピオグリタゾン/α-GIを1年以上併用し，HbA1c 6.9%以上を呈する2型糖尿病患者40名に対し，DPP-4阻害薬 (Sitagliptin) を併用し，24週間に亘って，有用性及び安全性の観点からその効果について検討した．

- インスリン量や経口薬は併用の12週前から変更を行わなかった．
- インスリン量については減量することなくDPP-4阻害薬の併用を行った．
- 併用後12週間は原則インスリン量の変更を行わなかったが，低血糖発生の場合のみ，主治医の判断にてインスリンの減量を行った．

Endocrine J. 2013

図9 結果1

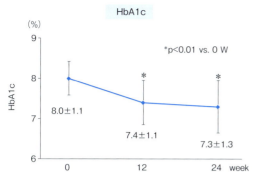
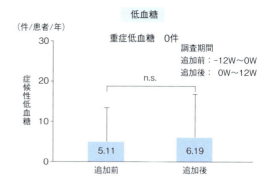
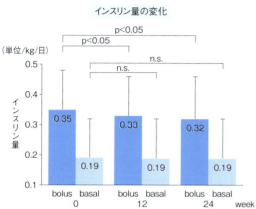
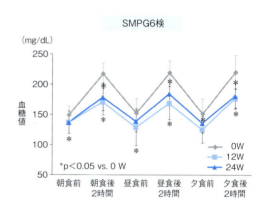

図10 結果2

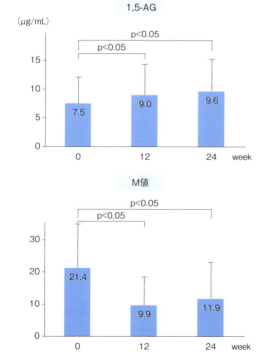
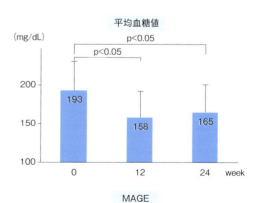
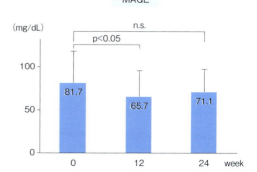

表5　インスリン治療へのGLP-1受容体作動薬の追加効果

study	インスリンへのGLP-1m追加	治療期間	HbA1c(%)ベースライン変化	低血糖発生頻度	INS単位数ベースライン変化
Yoon et al, 2009	エキセナチド (n=188)	27カ月	-0.54	4%, 重篤低血糖なし	平均INS単位数14.8%減少（追加INS-55.7%, 基礎INS変化なし）
Nayak et al, 2010	エキセナチド (n=57)	12カ月	著明減少 (p=0.001)	重篤低血糖なし	144単位/日から55単位/日著明減少 (12カ月)
Buse et al, 2011	10μg エキセナチド(2回) (n=137) プラセボ(n=122)	30週	-1.74 -1.04	1.4件/患者・年 1.2件/患者・年	13単位/日 増加 20単位/日 増加
Lind et al, 2012	リラグルチド or エキセナチド(n=65)	7カ月	-1	<4.0mmol/L=0.24件/患者・月 <3.0mmol/L=0.068件/患者・月 重篤低血糖 1件	91.1から52.2単位/日減少
Lane et al, 2011	1.2 or 1.8mg リラグルチド(n=15)	12週	-1.4	重篤低血糖なし	-28%
Seino et al, 2012	リキシセナチド (n=154) プラセボ(n=157)	24週	-0.77 -0.11	42.9%, 重篤低血糖なし 23.69%, 重篤低血糖なし	-1.39単位/日 -0.11単位/日

HbA1c低下効果を有し，低血糖は増加させなかった（SU併用時は低血糖増加）．
必要インスリン量を増加させない，あるいは減少させた．

Vora J. Diabetes Care 36(Suppl.2), 2013

図11　インスリン治療へのインクレチン関連薬の追加効果（体重への影響）

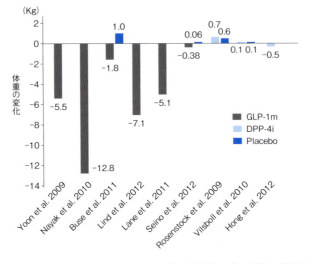

Vora J. Diabetes Care 36(Suppl.2), 2013

ない患者に対してDPP-4阻害薬を併用し，24週間後の効果を，インスリン量は基本的には変えないというプロトコールで検討した（**表4**）．その結果，HbA1cは有意に下がり，低血糖の発現頻度は変わらなかった．またbolusインスリン量がわずかではあるが有意に減少し，血糖値は食前も食後も下がるが，特に食後の低下が大きいという結果であった（**図9**）．またその他の指標を調べてみると，1,5-AG，平均血糖値，M値，MAGEといった血糖変動の指数も改善した（**図10**）．

▶血糖日内変動

　このスタディをまとめると，インスリン頻回療法にDPP-4阻害薬を併用すると，低血糖や体重増加を惹起することなく，主に食後高血糖の是正によりHbA1cの改善を認めた．さらに血糖日内変動のバラツキが縮小し，良質な血糖動態が得られる可能性が示された．

　最後にインスリンへのGLP-1受容体作動薬の追加効果をご紹介する．

　表5の通り，GLP-1受容体作動薬の追加によりHbA1c低下効果が認められたが，低血糖は増加させなかった．ただし，日本人のデータではSU薬＋インスリン＋GLP-1受容体作動薬の場合には低血糖の頻度が少し増えたという結果である．また，必要インスリン量を増加させないか，あるいは減少させる効果が認められている．

▶GLP-1受容体作動薬

　図11は体重の変化で，■がGLP-1受容体作動薬，■がDPP-4阻害薬，そして■がプラセボで，**表3**および**表4**で紹介したスタディをまとめた結果である．GLP-1受容体作動薬はおおむね体重を減少させ，インスリンと併用しても体重減少効果が認められた．ただし日本人の研究ではあまり大きな減少が得られなかった．DPP-4阻害薬は体重に対してほぼニュートラルといえる結果である．

　以上をまとめると，インスリン治療へのインクレチン関連薬の追加投与は，HbA1cを低下させ，低血糖もSU薬と併用でなければあまり増加させない．そして主に食後高血糖を是正し，日内変動を平坦化させる．また，GLP-1受容体作動薬は体重減少効果を有し，DPP-4阻害薬は体重に関してはニュートラルである．

　このような結果から，インスリンとDPP-4阻害薬やGLP-1受容体作動薬の併用は日常臨床において有用であると考えられる．

2型糖尿病とその治療の進歩

発言(2)

インクレチン関連薬の効果的な使い方

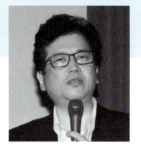

東京大学大学院医学系研究科 分子糖尿病科学講座
特任教授 **植木 浩二郎**

> **要旨** DPP-4阻害薬の臨床効果に影響を与える因子やその効果を持続させる因子について，まず考察した．次いで併用薬がDPP-4阻害薬の効果に与える影響についても検討を試みた．
> 結論として，インクレチン関連薬の臨床上の効果的な使い方をまとめてみた．

1 DPP-4阻害薬の効果に影響を与える初期因子

▶DPP-4 (dipeptidyl peptidase-4)

　2011年にDPP-4がアディポカインの一種であるという論文が発表された．肥満者はDPP-4の血中濃度が高く，脂肪細胞に実際によく発現している．またDPP-4を培養細胞に振りかけると，インスリンのシグナルを抑制する．そこにDPP-4阻害薬を加えておくとそれが回復する（図1）．
　したがって，これを単純に見ると，DPP-4阻害薬はインスリンの分泌やグルカゴンの分泌の調整に加えて，肥満者に効果があることが想像された．しかし，その後わが国のデータ，そしてヨーロッパからのいくつかの解析結果が報告されると事実は逆で，BMIが低い人ほどよく効いていた．どんな薬剤でもHbA1cのベースラインが高い人ほど血糖値が下がるが，DPP-4阻害薬の特徴としては，BMIが低くて罹病期間が短い人によく効いている．これは神奈川県の糖尿病専門医の先生方が実施されているASSET-Kといった大規模研究からも実証されてきた（図2，表1）．

2 生活習慣がDPP-4阻害薬の効果に与える影響

▶ASSET-K (A Study of Safety and Efficacy of DPP-4 inhibitor in the treatment of type 2 diabetes in kanagawa)

　久留米大学の山田研太郎先生らのデータによると，生活習慣スコアが高い人ほどDPP-4阻害薬の効果の減弱が小さいといわれている（表2）．
　また，ASSET-Kでは，DPP-4阻害薬の効果が持続する群と効果が減弱してしまう群の2群に分かれる．この両者を比較してみると，効果が減弱する群では食事療法や運動療法が守られていない人の割合が多い．いわゆる生活習慣が守れない人は，DPP-4阻害薬の効果が減弱するということである（図3）．

図1 DPP-4は肥満/メタボの病態に密接に関連する悪玉アディポカイン ～脂肪細胞/骨格筋細胞においてインスリン抵抗性を惹起する～

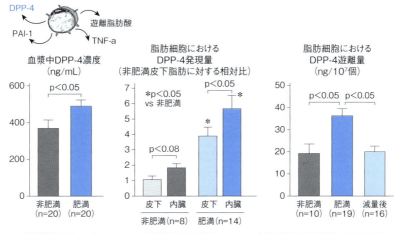

非肥満健常人とBMI≧25kg/m²の病的肥満者を対象とし，DPP-4の血漿中濃度と腹部脂肪から穿刺吸引により得た脂肪細胞を用いてDPP-4の蛋白発現量と脂肪細胞からの遊離量を測定した．M±SE

Lamers D.（German Diabetes center） et al.：Diabetes 2011; May 20. [Epub ahead of print]

図2 DPP-4は肥満/メタボの病態に密接に関連する悪玉アディポカイン ～脂肪細胞/骨格筋細胞においてインスリン抵抗性を惹起する～

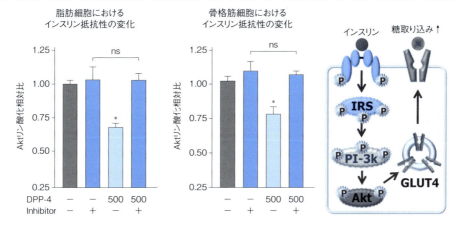

DPP-4添加濃度は500ng/mL M±SE(n=3～8) *p<0.05 vs 対照

ヒトの脂肪細胞（皮下脂肪由来）および骨格筋細胞にヒトDPP-4とその阻害薬*を加えて培養し，インスリンの細胞内シグナル伝達に必須の蛋白であるAktのリン酸化能を測定した（脂肪細胞，骨格筋での糖取り込みを促進）．

Lamers D.（German Diabetes center） et al.：Diabetes 2011; May 20. [Epub ahead of print]

表1 シタグリプチンの効果予測因子

症例数	治療期間	HbA1cの低下効果と有意に関連する因子	出典
151	12週	ベースラインHbA1c高・BMI低・糖尿病罹患期間短・切替ではない	Bando Y et al. J Diabetes Invest 2011
52	24週	ベースライン血清CD26濃度低	Aso Y et al.Transl Res 2012
1332	3カ月	ベースラインHbA1c高・食後2時間血糖値高・BMI低・糖尿病罹患期間短	Maeda H et al. Diabetes Res Clin Pract. 2012
345	24週	ベースラインHbA1c高・BMI低・糖尿病罹患期間短	Nomiyama T et al. Diabetes Res Clin Pract. 2012
114	12週	ベースラインHbA1c高・⊿体重低	Yoshimura N et al. Prog.Med. 2011

それでは，どのような食事や運動をすればよいのであろうか．座長の清野裕先生らがまとめられたところによると，魚を食べる量とHbA1cの降下度はかなり強い相関がある．EPAやDHAがいいのではないかとのことだが，実際にはEPAを服用してすぐにDPP-4阻害薬を服用してもインスリンの分泌はすぐに起こるわけではなく，何らかの転写因子などを介した腸内環境の変化が必要と思われる（図4）．

また，運動全般でインスリン感受性がよくなることは以前から言及されてきた．最近いわれているのは，運動をすることにより骨格筋からIL-6が出て，このIL-6が小腸のL細胞やランゲルハンス島のα細胞に作用してGLP-1を出すというものである．したがって，運動をしてインクレチンを高めることとDPP-4阻害薬の服用は，相乗的な効果があるかもしれない（図5）．

表2 シタグリプチンの効果減弱*の有無と関連する要因の検討

*投与3カ月後よりも6カ月後でHbA1c低下量が治療半分以下に減弱，またはHbA1cが0.4%以上上昇

要因	効果減弱なし	効果減弱あり	P値
症例数	53	45	-
年齢（年）	65±10	65±11	N.S.
男性/女性	29/24	27/18	N.S.
糖尿病罹病期間（年）	10.0±7.2	13.5±8.9	<0.05
BMI	23.7±3.6	24.1±3.7	N.S.
HbA1c（JDS %）ベースライン	8.1±1.2	7.7±1.0	N.S.
⊿体重 3カ月後（kg）	0.5±1.4	0.6±1.7	N.S.
⊿体重 6カ月後（kg）	-0.1±1.9	0.6±2.1	<0.05
併用経口血糖降下薬			
SU	37(70)	37(82)	N.S.
BG	30(57)	30(67)	N.S.
TZD	14 (26)	14 (31)	N.S.
シタグリプチン1日用量（25/50/100mg）	9/37/7	4/38/3	N.S.
生活習慣スコア	6.4±1.9	5.5±2.2	<0.05
α-GIからの切り替え例数	12(23)	24(53)	<0.01

Tajiri Y, et al. Endocr J. 2012; 59: 197-204

図3 シタグリプチン長期投与における効果持続には食事・運動療法および体重管理が重要

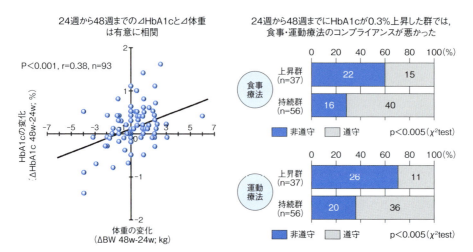

対象：2009年12月～2012年3月までにかなもり内科にてシタグリプチン50mg処方された375例のうち，72週間以上フォローアップできた133例から，併用薬の用量・種類の変更がなかった93例（as a part of ASSET-K）

Kanamori A et al. J Clin Med Res 2013; 5:217-221

図4 DPP-4阻害薬を単剤使用時のEPA, DHAの摂取量および血漿中濃度とHbA1c変化量との相関

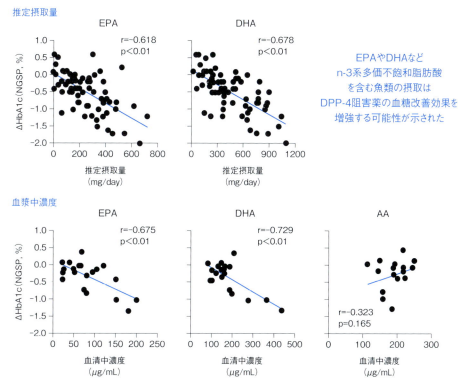

図5 運動により小腸のL細胞と膵α細胞からのGLP-1分泌が促進される

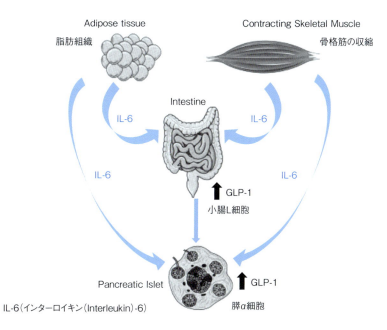

3 併用薬がDPP-4阻害薬の効果に与える影響

　先ほどの山田先生のデータでは，a-GIからの切り替え症例でDPP-4阻害薬の効きが悪くなるとのことであった（**表2**）．これは山田先生らが言及されているように，a-GIは食事の吸収を遅らせる薬剤であり，小腸上部から分泌されるGIPを減らして，小腸下部から分泌されるGLP-1を増やすことによるものなのか，あるいは3食毎食前にきちんと薬を服用する生活のリズムが途切れてしまうことが悪いのかまだ判別は定かではないが，そのように言われている．

　ただし，併用に関してはどの治験データを見てもあまり薬剤に差があるようには見えない．むしろ何らかの生活のリズムなどによるものなのかもしれない（**図6**）．

　先ほど門脇先生のご紹介にあったJ-DOIT3では，2011年の初めからDPP-4阻害薬がプロトコールに加えられ，60％ほどの人が服用している．この間起こった変化としては，ビグアナイド薬の服用者が増えて，その用量も増えている（**図7**）．SU薬は，使っている患者の割合はあまり減少していないように見えるが，SU薬の投与量は非常に減少している．

　2011年のDPP-4阻害薬使用開始から，JDDM（糖尿病データマネジメント研究会）と同様に強化療法群で特にHbA1cが減少したが，また徐々に悪くなっているように見える（**図8**）．HbA1c 6.2％未満の目標達成率を見ると，DPP-4阻害薬が入る前に比べて2倍ほど達成しているが，そこで効いている患者と再び効かなくなった患者の2つの群に分かれるのではないか．これはやはり生活習慣を守れない患者が出てきていることを表しているものと思われる．

　一方で，体重は他の強化療法を行った大規模臨床研究の結果と同様に増えていたが，DPP-4阻害薬の登場によってその増加が抑制された．これはDPP-4阻害薬の直接の影響ではなく，SU薬を減らせたことや，高用量のビグアナイ

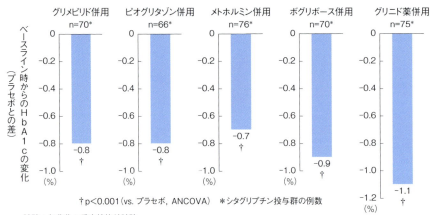

図6　各薬剤の効果不十分例に対するシタグリプチン追加による低下効果　－HbA1c－

†p<0.001（vs. プラセボ，ANCOVA）　＊シタグリプチン投与群の例数

試験：無作為二重盲検比較試験
対象：経口血糖降下薬†の単独療法で血糖コントロール不十分な2型糖尿病患者
方法：シタグリプチン50mg1日1回（朝食前）投与群またはプラセボ群に割付け，12週間投与を行った．試験期間中の経口血糖降下薬の用量変更及び追加は禁止とした．併用薬はそれぞれグリメピリド1～6mg/日，ピオグリタゾン15～45mg/日，メトホルミン500mg以上/日，ボグリボース0.6～0.9mg/日，ナテグリニドまたはミチグリニドであり，試験期間中は用量を一定とした．各々は独立した別々の試験．

国内臨床試験成績（評価資料）

図7 J-DOIT3における強化療法群・薬剤処方状況：血糖値（2014年4月末時点）

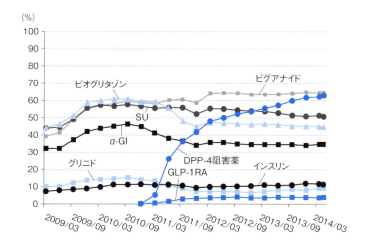

図8 J-DOIT3におけるHbA1cの推移

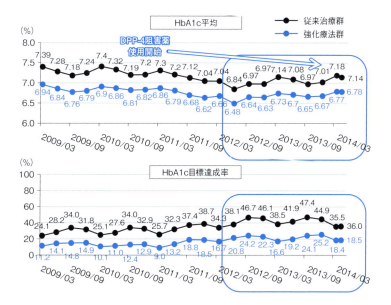

図9 OGTT

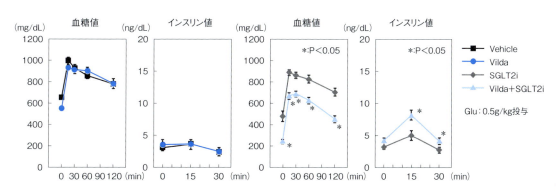

図10　グルコース・インスリンによるβ細胞量・機能の制御

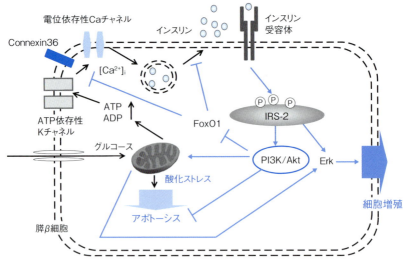

JCI 2004, Nat Genet 2006, JCI 2007, MCB 2009, Cell Meatb 2010

図11　Exendin-4長期投与（3週間）によるβ細胞の量的・質的変化

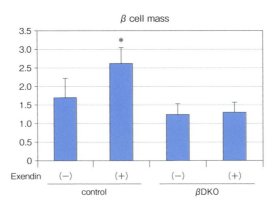

表3　インクレチン関連薬の効果的な使い方

非肥満で
病歴が短い人に
魚食と運動を奨励
β細胞の負荷を減らす薬と併用
α-GIはなるべく継続

▶**SGLT2阻害薬**

薬が承認されたことが，よく奏功しているのではないかと思われる．

さて，今話題のSGLT2阻害薬について，その効果かどうか不明であるが，糖毒性がある場合にDPP-4阻害薬が効かないというデータを私どもは動物モデルで得ているので，ここでご紹介したい．

徐々にβ細胞の量が減っていくdb/dbマウスだが，それをDPP-4阻害薬のエクア®（vildagliptin），あるいは加来先生のディナースピーチでご紹介されたプロトタイプのSGLT2阻害薬，そして両者併用で治療してみた．

db/dbマウスは，エクア®単独では血糖値は全く下がらない．SGLT2阻害薬では血糖値は200mg/dLくらい下がるが，インスリンは分泌されない．両者を併用するとインスリンがよく分泌される（**図9**）．ここでβ細胞の量を見ると，両者で治療した場合のみ非常にβ細胞面積の増加が認められた．

GLP-1受容体とGIP受容体をみても両者併用で治療したときのみ受容体の発現が非常に上がる．つまり，血糖が下がってインスリン分泌されるようになると，ますます効くようになる．

このメカニズムについてもう少し説明してみたい．

私どもはβ細胞中のインスリン作用がβ細胞量の維持に役立っているという報告をしてきた．さらにβ細胞機能もこうしたインスリンのシグナルで調節されていることを見いだしている．その中で特にgap junctionを構成しているconnexinという蛋白が，インスリンの作用で増えることを見出した．今まではβ細胞は一つひとつの細胞の機能に注目されていたが，β細胞同士はランゲルハンス島の中で同期して全て一緒に動くことが，インスリンの分泌に大事であることを見いだしてきた（**図10**）．膵島にグルコースをかけると全ての細胞が同期してインスリンを分泌する．インスリンの作用がないと，個々の細胞がバラバラにしか反応しない．これはgap junctionを司っているconnexin36という蛋白の発現が，インスリンで制御されていると考えている．

私どもは野生型マウスと，先ほどのインスリンの作用が下がったマウスに，ポンプを背負わせてGLP-1受容体作動薬のexendin-4を3週間投与してみた．その結果，野生型マウスでは，exendin-4の投与により多量のインスリンが出るようになった．インスリンの作用が下がったマウスはほとんどインスリン分泌がなく，exendin-4を投与しても全然出なかった．その理由としては，β細胞の量も少し増えているが最も変わっていたのはconnexin36蛋白が野生型マウスでは増えていた．しかしインスリンの作用がない場合にはまったく増加していなかった（**図11**）．

以上をまとめて，「インクレチン関連薬の効果的な使い方」について**表3**に示した．

2型糖尿病とその治療の進歩

セミナーⅡ

発言(3)

高齢者への薬物療法の在り方

千葉大学大学院医学研究院 細胞治療内科学講座
教授　横手 幸太郎

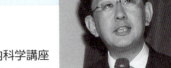

要旨　高齢者2型糖尿病の実践的な管理指標はまだ確立されていないが，最近の報告や演者らの研究によると，高齢者には厳格な血糖コントロールのみを目指した薬物療法は最善ではないと考えられる．これからの高齢者の治療は単に長寿だけでなく，その"質"を高めることが重要になろう．そのため，糖尿病患者を日常間近で診ている実地医家の役割は非常に大きい．

1 高齢者に留意すべき薬物治療のポイント

▶日本糖尿病学会による血糖コントロール目標

▶UKPDSフォローアップ調査

わが国は国民の4人に1人が65歳以上という，世界に前例のない超高齢社会となった．1963年当時，日本には100歳以上の方が153人しかいなかったが，2012年には5万1000人を超えるに至った．長生きは素晴らしいことだが，自立している高齢者はわずか20％．残りの方は寝たきりか，何らかの支援を要するとされ，長寿がそのまま幸福とは言い切れない現実が浮かび上がる（図1）．

さまざまな合併症をもたらす糖尿病は，健康長寿にとって大きな脅威となっている．2013年に発表された日本糖尿病学会による血糖コントロール目標では，「年齢，罹病期間，臓器障害，低血糖の危険性，サポート体制などを考慮して，個別に設定する」と謳われている．特に高齢者については重要と考えられるが，果たしてどのように考えればよいのであろうか（図2）．

UKPDSフォローアップ調査によると，仮に糖尿病を発症して薬物治療を開始した場合，その先に細小血管障害の予防効果が発現するのは5年〜10年，血糖だけの管理で大血管障害（心血管病）の予防効果発現には少なくとも20年以上かかる．一方で薬物治療には，経済的負担，有害事象の危険，体重増加，毎日の服薬・注射などの"負"の効果も伴い，その可能性は薬物治療を開始したときから始まる．そうすると，糖尿病治療に際しては，このプラスとマイナスのバランスを考慮しなければならない．これが45歳で発症なら将来のベネフィット（慢性合併症予防効果）が十分に期待できるが，75歳で発症した場合，負の側面がアウトカムの改善を上回ってしまう可能性が大きくなることを考える必要がある（図3）．

図1 わが国における百寿者数

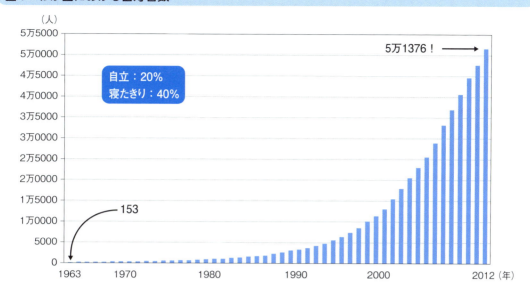

自立：20%
寝たきり：40%

153 (1963) → 5万1376！ (2012)

図2 血糖コントロール目標

目標	コントロール目標値[注4]		
	血糖正常化を目指す際の目標[注1]	合併症予防のための目標[注2]	治療強化が困難な際の目標[注3]
HbA1c(%)	6.0未満	7.0未満	8.0未満

治療目標は年齢，罹病期間，臓器障害，低血糖の危険性，サポート体制などを考慮して個別に設定する．

注1）適切な食事療法や運動療法だけで達成可能な場合，または薬物療法中でも低血糖などの副作用なく達成可能な場合の目標とする．
注2）合併症予防の観点からHbA1cの目標値を7%未満とする．対応する血糖値としては，空腹時血糖値130mg/dL未満，食後2時間血糖値180mg/dL未満をおおよその目安とする．
注3）低血糖などの副作用，その他の理由で治療の強化が難しい場合の目標とする．
注4）いずれも成人に対しての目標値であり，また妊娠例は除くものとする．

日本糖尿病学会 編・著：糖尿病治療ガイド 2014-2015, p25, 文光堂, 2014

図3 発症年齢による負の側面

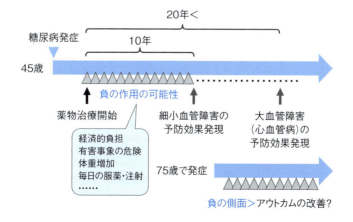

2 QALYs (quality-adjusted life years：質調整生存年) の概念

糖尿病治療を考える上で，これまでは一般的に血糖低下の程度や心血管イベントの抑制の割合などが関心の中心であり，その生存年齢の"質"についてはあまり検討されてこなかった．

▶QALYs (quality-adjusted life years：質調整生存年)

最近，JAMA International Medicine誌にQALYs（質調整生存年）に着目した論文が掲載された．QALYsは，生存年の"質"を考慮した指標であるが，これが延びれば寿命は同じでも"質"がよくなる，あるいは"質"が同じで寿命が延びることを意味する．

図4は，UKPDSやアメリカ，イギリスの国民調査の結果に基づいて，1％のHbA1c低下により得られるQALYsを検討した結果を示している．すなわち，55歳という年齢でHbA1cが8.5％の方を1％下げた場合，QALYsは＋1～2という結果であり，これは100年当たりに対して1～2年に相当する値であった．

一方，治療開始時のHbA1cが9.5％を8.5％に下げる場合は，ややQALYsがよくなるものの，7.5％を6.5％に下げてもそれほど効果は上がらない．

次に年齢で検討した場合，45歳の方に治療すると55歳の方に治療するよりもQALYsは向上する．また75歳では寿命は延びても，QALYsはあまり変わらないことが示されている．

▶負の効用値

また，負の効用値という考え方があり，全く無害の場合は0（ゼロ），死亡は1.0とすると，例えばメトホルミン単剤は負の効用値が0.001，これに対して，多剤併用＋インスリン治療の場合には0.05となり，むしろマイナス面が多くなる．こうした解析はこれまで全く行われていないが，75歳，80歳の高齢者の治療を考える上で今後必要になってくるかもしれない．

3 高齢者低血糖の管理の重要性

低血糖が認知症を増加させることが最近話題になっている．75歳以上の糖尿病患者において低血糖と転倒の関連をみたのが表1である．機能的あるいは身体的な脆弱性が転倒と関連するのは理解できるが，例えばHbA1c 7.0％未満の状態は転倒と関連することがしばしば報告されている．また，神経障害についても75歳以上の場合には転倒と関連する．

▶J-EDIT研究

また，図5に示す通り，東京都健康長寿医療センターの井藤英喜先生らのJ-EDIT研究では，脳卒中頻度はHbA1c（NGSP）が8.8％以上では高く，7.3～8.7％では減少，しかし7.3％以下になると逆に脳卒中が増えており，必ずしもlower the betterではないと思われる．やみくもにHbA1cだけを下げた場合には脳卒中も増える可能性がある．

過去10年間の日本の高齢者が寝たきりや要介護などにより自立できなくなる原因は，脳血管障害（30.3％），認知症（12.2％），転倒・骨折（11.7％）など，低血糖が促進するものが50％を超える．

▶IDF「Managing Older People with type 2 Diabetes

こうした状況に対応するため，2014年にIDFは「Managing Older People with type 2 Diabetes（高齢者2型糖尿病患者マネージングガイドライン）」を発表した（表2）．

図4　HbA1c 1.0%低下で得られるQALYsの検討

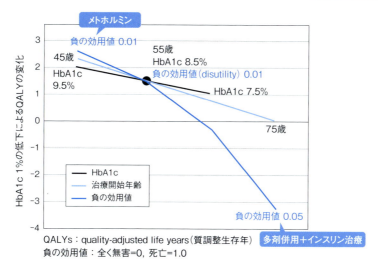

QALYs：quality-adjusted life years（質調整生存年）
負の効用値：全く無害=0, 死亡=1.0

Vijan S et al. JAMA Intern Med 174: 1227, 2014

表1　75歳以上糖尿病患者における低血糖と転倒との関連

変数	"転倒"との相関 (n=111)	P値
Vulnerble Elders Survey-13（高齢者総合的機能評価スケール）		
機能評価	0.29	0.001
身体活動性	0.48	0.00
その他の独立変数		
HbA1c<7.0	0.24	0.01
独居	0.02	0.44
視力	0.12	0.11
インスリンの使用	0.11	0.13
下肢の切断	0.16	0.05
高リスクな服薬内容	0.10	0.14
関節炎	0.03	0.36
神経障害	0.24	0.006
性別	0.15	0.05
年齢	0.06	0.26

Frailty
虚弱/脆弱
"フレイル"

Nelson JM et al. J Am Geriatr Soc, 2007

図5　高齢糖尿病患者における血糖・血圧と脳卒中

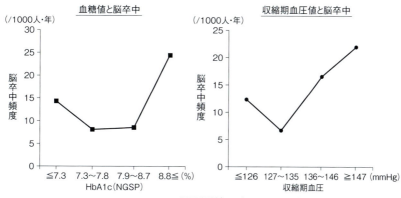

J-EDIT研究 Araki A, Ito H et al. Geriatr Gerontol Int, 2012

▶フレイルと認知症

　ここで興味深いのは，3つのカテゴリー，すなわち「機能的に自立」「他者に依存」「終末期ケア」に分けたことである．「他者に依存」の中は，さらにフレイルと認知症を取り上げている．それぞれのHbA1cの目標値は，「機能的に自立」は7.0〜7.5％，「他者に依存」は7.0〜8.0％，それにフレイルや認知症があれば8.5％以下，「終末期ケア」の場合には症状を伴う高血糖がなければよいとした．このガイドラインはわれわれ日本人の実地治療における高齢者医療の感覚に近いが，まだエビデンスはない．日本は世界の超高齢化をリードしており，こうしたエビデンスデータが発表されることを期待したい．

4　日本人高齢者の薬物治療

▶DPP-4阻害薬の併用効果
▶多施設前向きランダム化比較試験

　われわれはインスリン抵抗性改善薬またはSU薬服用で管理不十分の2型糖尿病患者に対するDPP-4阻害薬の併用効果について，千葉県下37医療機関による多施設前向きランダム化比較試験を行った（図6）．

　メトホルミンまたはピオグリタゾン，あるいはグリメピリド1〜2mg（低用量SU薬）で効果不十分な患者にDPP-4阻害薬を上乗せした場合，HbA1cの低下は0.5〜1％と有意な効果が持続されたが，その中で有害事象といえる低血糖の大きな増加はなかった．特に65歳以上の患者は229例中120例含まれていたが，低血糖はSU薬とα-GIの併用例1例だけであった．すなわち，低用量のSU薬との併用であれば，常用量のDPP-4阻害薬は日本人高齢者にも安全に使用できるのではないかというのが，われわれのデータに基づく実感である．

▶ADA/EASDの2型糖尿病の血糖降下療法のアルゴリズム

　図7はADA/EASDの2型糖尿病の血糖降下療法のアルゴリズムである．アメリカではメトホルミンが第一選択であり，これは有用性（合併症抑制効果など）が副作用などのリスクを上回っているということである．

　一方，日本においてDPP-4阻害薬は低血糖が少なく有効的に血糖を下げる．長期安全性については不明だが，高齢者ということを考慮に入れた場合，リスクも最小限と考えられる．やはりDPP-4阻害薬は日本人にとって使いやすいといえる．

表2　IDF「高齢者2型糖尿病患者マネージングガイドライン」

INTERNATIONAL DIABETES FEDERATION
MANAGING OLDER PEOPLE WITH TYPE 2 DIABETES
GLOBAL GUIDELINE

General		General glycated haemoglobin target
Category 1: Functionally Independent	機能的に自立	7.0-7.5% / 53-59 mmol/mol
Category 2: Functionally Dependent	他者に依存	7.0-8.0% / 53-64 mmol/mol
Sub-category A: Frail	フレイル	● Up to 8.5% / 70 mmol/mol
Sub-category B: Dementia	認知症	● Up to 8.5% / 70 mmol/mol
Category 3: End of Life Care	終末期ケア	Avoid symptomatic hyperglycaemia 症状を伴う高血糖がなければよい

図6　DPP-4阻害薬の併用効果

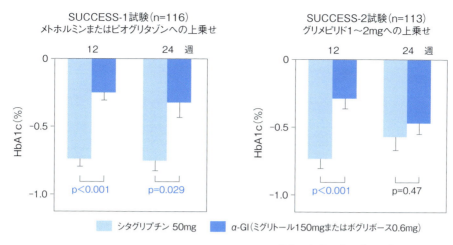

Kobayashi K et al. Diabetes Obes Metab, 2014
Yokoh H et al. J Diabetes Investig, 2015

図7　ADA/EASDの2型糖尿病の血糖降下療法のアルゴリズム

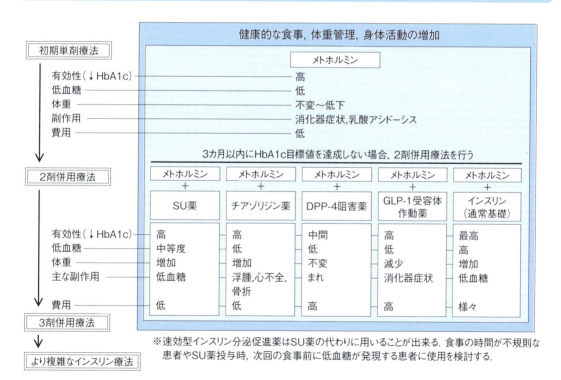

Diabetologia. 2012 Jun; 55(6); 1577-96, Diabetes Care. 2012 Jun; 35(6); 1364-79

表3 慢性疾患のある高齢者の包括的管理

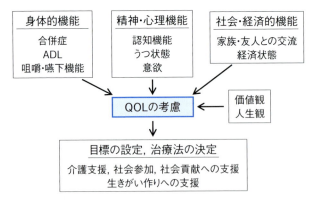

日本老年医学会：健康長寿診療ハンドブック, 2011

図8 疾患の治療・予防と健康増進

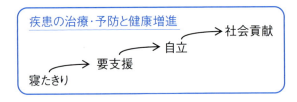

5　高齢者のQOL向上のために

▶ADL

▶QOL

　2型糖尿病の治療においては血糖値のみならず脂質や血圧など，さまざまな危険因子を包括的に治療する「包括的管理」が重要である．一方，若年者とは異なり，高齢者では心身の機能の多様性が大きい．例えば，元気か寝たきりか，合併症があるか，ADL（activity of daily living：日常生活動作），嚥下機能，認知機能はどうか，鬱はないか，また，独居かあるいは家族に囲まれ楽しく過ごしているか，経済的に大丈夫か，つまりQOL（quality of life：生活の質）を考えることの重要性が示されたと考えられる．

　すなわち，高齢者のQOLを考えて目標の設定や治療法を決定し，個々の患者の精神，身体，社会的機能を考慮し，ときには介護支援を行い，また社会参加，社会貢献などができるようにすることが高齢患者における包括的管理であり，それは寿命が延びることとは異なるアウトカムをもたらすのではないだろうか（**表3**）．

　医師の範疇を超えるかもしれないが，おそらく日常臨床の場にいる先生方はとても重要な役割を持っていると思う．寝たきりになるはずであった人が要支援で済み，要支援になるはずの人が自立になる．自分のことだけで精一杯の人が，周りの人に気を配れるようになれば，この少子・超高齢社会といえども，大いに光はあるのでは，というのが私の思いである（**図8**）．

2型糖尿病とその治療の進歩

総合討論

清野　裕……………関西電力病院 院長（司会）
門脇　孝……………東京大学大学院医学系研究科教授／糖尿病・代謝内科
荒木　栄一…………熊本大学大学院生命科学研究部教授／代謝内科学
植木　浩二郎………東京大学大学院医学系研究科特任教授／分子糖尿病科学
横手　幸太郎………千葉大学大学院医学研究院教授／細胞治療内科学

清野　ただいまから総合討論を始めます．まず各先生方に2問ずつ質問を選んでいただき，お答えいただきたいと思います．では初めに，門脇先生からよろしくお願いします．

アディポロンに認知症予防薬としての効果

門脇　四日市市の笹川内科胃腸科クリニックの山中賢治先生からいただきました．

「開発中のアディポロンは糖尿病，サルコペニア，大腸癌の予防薬としての効果以外に，認知症予防薬としての効果も期待できるのでしょうか」

門脇　認知症には，アポEタイプをはじめとするいろいろな遺伝的素因が知られていますが，環境因子として，インスリン抵抗性，高インスリン血症，糖尿病は非常に重要であることが久山町のデータでも示されています．
　最近の考え方としては，認知症の場合には脳内でのインスリン作用も不全で，インスリンの脳への移行なども障害されているのではないかといわれています．最近インスリンの鼻腔投与，つまりネーザルインスリンが認知機能を改善したというデータもあります．
　したがって，アディポロンによって，インスリン抵抗性などが改善されると，高インスリン血症などもよくなり最終的に脳内のインスリン作用がよくなる可能性があると思います．

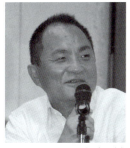
清野 裕（司会）

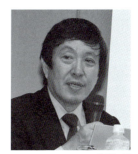
門脇 孝

糖尿病と遺伝子，グリーンランドのデータより

門脇 もう1つの質問は中部ろうさい病院の小内 裕先生からです．

「グリーンランドのデータは大変興味深く，勉強になりました．遺伝子が糖尿病に関係するとなると，今後は遺伝子治療の発展と展望もあるかもしれませんが，先生のお考えをお教えください」

門脇 これまでたくさんの遺伝子が同定されていますが，1つひとつの遺伝子の多型が実際どういうメカニズムで糖尿病に関係するのか．また，これまで最もオッズ比の高いものでも1.3とか1.4という値であり，個々の遺伝子を検査する意味合いが明確でない面がありました．

実はグリーンランドでは糖尿病が非常に増えているようですが，今回のGLUT4のトランスロケーションに関係する，インスリン依存性のAkt基質（AS160）の遺伝子多型は人口の17％に認められ，ホモも3％近く認められました．糖尿病の10％以上を1つの遺伝子多型で説明できるのではないかとみられています．

そういうものが見つかってくると，2つの応用があると思います．1つは糖尿病のリスクについて，明確に説明できる可能性があるということです．いわゆる一般的な予防と，それを分子標的にした治療介入も可能になるかもしれないと思います．

日本人でも，いままでのSNP（一塩基多型）より頻度が低いけれども，オッズ比の高いものが見つかる可能性は十分にあります．今後，日本人の糖尿病リスクを説明し得るものを見つけていく必要があると考えています．

清野 この多型の機能については何か調べられているのですか．

門脇 グリーンランドのAS160の多型については，まったく蛋白の機能をなくすようなミューテーションです．したがって，AS160の多型がホモに存在すると，GLUT4のトランスロケーションが低下することが強く予想されて，その結果，空腹時血糖値は変わらないのですが，2時間血糖値が68mg/dLも上がるといった機能的な裏付けもきちんとある多型です．

清野 ありがとうございました．それでは荒木先生，お願いします．

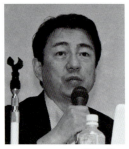

荒木 栄一

グラルギンの作用時間

荒木 いくつかご質問をいただいています．まず，松山市民病院の仙波英徳先生からBOTに関するご質問を1ついただいています．

「インスリン グラルギンの作用時間は教科書的には24時間以上とされていますが，例えば『眠前投与の場合に翌日夕方まで効果が持続していない』といった表現や，『朝の投与にすると日中の血糖コントロールが改善した』という経験を耳にすることがあります．実際にグラルギンの作用時間はどの程度と考えるのが妥当でしょうか」

荒木「糖尿病治療ガイド」（日本糖尿病学会編）などにも，大体24時間と記載しています．一般的には24時間程度とご理解いただいてよいと思います．ただし，同じ患者で同じ単位を打っていても，例えばクランプなどをすると作用時間が日によって少し変わってくることもあります．ちなみにインスリンデテミルは治療ガイドには24時間と書いてありますが，グラルギンよりも少し作用時間は短いと思われます．デグルデクは42〜43時間と書いてありますので，デテミルやグラルギンに比べると効果時間は長いとご記憶いただければと思います．

DPP-4阻害薬の併用のポイント

荒木 では次のご質問にいきたいと思います．インスリンとDPP-4阻害薬の併用について，松本医院の松本 圭先生からご質問をいただいています．

「すでに強化インスリン療法中の患者にDPP-4阻害薬の追加を決めるポイントは体重増加，血糖値の高い振れ幅との説明はありましたが，そのほかに何かありますか」

荒木 まずは血糖コントロールのターゲット，HbA1cをどの程度に設定する

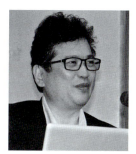

植木 浩二郎

のか，現在どのくらいなのかが，追加を考える上でのポイントの1つになります．HbA1c 7％をターゲットにしているのに，現在8％であるといった場合にはやはり何か併用薬が必要だろうと思います．このDPP-4阻害薬は体重を増やさず低血糖をあまり惹起せずに，HbA1cを0.6〜0.8％くらい下げる効果があるということですので，そういった患者にお使いいただければと思います．

インスリンを増量してしまうと，低血糖を起こしやすい，あるいは体重増加を起こしやすいといった場合に，DPP-4阻害薬あるいはGLP-1受容体作動薬の併用をお考えいただければと思います．

清野 最近，低血糖をクランプすると，GIPはグルカゴン分泌を非常に促進して，低血糖からのプロテクトもすることが報告されました．したがって，GIPのよい面も出てくる可能性があるのではないかと思います．それでは植木先生，お願いいたします．

DPP-4阻害薬の二次無効

植木 1つ目は愛知学院大学の加藤宏一先生からいただきました．

「DPP-4阻害薬の長期服用で血糖が悪化する症例は食事療法が守れない症例であるとのことでしたが，エビデンスはありますか．DPP-4阻害薬には二次無効は存在しないのでしょうか」

植木 エビデンスはなかなか難しいですね．RCT（ランダム化比較試験）をするわけにはいかないので，疫学的な観察研究から推測されることになると思います．

清野先生が「きちんとDPP-4阻害薬を服用していると，最初はGLP-1が効いていて，GIP優位型に変わる」ことをお示しになっています．

そういった前提のもとで食事療法を守れずたくさん食べますと，GIPはインスリン依存性と非依存性の部分があるのでしょうが，体重を増やす効果があります．それがインスリン抵抗性につながり，血糖値が上昇し，GLP-1やGIP受容体の発現が下がるというメカニズムがあるのではないかと思います．

インクレチン薬無効症例の原因

植木 もう1つは大垣市民病院の藤谷 淳先生からいただきました.

「DPP-4阻害薬が効果不十分となる症例の原因についてご提示いただきましたが,インクレチン関連薬が投与初期から効果を認めない症例について,その推察される原因などがあればお教えください」

植木 本日は時間がなくてお示しできませんでしたが,ビクトーザ®やバイエッタ®に関しましても,ベースラインのデータと,いわゆるレスポンダー,ノンレスポンダーが分析されています.やはり罹病期間が長いと効きにくく,一方でインスリンのドラッグナイーブ症例では極めて高い率で奏効します.OHA(経口血糖降下薬)を使っている人ですと,およそ10%が効かない,つまり血糖の改善が不十分な例があります.インスリンからの切り替えでは,効果不十分例がおよそ倍になるということです.

やはり糖尿病の罹病歴を反映しているのかもしれませんが,β細胞の機能なのか,量なのか不明ですがインスリン分泌能が充分残存していないと効きにくいと思います.

清野 植木先生ありがとうございました.それでは次に横手先生,お願いいたします.

高齢者へのメトホルミン慎重投与と切り替えのポイント

横手 愛知医科大学の野田紗恵子先生ほか数名の先生から同様のご質問をいただいています.

「高齢者におけるメトホルミンの使用について腎機能以外に投与を控えるべきポイントがありますか」

横手 門脇先生,植木先生,稲垣先生他からビグアナイド薬についてrecommendationが出されていますが,腎機能はいちばん問題になるところであり,乳酸アシドーシスのリスクが高まります.特に75歳以上の高齢になればなるほど,eGFRが落ちてきますので,そのリスクは高くなります.それ以外に,治療中に風邪をひいて食事がとれないなどのシックデイや脱水があります.夏期,特に高齢の方は我慢強くて冷房を使わないとか,あるいは暑さを感じにくくなっている場合,脱水になりやすい.その前には腎機能が正常でも,やはり乳酸アシドーシスのリスクが高くなるので,注意していただきたいです.

75歳以上は,より慎重な判断が必要で,日本糖尿病学会では原則として新規の患者へのメトホルミン投与は推奨しないとしています.それに関連して愛知医科大学の野田紗恵子先生から次のご質問もありました.

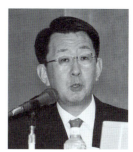

横手 幸太郎

「もともとメトホルミンを使用している症例が高齢になった場合には，どのようなタイミングで切り替えを行うべきでしょうか」

横手 先ほど申し上げたようないくつかのリスク要因が積み重ならない限りは，ある患者がメトホルミンを飲んで血糖コントロールがとてもよいのに，65歳，あるいは70歳の誕生日が来たら，今日から止めましょうと言うものではないと思います．

したがって，文字どおりリスクとベネフィットとの兼ね合いですね．ただし，重篤な不可逆な副作用は起きないように，その点はぜひ注意していきましょうということかと思います．

ビデュリオン®（エキセナチド）の有用性とそのリスク

横手 もう1つ，これは倉敷第一病院 秋山陽子先生からのご質問です．

「先ほどの症例ディスカッションにありましたビデュリオン®のことです．本来なら，インスリンによるコントロールが必要ですが，介護者がいないためにインスリン投与ができない高齢者に対して，ビデュリオン®を注射することの有用性，また予想されるリスクなどを教えていただければと思います」

横手 もちろん，レスポンダー，ノンレスポンダーがいると思いますので，効く場合ということですが，どんなリスクが考えられるのか．想像にすぎませんが，私はやはり消化器症状のリスクの延長線上にあるのではないかと思います．

DPP-4阻害薬で言われていましたが，腸閉塞を何例か経験していまして，腸閉塞の既往がない方でも，腹部の手術歴がある方に投与されていて，担ぎ込まれた方が何例かありました．

ビデュリオン®はGLP-1受容体作動薬の中では強いほうではないといわれていますが，やはり胃腸の動きを抑える強力な作用を持っていますので，腹部の手術をされた方とか，もちろん腸閉塞の既往のある方などには十分に注意すべきと思います．

シックデイルールに関して

清野 ビグアナイド薬については意外に表に出ませんが，やはり乳酸アシドーシスの副作用発現が治まっていないようなところもあります．門脇先生，recommendationをお出しになっている立場から，少しコメントをお願いします．

門脇 ビグアナイド薬の乳酸アシドーシスの副作用は，腎機能低下と高齢者が特にリスクが高いです．最近の乳酸アシドーシス症例は，使用患者数からみると相対的には減っていると考えられますが，今なお起こり続けているのは大きな問題で，中には残念ながら死亡例もあります．それらの症例を分析すると，非高齢者で非腎機能低下者でも，起こしている場合が散見されて，特にこの点も注意を喚起したいと思います．そういう症例はほとんどシックデイで，物を何も飲めない，食べられない，しかしビグアナイド薬だけは飲み続けているといった症例です．シックデイのときにはビグアナイド薬の服用は中止することが非常に重要で，そのあたりもあらかじめ主治医から患者には注意をしておかなくてはいけないと思います．

清野 SGLT2阻害薬にしても，若い人でも副作用は起こり得るということですね．

門脇 まったくそのとおりで，SGLT2阻害薬についても，例えば高齢者では脱水を起こしやすいことから厳重な注意が必要ですが，非高齢者でも，シックデイのときにSGLT2阻害薬を飲み続けると，非常に危険な状態となることは明白です．

　SGLT2阻害薬を服用中の患者には，例えば通常摂っている水分に加えて，少なくとも500ccのペットボトル，これはお水やお茶ですが，それを摂るようにお勧めしています．やはりシックデイルールはSGLT2阻害薬についても非常に重要だと思います．

清野 ありがとうございました．ひととおり終わりましたが，ただいま質問された方で，この答えには納得できない方がおられたら，遠慮なく挙手をお願いします．皆さん，納得されておられるようですので，また門脇先生にもどって2問ずつお願いします．

DPP-4阻害薬と心不全

門脇 愛知医科大学の浅野栄水先生と髙田恵理子先生からよく似たご質問をいただきました．

「DPP-4阻害薬の心不全患者への積極的な投与は控えるべきでしょうか」浅野先生からです．
「DPP-4阻害薬において心不全を疑って中止するBNP値の具体的な数値などはありますか」髙田先生からです．

門脇 DPP-4阻害薬と心不全の問題は，動物実験やそれまでのさまざまな臨床試験も含めた成績などからは予測ができなかったもので，大規模なRCTをプラセボコントロールで実施して初めて分かったものです．

SAVOR-TIMI53試験では，死亡や心筋梗塞，脳卒中など，生命予後にかかわるリスクはなかったのですが，サキサグリプチンで相対リスクが1.27倍と，心不全による入院が有意に増加していたということです．

またEXAMINE試験ですが，アログリプチンでオッズ比が1.19と，心不全での入院の増加は有意ではなかったのですが，そのリスクは高かったのです．

これについてはさまざまな意見があると思います．オリジナルの論文にも書いてありましたが，pが0.05未満で，20項目いろいろ検討すると，そのようなことが偶然出てくる可能性が完全には除外できないと思います．また，DPP-4阻害薬はBNPが1つの基質なので，それによってBNPが上昇して心不全のように診断されて入院した可能性もあるかと思います．

ただ，DPP-4阻害薬のデータによると，ヒトではBNPが必ずしも上がるわけではないのです．

しかしこういったデータが出た以上は，DPP-4阻害薬と心不全の関連の可能性があることを念頭に置いて患者を診るべきだろうと思います．また他のDPP-4阻害薬についても大規模臨床研究されていますから，その結果を注視していくことが大事だと思います．もともと糖尿病患者は心不全のリスクの高いことが知られていますが，DPP-4阻害薬を服用している患者ではときどきエコーを施行したり，あるいはBNPを測定するなどの必要があるかもしれません．BNPについては，100 pg/mLを超えたら心不全の可能性が高い，40〜100 pg/mLはボーダーラインというように見ていくのが一般的だと思います．そのような注意をしながら，ベネフィットが考えられる患者については慎重に観察しながら使うことになると思います．

清野 ありがとうございました．では次に，荒木先生お願いいたします．

GLP-1受容体作動薬かDPP-4阻害薬か

荒木 それでは，愛知医科大学の髙田恵理子先生からのご質問です．

「GLP-1受容体作動薬とDPP-4阻害薬，どちらを使うか迷った症例では体重に与える効果以外で何か重要視しているポイントはありますか」

荒木 ほとんどの患者がインスリンの1日1回注射ということになり，それに加えて注射をするのか，経口薬を飲んでいただくか，その違いがあります．注射を増やすことに抵抗があるかどうかがポイントの1つです．

また先ほど横手先生が言われたように，GLP-1受容体作動薬は消化器症状がより起こりやすいというデメリットがあります．このような消化器症状にセンシティブな患者，あるいはそれをできるだけ避けたい患者には，DPP-4阻害薬のほうがベターだと思います．

「インスリンにDPP-4阻害薬を追加する場合，どのような症例が有効ですか」
「各薬剤によって効果の差がありますか」

荒木 DPP-4阻害薬を服用していただく場合，インスリンは1回注射ですので，ある程度インスリン分泌が保たれている患者でなければ効果が期待できません．その分泌を調べるために，私たちは尿中あるいは血中のCペプチドを測ることが多いです．尿中のCペプチドであれば最低1日30μgは出ており，インスリン分泌がある程度保たれていると予想される患者でなければ効きが悪いと思います．また次のようなサブのご質問をいただいています．

「DPP-4阻害薬を追加する場合，有効性に年齢や罹病期間はどう影響しますか」

荒木 年齢に関しましては，先ほど横手先生からご回答がありましたように，消化器系への影響をお考えいただく必要があると思います．ただ，DPP-4阻害薬はおしなべて低血糖を起こしにくいメリットがありますので，比較的ご高齢の方でも使いやすいと思います．

罹病期間は，どの薬剤でも同じだと思いますが，短いほうがより効果が高いかと予想はしています．ただしデータそのものは持っていません．

また薬剤による効果の差ですが，先ほどのスライドにお示ししましたように，数種類のDPP-4阻害薬を使用しましたがHbA1cの低下効果に大きな差はないようです．インスリンとの併用において薬剤による明らかな効果の違いは，いまのところは証明されてはいないとご理解いただければとよいと思います．

清野 よろしいですか．ご質問の鈴木先生は，使用経験から薬剤間に差がありましたか．

鈴木 最初の内因性インスリン分泌が保たれている患者で効果が期待できるということですが，痩せた症例ほど効くのであれば，内因性インスリン分泌との関連は本当なのかなという疑問がありました．また，AとBの薬剤で差がないとすると薬価だけを考慮するのかといったいろいろな疑問が出てきます．例えば患者のdose responseなどの観点からどのような使用薬剤選択すべきか，清野先生の深い知識で解説いただけるとありがたいと思います（笑）．

清野 私は，いまは単なる司会業ですから（笑）．荒木先生，どうぞ．

荒木 先ほどお見せしたデータで，ビルダグリプチンの追加で，プラセボでは-0.2％です．一方，実薬群では0.5％のHbA1cの低下ということでお示ししています．

またアログリプチンは12.5mgと25mgと，プラセボで見ています．12.5mgが0.63％の低下，25mgが0.71％，プラセボは0.13％ですから，その差は約0.5〜0.6％．用量ではあまり大きな差がないようです．それから，シタグリプチンの追加でプラセボでは変化がなく，シタグリプチンの100mgで0.6％低下で

すからプラセボと比較して0.5～0.6％くらいの低下という結果が多いようです．データ的にはあまり薬剤間に差がないと思いますし，アログリプチンだけが用量の違う製剤がありますが，12.5mgと25mgではあまり大きな差はないと考えられます．

清野 少ない用量を使うほうが医療費にもいいわけです．それでは，植木先生，お願いいたします．

DPP-4阻害薬で血糖安定した場合の継続投与の可否

植木 SDC鈴木糖尿病内科の鈴木 厚先生からの質問です．

「ドラッグナイーブでDPP-4阻害薬を内服してHbA1cが正常化した場合，DPP-4阻害薬は一旦休薬すべきかどうか．GLP-1受容体作動薬についてはどうですか」

植木 DPP-4阻害薬はやはり継続すると私は思います．熊本宣言も7％ではなくて，心は6％未満を目指すと理事長も言っておられますので，これは当然継続です．おそらくEXAMINEとかSAVOR-TIMI53で心不全の問題もあり，薬の選択はベネフィットとリスクのバランスだと思いますが，DPP-4阻害薬に関しては懸念するリスクは多くはないと思います．

一方，GLP-1受容体作動薬は効果が非常に強いので，中止すると，正常ではなくなるという理由から継続したほうがいいと思います．ただしリスクに関しては未知の面が多いのではないかと思います．膵炎や膵癌に関してはその懸念が少なくなってきたと思います．2014年のADAのDaniel Drucker先生のBanting Lectureによると，大腸が大きくなり大腸癌を増やすかもしれないといわれていたので，その点が多少の懸念材料かもしれません．

ただ，今までの疫学研究を見ると，GLP-1受容体作動薬を使っている人の大腸癌のリスクは軽減するというので，それほど心配しなくてもいいのかもしれません．結論として両方とも継続したほうがいいというのが私の意見です．

透析中の糖尿病治療

植木 もう1つ大変悩ましい質問ですが，なかやまクリニックの中山幹浩先生からです．

「食欲が抑制できない透析中の方にビクトーザ®を投与したところ，食欲抑制ができて血糖値も改善したのですが，体重が減少してきたために腎臓科の主治医から本剤の中止を依頼されました．やめるべきでしょうか」

植木 透析中なので，当然ながらcatabolicに傾いていることを懸念されていると思います．おそらく非常に肥満しておられるようです．透析中の治療の基

本は，インスリンとはいえ，ビクトーザ®はインスリン分泌を促すようなお薬なので，骨格筋が減らないことをチェックして，内臓脂肪などが減少しているという前提の下では続けていかれてもいいかと思います．

清野 中山先生，よろしいですか．では次に横手先生お願いします．

HbA1c以外の治療指標

横手 次は，先ほど症例をご発表下さった大垣市民病院の藤谷 淳先生からのご質問です．

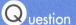

「健康寿命の維持を目標として，高齢者に対する糖尿病治療においてHbA1c以外の治療指標となり得るものがあればご教示下さい」

横手 やはりご高齢の場合，無事であること，つまり危険をどれだけ察知できるかがすごく大事だろうと思います．皆さんにCGMSができるわけではありません．

そうした中で，私の経験から，ご高齢の方を診るときに，例えば薬剤が効きすぎる場合，あるいは思ったより効く場合は注意をしています．HbA1cがずっと悪かったのが急に下がりだしたというときです．実は大腸に癌があって出血していて貧血が進んでいたということもあります．

また，LDLコレステロールがまさにそうでして，スタチンを服用したら本来40％ぐらいしか下がらないはずが80％下がってしまったというご高齢の方がいたら，肝臓に何か問題があったり，消耗性の疾患が隠れていたりします．「管理目標達成，下がった，よし」というのではなくて，何か少し普通と違うなというところに嗅覚を働かせていくことがとても大事だと思います．

また，低血糖と気付かずに起きる現象として，例えば同じ治療で体重が増えていたりすると知らず知らずに食べていたり，あるいは次のごはんの前に何となくお腹がすくことがある場合には，その薬が過量になっているかもしれません．ですから，そういう時間帯に病院に来ていただいて血糖を測ってみるとか，そのときだけCGMSの機器を貸してあげて回避していくことも大事ではないかと思います．

DPP-4阻害薬の使い分けとその注意点

横手 あともう1つ．諏訪赤十字病院の舩瀬芳子先生からのご質問です．

「DPP-4阻害薬の使い分け，注意点ということで，SU薬使用例，年齢，合併症，特に大血管障害の有無などで使い分けなどの注意点はありますか」

横手 SU薬使用例については，加来先生のご講演にもありましたが，やはり高用量のSU薬との併用は危険です．私の自験データを先ほどお示ししました

が，例えばアマリール®1〜2mgであれば，常用量でほかに問題がなくて，それ以外のお薬を使っていなければ，かなり安全に使えるイメージがあります．年齢については元気度を測るのに，フレイルとは逆ですが，まだふさわしい指標がないのです．ただ，社会的な活動性の高い方，リーダーシップをとっている方には，若い方と同じように治療していってよいと思っています．

また大血管障害の有無によってどうかということですが，昨今のエビデンスをまとめますと，やはり発症後5年以内の糖尿病で血糖管理をしっかりやると10年後，20年後に大血管障害がしっかり抑制されることがわかっています．ところがそれ以上経って確立した糖尿病や，すでに大血管障害がある人は，残念ながら血糖だけをしっかり下げても，どうも大血管障害予防の効果が薄いようです．逆にいうと，そういう方には低血糖を起こさないようなマイルドな治療を緩やかに行っていくことです．ありきたりの答えですけれども，それ以外のリスク管理をしっかり行うことが大事だと思います．

清野 ありがとうございます．まだ時間がありますので，では1問ずつまたお願いいたします．

持効型インスリンとインスリンアナログの使用

門脇 私は松本医院の松本 圭先生からいただいています．

「SGLT2阻害薬を使用するとき，併用するインスリンに対するRecommendationを説明されましたが，デグルデクのような持効型のインスリンとインスリンアナログの使用ではどちらのほうが特に注意が必要なのでしょうか」

門脇 結論からいうと，どちらも注意が必要だと思います．

DPP-4阻害薬の場合には，SU薬と併用したときに重症低血糖が薬の発売当初に頻発して，清野 裕先生のリーダーシップでSU薬をあらかじめ減量して用いるなど，非常にきめ細かい注意と啓発がされ，その結果，重症低血糖が激減したという，非常に先駆的な取り組みがありました．

その後，神戸大学の清野 進先生，稲垣先生などの研究によって，DPP-4阻害薬とSU薬は膵臓のβ細胞でインスリン分泌に対して相互作用があって，状況によっては相乗的にインスリン分泌を亢進させ，血糖値を下げる作用があることから，そのメカニズムについても解明されたわけです．

もちろん，インスリンとDPP-4阻害薬を併用する場合にも低血糖の注意は必要ですが，それはもともとインスリンによって起こる低血糖であって，それ以上の相互作用はおそらくないだろうと思います．SGLT2阻害薬の場合には事情が異なります．SGLT2阻害薬の適正使用委員会で検討しましたが，インスリンとの併用による重症低血糖が相当目立ちました．そのメカニズムを考えてみると，SGLT2阻害薬は体重を減少させる，あるいは高血糖毒性を取るといったメカニズムも含めて，骨格筋における糖の取り込みを上げる，つまり骨

格筋でのインスリン感受性を改善すると考えられています．そのことがインスリンと併用したときの低血糖の増加のメカニズムとしてかかわっており，DPP-4阻害薬の場合にはむしろそのようなことが少ないのではないかと思います．

SGLT2阻害薬とインスリンの併用については，わが国で臨床治験も行われていないので，どうしても必要な場合以外は使わない，使うとしても非常に慎重に使わなくてはいけません．インスリンの量をあらかじめ適切に減量するなどの注意はもちろんのこと，急速にインスリンの効きがよくなることを常に念頭に置いて注意をする必要があると思います．

併用療法における低血糖問題

清野 それでは，荒木先生お願いします．
荒木 書写西村内科の西村 豊先生からのご質問です．ただいまの門脇先生への質問と非常に関係のあるご質問です．

Question
▶MAGE（平均血糖幅）

「種々糖尿病治療薬とDPP-4阻害薬の併用療法に関して，低血糖の増加は少なかったということですが，一般的に血糖の変動幅を小さくしてMAGE（平均血糖幅）を改善するという認識でしたが，食後血糖を抑制し，無自覚性低血糖を改善したというCGMの結果を読んだことがあります．低血糖の減少というデータはいかがでしょうか．インスリンとDPP-4阻害薬の併用で低血糖を減らせますか」

荒木 インスリンとDPP-4阻害薬の併用の場合，低血糖はプラセボと比べて増やさないというデータはありますが，有意に減らしたというデータではないのです．併用によって低血糖は増やす可能性は少ないとご理解いただければよいと思います．ただし，インスリンの必要量を減らしたという報告が少しあります．GLP-1受容体作動薬ほどではないのですが，インスリン必要量を少し減らす可能性もあります．

血糖依存性の作用をインクレチンが持っているので，低血糖のときにはインクレチンのインスリン分泌低下効果はキャンセルされて，むしろグルカゴンの効果が出てくることもあろうかと思います．そのような機序から低血糖を起こしにくいとご理解いただきたいと思います．

DPP-4阻害薬と魚食との関係

清野 では，植木先生お願いします．
植木 上瀬クリニックの上瀬英彦先生からです．

Question

「DPP-4阻害薬と魚食は相性がいいとのことですが，これはEPA，DHAのどちらの関与が大きいでしょうか．また，ビタミンDの影響が加味されている可

能性はいかがでしょうか」

植木 清野先生の論文を拝見しますと，EPAとDHAの相関係数はDHAのほうがやや大きいのですが，両方ともかなり大きく0.6とか0.7くらいでどちらがとは言えないと思いました．

　確かに魚はビタミンDが非常に多く含まれています．ただしほかにビタミンDを含んでいるキノコ類などとは相関がなさそうなので，これは少し違うのかもしれません．活性型ビタミンDを測定されておられるかもしれませんが，ご発表されていないので，おそらくEPAやDHAの効果ではないかと推察します．

α-GIの追加投与の可否

清野 では，横手先生お願いします．
横手 愛知医大病院の茂木幹雄先生からのご質問で，かなり具体的な症例問題をいただきました．

Question

「86歳，女性，糖尿病．認知機能は正常．右冠状動脈不安定狭心症でPCIを施行した症例の術後2日目．HbA1cが7.0％．DPP-4阻害薬を1錠のみ朝服用しています．血糖が朝食前250mg/dL，昼食前260mg/dL，夕食前170mg/dL，眠前150mg/dL．そこでα-GIを3錠・分3で選びました．これでよかったでしょうか．あるいはほかに選択肢があるのでしょうか」

横手 何か試されている気がするのですけれども（笑）．

　DPP-4阻害薬1錠ですからそんなことはないと思うのですが，朝食前250mg/dL，昼食前が260mg/dLなのに，HbA1cが7.0％というのはちょっと低いなという印象があります．貧血がないかとか，あるいはあった場合に，これがインスリンだと低血糖を知らないところで起こしていないか注意すべきだと思います．

　α-GIはもちろんいいお薬ですが，朝食前に250mg/dLというのは空腹時高血糖になっています．入院中で，しかもPCIというイベントの前後だとすると，しっかり下げて糖毒性を解除してあげる必要があるので，やはり持効型インスリンなどで朝の血糖を150mg/dL以下にすることが大事だと思いました．もちろん86歳というところで強さは考える必要があります．荒木先生からはもう一つ非常に具体的で重要な質問です．

Question

「α-GIは不安定狭心症を起こしたあとも心血管イベント抑制効果があるでしょうか」

横手 α-GIの心血管イベント抑制効果は，日本で製薬会社の働きなどで結構高く見られていますが，世界的には評価は（△）程度だと思います．というの

は，いちばん強いデータとなっているSTOP-NIDDMがもともとIGTの患者に対して行われた試験ですし，また，先ほど申し上げたエビデンスから考えても，すでに冠動脈疾患がある方にα-GI単独でイベントをがっちりと抑制できるかというと，可能性はそんなに高くないと思います．

むしろ血糖をある程度リーズナブルにコントロールした上で，75歳以上の方では十分なエビデンスが確立していないとはいえ，スタチンは二次予防でも75歳までの心血管イベント抑制効果についてはしっかりと世界的にエビデンスが確立しているので，そういう動脈硬化をターゲットとした治療をすることがこの患者にもとても大事であり，血糖プラスアルファで考えていただければよろしいかと思います．

清野 ありがとうございました．最後に1つ質問がきています．どなたかお答えいただきたいのですが，松本医院の松本 圭先生のご質問です．

グルカゴンの血糖上昇における重要性

「2013年と2014年の日本糖尿病学会のグルカゴンのシンポジウムでグルカゴンノックアウトマウスにSTZ処理してβ細胞をなくしても血糖値が上がらなかったと発表されている先生がおりました．治療のアプローチでグルカゴンを上昇させない治療が大切ではないかと思います」

清野 このセミナーではこの点について触れてほしいとのことで，これは2013年の日本糖尿病学会長の荒木先生お願いします．

荒木 そのような論文が出ています．グルカゴン受容体のノックアウトマウスにSTZを投与してインスリン分泌を抑制しても血糖値があまり上がらなかったという論文データが出ています．

これはグルカゴンの血糖上昇における重要性を示した1つのデータであり，グルカゴン受容体のシグナルをブロックするような糖尿病治療薬の有用性を示唆するデータと考えられます．

ただ，血糖の変動はグルカゴンのみで説明できるわけではないと思います．グルカゴンとインスリンのバランスで糖の代謝が制御されています．このデータはグルカゴンの重要性を再認識させるものだったということで，グルカゴンルネッサンスという形でシンポジウムを組んで，その論文の筆頭著者の先生を招いて，シンポジウムをしました．

清野 植木先生はいかがですか．

植木 動物実験では確かにそうです．1型糖尿病についてもグルカゴンの作用を抑制することによって，血糖を安定化させられるのではないかと思います．そのときにヒトの臨床でよくいわれるのは，膵全摘の場合には血糖抑制はされていないだろうということです．ただ，ヒトの場合は腸管からもグルカゴンが分泌されるようになっているとの考えもあり，よく分かりません．

グルカゴン受容体の抑制薬ということであれば，そういう問題も克服できるのかもしれません．ただグルカゴンの大事な役割としては門脇先生がSGLT2

阻害薬のスライドに出されていましたが，グルカゴンの作用を抑制することによってβ酸化を促進させたり，インスリンがそれほどないと起きないのかもしれませんが，脂肪肝になってしまうなどのバランスもしっかり考えておかないといけないのではないかと思います．

清野 ヒトでまったくインスリンなしで治療可能でしょうか．私はあの論文に関してかなり疑問を持っていたのですが，門脇先生いかがですか．

門脇 ヒトの病態ではグルカゴンのレセプターがまったく働かない状態はないわけですから，グルカゴンの重要性は示していますが，だからといってインスリンの重要性を否定するものではまったくないと思います．また，グルカゴン受容体抑制薬は治療薬として低血糖の危険などはあるかと思います．グルカゴン受容体の活性を抑制するような治療法は両刃の剣ではあると思います．

清野 ありがとうございました．いろいろ討論をしてきましたが，ほぼ時間になりました．

　今日のこの「2型糖尿病とその治療の進歩」というセッションでは，門脇先生から，この糖尿病素因の解明がかなり進みつつある，あるいはその病態からアディポネクチン受容体作動薬には効果が期待でき，現在開発中との魅力あるお話を伺いました．また3人の先生からはこの臨床に直結する具体的なお話をいただきました．たくさんご質問いただいたフロアの先生に深謝いたしまして，このセッションを終わりたいと思います．どうもありがとうございました．

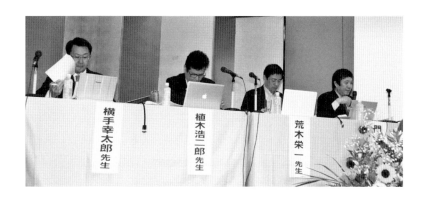

誌上回答

「IGT neuropathy macroangiopathyなど食後高血糖に対してどこから介入するかに関して．食事療法（喫食順番，GI値），食後運動，薬物療法（α-GI，グリニド，DPP-4阻害薬）などありますが，今後IGT介入に対しての介入指針は出てくるのでしょうか」（書写西村内科・西村 豊先生）

門脇 IGTに対する介入は食事・運動・減量という生活習慣改善はぜひ行っていただきたい．多くのエビデンスがあります．薬物治療ではわが国ではα-GIが高血圧，脂質異常症を合併したIGT症例に適応があります．現在，DPP-4阻害薬についても検討されていますが，効率的な予防効果のデータと安全性，経済性のバランスが適切でなければならないと思います．長期予後についてのデータの蓄積も求められます．

「若手肥満2型糖尿病について，早期の治療介入の重要性が言われておりますが，薬物療法について（食事・運動療法後）治療の開始時期は何を目安にすべきでしょうか（HbA1c，食後血糖など）」（SDC鈴木糖尿病内科・鈴木 厚先生）

門脇 予防については上記のとおりですが，治療というと糖尿病の診断が前提になりますので，早期診断が重要です．具体的には"かくれ糖尿病"を早急に発見することがポイントでブドウ糖負荷試験が重要です．HbA1c 6.1～6.4％の高値の方には積極的にブドウ糖負荷試験を行う．
　HbA1c 5.6～6.0％であっても糖尿病家族歴，肥満・メタボリックシンドロームなど糖尿病のリスクがある場合には，ブドウ糖負荷試験を考慮することが重要です．

「ご講演の中にありました山田先生の論文中の『生活習慣スコア』の評価項目が具体的にわかればご教示ください.」(笹川内科胃腸科クリニック・山中賢治先生)

植木 添付のとおりです(**表**).

表 生活習慣スコア チェック項目

1. 食事を抜くことはありますか?(例えば,朝食を抜くなど)
    - ない(1点), 時々またはよくある(0点)
2. 夕食は21時以降ですか?
    - ない(1点), 時々またはよくある(0点)
3. 食事の量や内容に気を使っていますか?(例えば,糖分,塩分,脂質を減らすなど)
    - よく使う(2点), 時々使う(1点), 使わない(0点)
4. 間食をとりますか?
    - ない(1点), 時々またはよくある(0点)
5. 夕食は外食ですか?
    - ない(1点), 時々またはよくある(0点)
6. お酒を飲みますか?
    - ない(1点), 時々またはよくある(0点)
7. 週に何回くらい運動をしますか?
    - 毎日(2点), 1〜6回(1点), なし(0点)
8. 1日のどのくらい運動をしますか?
    - 1時間以上(2点), 1時間以内(1点), なし(0点)

Tajiri Y, et al. Endocr J. 2012; 59: 197-204

おわりに

清野 裕
関西電力病院 院長

　4人の演者から,「2型糖尿病とその治療の進歩」を主題に,2型糖尿病のさまざまな病態,あるいは高齢者の治療などについて,異なる作用機序を有するさまざまな薬剤のベネフィットとリスク,効果的な薬剤の使用方法についてご講演をいただいた.また,フロアからの多くの質問にお答えすることで理解も深まり,より具体的な治療イメージができたのではないかと思う.

　門脇先生は,「2型糖尿病およびIGTへの対応」と題し,この1年間の最新の知見を述べられた.本邦における糖尿病予備群が2012年に初めて減少に転じたという明るいニュースがある一方で,2型糖尿病患者,特に男性の平均BMIは増加傾向にあることを紹介された.また,加齢に伴う新たな病態としてのサルコペニア,フレイルを有する高齢者糖尿病も増加し,治療目標も変わる可能性を指摘された.ご自身の研究として日本人の糖尿病遺伝子研究の成果やアディポロンの特性の一端をご紹介された.また近年上市された糖尿病治療薬のDPP-4阻害薬やSGLT2阻害薬についてベネフィットとリスクを示し,特にSGLT2阻害薬については安全性を最優先に使用すべきとコメントされた.

　発言1の荒木先生は,欧米におけるインスリン導入の考え方を紹介するとともに,本邦で研究された経口薬で効果不十分な患者に対するインスリンの上乗せ効果を検討したALOHA STUDYの成績についてまとめられた.またインスリンとDPP-4阻害薬の併用が,低血糖や体重増加を来すことなく良質の血糖動態が得られ,日常診療において有用と述べている.

　発言2の植木先生は,DPP-4阻害薬の効果は本邦の大規模臨床研究の結果として,BMIが低く,罹病期間の短い患者がよく効いており,一方で食事・運動などの生活習慣を守れない患者ではDPP-4阻害薬の効果は減弱するなど,インクレチン関連薬の効果的な使い方について5項目にまとめられている.

　発言3の横手先生は,高齢者ではやみくもにHbA1cを下げた場合の弊害として,脳血管障害,認知症,転倒・骨折など,低血糖を促進するものがあると指摘され,QALYs(質調整生存年)という概念で生存年数を考慮して治療を行うことを強調された.

　講演後,会場からは多くの質問が寄せられ,充実した討論が行われた.本セミナーで得られた知識を日常診療に役立てていただければ幸いである.

セミナーⅡ

トピックス

SGLT2阻害薬の光と影

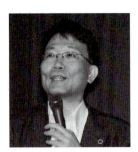

稲垣 暢也　京都大学大学院医学研究科教授／糖尿病・内分泌・栄養内科学

はじめに

　本日は「SGLT2阻害薬の光と影」について講演させていただきます．私はつい影の部分を多くお話ししてしまうのですが，きっちり光の部分もお話ししたいと思います．

　さて，わが国の糖尿病患者は1000万人近くにまで増え，境界型も含めますと最近では2050万人といわれています．ようやく境界型は減少に転じてきたものの，いまだに非常に多いというのが問題です．糖尿病データマネジメント研究会（JDDM）による糖尿病患者のBMIの推移をみたデータでは，平均BMIは年々増加し，2012年には25.0に達しました．糖尿病患者の増加の背景にこの肥満があるというところに大きな問題があります．

　朝日生命成人病研究所附属丸の内病院（現朝日生命成人病研究所附属医院）において，糖尿病と診断された患者のうちBMIが25以上の肥満の割合を見ますと，1980年代，1990年代，2000年代と経過するにつれて，24.7％から43.1％まで増えており，やはり肥満の患者がだんだん増えていることがこれを見ても分かるわけです．

SGLT2阻害薬開発の歴史

　このような背景のもとでSGLT2阻害薬は開発されてきました．1800年代の比較的早い段階で，フロリジンがリンゴの木の樹皮や根から単離されています．フロリジンはもともと解熱薬として使われていましたが，これを用いると尿糖を誘発して，糖尿病とよく似た症状になることが1800年代に報告されました．その開発の歴史は**表1**に示しています．

　1960年頃には，いわゆる生理学的な研究で，ナトリウムとグルコースの共輸送体といったものの存在が提唱されるようになりました．その後，分子生物学的な研究でHediger先生らのグループがSGLT1を同定し，さらに1994年には，Hediger先生のところに留学され現在は大阪大学の教授をされている金井好克先生がSGLT2を同定しました．

　一方で，このフロリジンがインスリンの感受性をよくする，あるいは糖毒性を改善するということが報告されて，当時の田辺製薬（現在の田辺三菱製薬）が世界で最初に経口のSGLT阻害薬，T-1095を開発しました．このように，SGLT2阻害薬の開発は，わが

国が世界に先行して行っていたのです．しかし，このT-1095は後に述べる理由で開発が断念されました．最終的にSGLT2阻害薬は，2012年にダパグリフロジンがヨーロッパで承認され，2013年にカナグリフロジンが米国で承認され，2014年になって，わが国で5製剤が承認されたのです．

図1はRossetti先生らの論文ですが，2型糖尿病モデルラットにフロリジンを投与したときの影響をまとめました．糖尿病状態にな

表1 SGLT2阻害薬開発の歴史

1835年	フロリジンがリンゴの木の樹皮，根より単離される[1]
1886年	フロリジンが尿糖を誘発することが報告される（Von Meringら）[1]
（1921年）	（インスリンの発見）
1960年	小腸におけるSGLTの存在を提唱（Crane RKら）[2,3]
1987年	SGLT1の同定（Hediger MAら）[4]
1994年	SGLT2の同定（金井好克ら）[5]
1999年	フロリジンをもとに，田辺製薬（現 田辺三菱製薬）が世界初の経口SGLT阻害薬T-1095を開発[6,7]
	→以降選択的SGLT2阻害薬の開発が進行
2012年	欧州で，ダパグリフロジン承認
2013年	米国で，カナグリフロジン承認
2014年	複数の薬剤が国内，国外で承認

1) Ehrenkranz JR et al. Diabetes Metab Res Rev 2005；21(1)：31-38,
2) Tipton CM. Adv Physiol Educ. 2013；37(1)：15-27,　3) Crane RK. Physiol Rev 1960；40：789-825,
4) Hediger MA et al. Nature 1987；330(6146)：379-381,　5) Kanai Y et al. J Clin Invest. 1994；93(1)：397-404,
6) Tsujihara K et.al., J. Med. Chem. 1999, 42, 5311-5324,　7) Oku A et al. Diabetes 1999；48(9)：1794-1800

図1　2型糖尿病モデルラットにおけるPhlorizin (PZN) 投与の影響

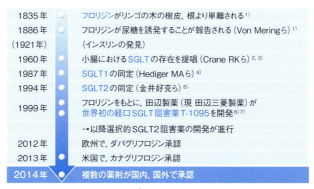

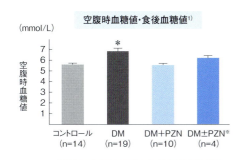

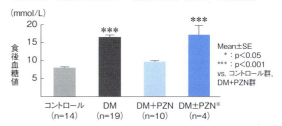

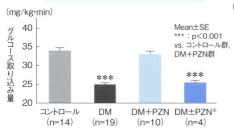

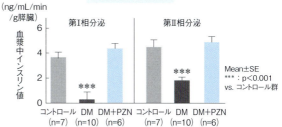

※：PZN投与中断

方　法：雄性糖尿病モデルラットに溶媒またはphlorizin 0.4g/kg/日を1日3回4～5週間皮下投与した．
　　　　糖尿病＋Phlorizin（DM±PZN）投与群では，phlorizin投与中断10～12日後に各評価を行った．
検定法：One way ANOVA in conjunction with Student-Newman-Keul's test

1) Rossetti L, et al: J Clin Invest 79(5), 1510-1515,1987より作成
2) Rossetti L, et al: J Clin Invest 80(4), 1037-1044,1987より作成

ると，空腹時血糖が上昇しますが，そこでフロリジンを4〜5週間投与したときの空腹時血糖と，それを中止してからの血糖値を見たのが上段左右のグラフです．上段左が空腹時血糖値，上段右が食後血糖値です．いずれも，フロリジンを投与しますと，対象の非糖尿病マウスと比べて，同じぐらいまで血糖値が下がっています．

また，インスリンによるグルコースの取り込みを見たものが図1の下段左のグラフです．フロリジンを投与することによってインスリンの感受性が非常に上がっています．さらに，下段右はグルコース負荷を行ったときのインスリン分布を第Ⅰ相と第Ⅱ相で見ていますが，糖尿病モデルマウスのインスリン分泌反応がよく回復していることが分かります．糖毒性を取ることによって血糖値が下がり，インスリン感受性がよくなり，インスリン分泌もよくなります．こうした報告が基となりSGLT2阻害薬は開発されてきました．

ナトリウム・グルコース輸送体

グルコースの輸送体には，このGLUT familyとSGLT familyがあります（図2）．GLUT familyは促進型のグルコース輸送体で，ただ単に濃度勾配に応じてグルコースを運びます．現在13種類のアイソフォームが知られていますが，基本的にはGLUT1〜GLUT4がメジャーであり，あくまでも濃度勾配に応じて流れるのが，このGLUT familyのグルコーストランスポーターの特徴です．

一方，SGLT familyはナトリウムとグルコースを一緒に運ぶことで，ナトリウムの濃度勾配に応じて同時にグルコースが運ばれることになります．これがなぜ能動的かというと，ナトリウムの濃度勾配をつくるために実際にはATPを用いて，ナトリウム・カリウムポンプで濃度勾配をつくっているわけです．その濃度勾配を用いてグルコースを取り込んでいますので，間接的にはATPを使っていることになります．

SGLT2とGLUT2の発現

このナトリウム・グルコース共輸送体，SGLTsは現在1〜6まで知られています（表2）．SGLT3〜6に関しては十分に機能がわかっていません．そういう意味でSGLT1とSGLT2がメインの話になります．SGLT1は

図2 主なグルコース輸送体

GLUT family
- 促進型グルコース輸送体
- 受動的双方向性の輸送体
- 13種類のアイソフォーム
  （GLUT1–12, H+/ミオイノシトール輸送体［HMIT］）
- GLUT1（腎臓など各組織に分布）
- GLUT2（腎臓および膵臓に分布）

SGLT family
- ナトリウム・グルコース共輸送体
- 能動的一方向性の輸送体
- 6種類のアイソフォーム（SGLT1–6）
- SGLT1（小腸刷子縁，近位尿細管S3セグメント）
- SGLT2（近位尿細管S1およびS2セグメント）

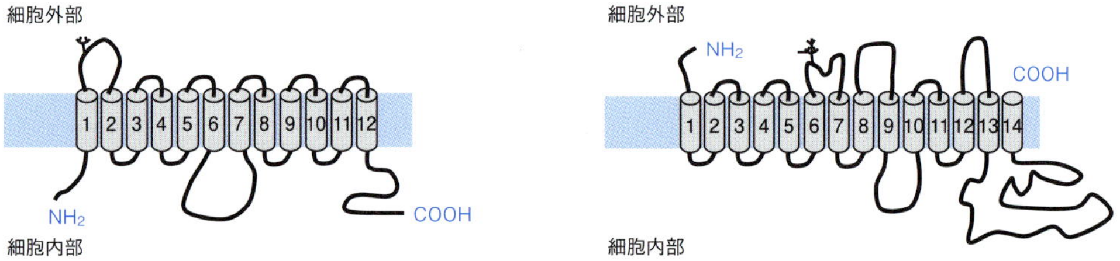

小腸，腎臓，心筋などに，SGLT2は主に腎臓に発現しています．

SGLT1は，特に腸管からのグルコース・ガラクトースの輸送に関わり，この遺伝子異常によって，グルコース・ガラクトース吸収不全が起こり，かなり重篤な疾患になります．SGLT2は主に腎臓で，この分子異常によって，いわゆる腎性糖尿が起こることが近年分かってきました．

図3は腎臓の近位尿細管における糖の再吸収を見たものです．糖は糸球体からいったん尿中に排泄されて，この原尿中の糖が再び尿細管を介して，血中に再吸収されることになります．この近位尿細管の特に最も近い部分，S1のセグメントではSGLT2が発現し，S3のもう少し遠い部分ではSGLT1が発現しています．ナトリウムの濃度勾配に応じて，グルコースが取り込まれますが，SGLT2はナトリウム1個とともにグルコースが1個取り込まれ，SGLT1は2個のナトリウムで1個のグルコースが取り込まれます．SGLT1のほうがよりグルコースに対して親和性が高いと同時に，エネルギーを使って強力に吸収する力を持っています．

ナトリウムの濃度勾配は先ほど述べたように，ナトリウム・カリウムポンプを用いて濃

表2 ナトリウム・グルコース共輸送体 (SGLTs)

輸送体	主要発現部位	機能	
SGLT1	小腸，腎臓，心筋	腸・腎臓の近位尿細管におけるグルコースおよびガラクトースの輸送	グルコース・ガラクトース吸収不全
SGLT2	腎臓	腎臓の近位尿細管におけるグルコースの輸送	腎性糖尿
SGLT3	小腸，子宮，肺，甲状腺，精巣	ナトリウムの輸送（グルコースは輸送しない）	
SGLT4	小腸，腎臓，肝臓，胃，肺	グルコースおよびマンノースの輸送	
SGLT5	腎臓	不明	
SGLT6	脊髄，腎臓，脳，小腸	ミオイノシトールおよびグルコースの輸送	

※SGLT1の遺伝子異常は，小腸の局在に関連したグルコース・ガラクトース吸収不全症を発症し，治療を行わなければ致命的となることが知られている．
※SGLT2の遺伝子変異による機能欠損では，腎性糖尿以外の臨床症状がほとんどない．

Bays H.: Curr Med Res Opin. 25(3): 671-681, 2009

図3 腎臓近位尿細管における糖の再吸収機構

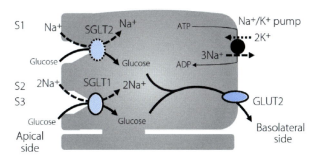

Harada N and Inagaki N. J Diabetes Invest. 3: 352-353, 2012

度勾配をつくっています．細胞内に取り込まれたグルコースは，GLUT2を介し，濃度依存性に濃度勾配に応じて血中に入っていくことになります．

さて健常者では，糸球体で濾過されるグルコースは大体1日180gといわれています．その9割の160gがSGLT2を介して再吸収され，残りの20gの部分がSGLT1を介して再吸収されます．基本的には健常者では，尿中に糖が排泄されることはないわけです．

ここでSGLT2を阻害薬で完全に阻害したときに，160gの尿糖が排泄されるかというと，実際はそうではありません．これは基本的には健常者でSGLT2を阻害した場合，実際にはSGLT1がまだかなり余力を持っているために，SGLT2を阻害してもSGLT1が頑張って再吸収します．そういうことで，大体120gがSGLT1で再吸収され，60gぐらいの尿糖が排泄されることになります．つまり糸球体濾過量の大体30～50％程度が尿中に排泄されるわけです（図4）．

一方，2型糖尿病では，腎の尿細管におけるSGLT2とGLUT2の発現が促進しているという報告があります．その結果，グルコースの再吸収が3倍ぐらいに増えて亢進しています．図5はカナグリフロジンを用いた論文

図4　尿糖排泄

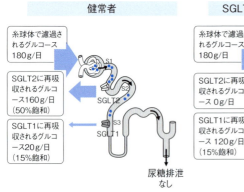

	SGLT1	SGLT2
発現部位	主に小腸に発現，一部腎臓，心臓に発現	ほぼ腎臓に特異的に発現
腎臓内の発現部位	近位尿細管（S3）	近位尿細管（S1）
グルコース親和性	高（K_m=0.4mM）	低（K_m=2mM）
グルコース輸送能	低	高
腎臓におけるグルコース再吸収率	～10％	～90％

Abdul-Ghani M.A. et al: Diabetes 62(10), 3324–3328, 2013

図5　2型糖尿病患者の腎糖排泄閾値（RTG）

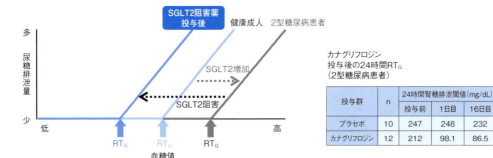

対象：2型糖尿病患者61例
方法：全例にプラセボを単回投与，翌日，プラセボまたはカナグリフロジンを単回投与し，1日休薬した後，プラセボまたはカナグリフロジン25mg，100mg，200mg，400mgを1日1回（朝食前），14日間経口投与．24時間蓄尿を実施した（7～14日目は除く）．

Nair S, et al. J Clin Endocrinol Metab 2010；95(1)：34-42 より改変

から引用したものです．健常者ではこの糖の排泄閾値が170～180 mg/dLほど，つまり，血糖値でそれを超えると初めて尿に糖が出てくるわけです．健常者では，あまり170～180 mg/dLを超えませんので尿糖は出てきません．2型糖尿病になると，この閾値が240～250 mg/dLぐらいまで上がっていると考えられます．つまり，2型糖尿病の患者では，糖の再吸収がより亢進することによって閾値が上がっています．

SGLT2阻害薬の投与で，閾値は大体70～90 mg/dL程度まで下がるといわれています．それ以上に下がらないのは，基本的にはSGLT1が糖の再吸収を代償することによるものと考えられています．

さて，天然のSGLT阻害薬フロリジンはいわゆるグルコースに糖がついたようなものなのですが，酸素を介して結合しているためにO-グリコシド構造と呼ばれます．この物質は口から投与すると消化管で分解されてしまい，なかなか吸収されず，また，SGLT1，SGLT2に対して選択性がありません．同じくO-グリコシド構造のT-1095も臨床応用には至らず，2014年になってわが国に登場してきた薬剤は全て酸素を介さずに直接グルコースに糖が結合しているC-グリコシドの構造を持っています（**図6**）．イプラグリフロジンが2014年1月に承認されました．ダパグリフロジン，ルセオグリフロジン，トホグリフロジン，カナグリフロジンと次々に登場してきました．エンパグリフロジンもおそらく2015年早々には登場するのではないか

図6　構造式一覧

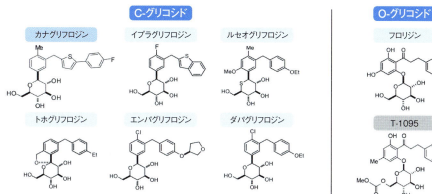

表3　SGLT2阻害薬の比較（SGLT1/2選択性，in vitro）

	IC_{50} SGLT2 (nM)	IC_{50} SGLT1 (nM)	選択性 (SGLT1/SGLT2)	References
カナグリフロジン	4.4	684	155	Liang et al., 2012
ダパグリフロジン	1.12	1391	1242	Han et al., 2008
エンパグリフロジン	3.1	8300	2680	Grempler et al., 2012
イプラグリフロジン	7.38	1876	254	Tahara et al., 2012
ルセオグリフロジン	2.26	3990	1770	Kakinuma et al., 2010
トホグリフロジン	2.9	8444	2912	Ohtake et al., 2012
フロリジン	34.6	210	6	Tahara et al., 2012

Kurosaki E. et al : Pharmaco Thera 2013;139 : 51-59

と考えられています.

日本糖尿病学会では「糖尿病治療ガイド2014-2015」で，α-GIとSGLT2阻害薬は糖吸収・排泄調節系という形でまとめられました．これらの薬剤は基本的には大きな差はないのですが，SGLT1に対してSGLT2がどれだけ選択性を持っているかという点でやや異なります.

表3はSGLT2とSGLT1のIC50の比率で見たものです．これで見ますと，例えばトホグリフロジンの選択性は2900倍程度です．フロリジンは選択性がほとんどないので6倍ということになりますが，カナグリフロジンでは155倍で，かなり薬剤によって選択性に差があります．ただ，現実的にこの差による大きな違いは臨床的にないだろうと考えられています.

SGLT2阻害薬のさまざまな特徴

SGLT2阻害薬のいちばん大きな特徴は，インスリンの状態に関わらず尿に糖が排泄され血糖低下作用を示すということです．またRossetti先生らの論文にもありましたように糖毒性を軽減させます．その結果，β細胞の機能やインスリン感受性の改善が期待されるというものです．その他のコントロール指標については**表4**の通りです．ただ，糖尿病の病態は基本的にはインスリンの作用不足です．SGLT2はインスリンの状態によらず血糖を低下させます．逆にいうと，インスリンの作用不足を直接的に改善する薬剤ではないということです.

ベースラインから見たHbA1cの変化量については，カナグリフロジン，ダパグリフロ

表4　SGLT2阻害薬の特徴

- 血糖コントロール
    - インスリン状態に拠らない血糖低下作用
    - 糖毒性軽減によるβ細胞機能・インスリン感受性の改善が期待

- その他のコントロール指標
    - 体重減少
    - 内臓脂肪減少
    - 血圧低下
    - TG低下，LDL-C/HDL-C比低下

糖尿病の病態はインスリンの作用不足であり，
SGLT2阻害薬は直接的にそれを改善するものではない．

The Lancet Diabetes & Endocrinology
Volume 1, Issue 2, October 2013, Pages 140–151

表5　SGLT2阻害薬の臨床治験成績（国内試験：単独療法）

	投与期間	投与量	ベースラインからの変化量		
			HbA1c（%）	FPG（mg/dL）	体重（kg）
イプラグリフロジン	16w	50mg	-0.76	-40.2	-2.31
ダパグリフロジン	24w	5mg	-0.41	-8.6	-2.13
ルセオグリフロジン	24w	2.5mg	-0.63	-28.3	-2.7
カナグリフロジン	12w	100mg	-0.80	-33.1	-2.51
トホグリフロジン	24w	20mg	-1.02	-35.9	-2.85
エンパグリフロジン	12w	10mg	-0.40	-25.3	-2.57

Fujita Y and Inagaki N. J Diabetes Invest. May 4, 2014; 5(3): 265–275.

ジン，エンパグリフロジン，イプラグリフロジンなどいろいろありますが，基本的にその変化量はHbA1cでは0.7～1％程度です．また空腹時血糖値の変化量はおおよそ30～40mg/dLの低下です．体重の減少に関してはおおよそ2～3kg程度です．ただ，これらはベースラインが各薬剤によって違いますので単純に比較はできません．しかし基本的に各薬剤の間で大きな違いはないだろうと考えられます．

表5にSGLT2阻害薬の国内臨床治験の成績をまとめました．HbA1c，空腹時血糖，体重などのベースラインからの変化量は**表5**の通りということになります．

図7にSGLT2の阻害薬の位置づけをまとめてみました．縦軸にHbA1cに対する効果，横軸に低血糖へのリスクと体重への影響としました．SGLT2阻害薬は基本的には低血糖のリスクがなく，体重の減少効果があります．

図8はダパグリフロジンの例ですが，体組成のベースライン値からの変化量の推移で見ますと，24週で体重がほぼ3kg，102週で4kgぐらい減少しています．薄い青で示した部分がいわゆる脂肪の減少量，残りの青い部分がそれ以外です．確かに脂肪は燃焼しますが，それ以外の部分の体重減少もあることは知っておく必要があります．

図7 SGLT2阻害薬の位置づけ

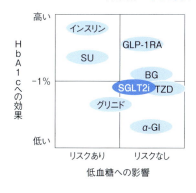
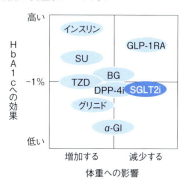

図8 体組成のベースライン値からの変化量の推移

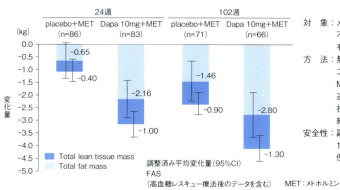

対　象：メトホルミン（MET）単独療法で血糖コントロールが不十分な2型糖尿病患者〔安全性解析対象182例，有効性解析対象（FAS）180例〕

方　法：無作為化プラセボ対照並行群間比較多施設共同二重盲検試験．対象患者をダパグリフロジン 10mg+MET群，プラセボ+MET群に無作為に割付け，MET≧1,500mg/日に加え治験薬を1日1回朝，102週間投与し，投与開始24週後および102週後における体組成の調整済み平均変化量を検討した．

安全性：副作用の発現率は，ダパグリフロジン 10mg+MET群 19.8％（8/91例），プラセボ+MET群 14.3％（13/91例）であった．

MET：メトホルミン

Bolinder J, et al.: Diabetes Obes Metab. 16(2): 159-169, 2014

図9に海外におけるダパグリフロジンの2年間の長期効果を示しました．体重減少が2年間安定して続くことが分かります．ただし別の見方をしますと，最初の数カ月で体重が下がると，それ以上は減少しない点が興味深いところです．またはカナグリフロジンの血圧への影響を見たものでは，収縮期血圧，拡張期血圧ともに数mmHg程度低下しています．

　次に腎機能別の1日尿糖排泄量を見てみます．健常者で60gほど，糖尿病患者ですと80～100gぐらいの尿糖が1日に排泄されます．腎機能が低下しますと，糸球体の濾過量が減ってきますので，その結果，糖の排泄量が減少してきます．特に中等度以上の腎機能障害者ではSGLT2阻害薬の効果があまり期待できないことになります．

　SGLT2阻害薬は，わが国では全て添付文書上，他の糖尿病治療薬との併用が可能です．各薬剤との併用療法によるHbA1cの変化量については，いずれの薬剤と併用してもその差があまりありません．

　さて，図10は最近報告された論文からの引用ですが，ダパグリフロジンを投与したときの内因性の糖産生です．糖産生は必ずしも肝臓だけではなくて，腎臓でもおそらく2割ほど起こっていると考えられます．図10右のグラフがグルカゴンレベルを見たものです

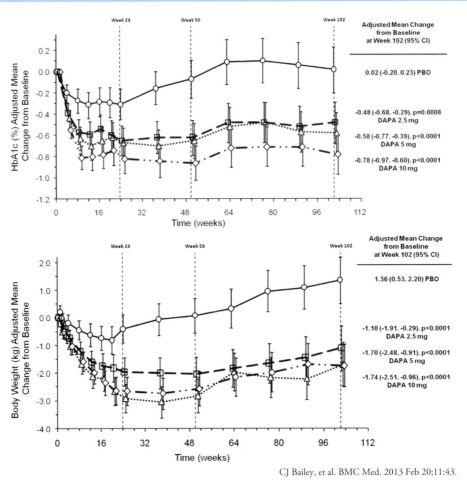

図9　ダパグリフロジンの長期効果（2年間，メトホルミン併用）

CJ Bailey, et al. BMC Med. 2013 Feb 20;11:43.

が，プラセボと比べて，ダパグリフロジンを投与すると非常に糖産生が高まっています．その背景として血中のグルカゴンレベルが上がっているためと考えられます．つまり，われわれが糖をどんどん排泄すると，やはり身体は防御機構が働いて何とか糖を身体の中で作ろうとして，グルカゴンレベルが上がり，その結果この内因性の糖産生が高まるわけです．実際にDay 2が投与初日になります（図11）．空腹時グルカゴンレベルは上がり，血糖値が下がるために空腹時インスリンがむしろ下がります．グルカゴン／インスリン比で見ると，かなり上昇していることになるわけです．

そこで，このSGLT2阻害薬と最も効果的な併用薬を考えてみます．ビグアナイド薬はそもそも糖新生を抑える薬剤です．SGLT2阻害薬は一方で糖新生を上げようとしますの

図10　2型糖尿病患者におけるダパグリフロジンの内因性糖産生（EGP）およびグルカゴンに対する影響

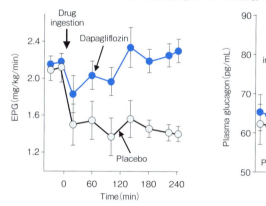
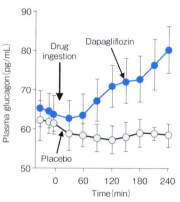

Merovci A et al. J Clin Invest. 2014 Feb 3;124(2):509-14.

図11　2型糖尿病患者におけるダパグリフロジンの空腹時インスリンおよびグルカゴンに対する影響

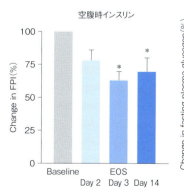
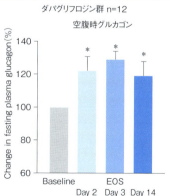
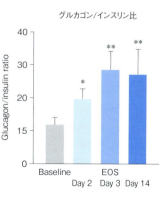

$*P < 0.05$, $**P < 0.01$
EOS, end of study（クランプ試験終了時）

Merovci A et al. J Clin Invest. 2014 Feb 3;124(2):509-14.

で，それを抑えてしまうと，より強力な効果が期待できるかもしれません．DPP-4阻害薬もグルカゴン分泌を抑える作用を持っていますので，SGLT2阻害薬を投与したときのグルカゴン分泌の上昇を抑えてしまいます．したがって，これらの薬剤の併用は，より効果的かもしれません．逆にいいますと，生体の防御機構すら抑えてしまい，特に肝機能が障害されている患者や，よりリスクの高い患者ではかえって危険であると想像されます．

SGLT2阻害薬投与で想定される各種の副作用

さてSGLT2阻害薬の投与によって想定される副作用を図12にまとめてみました．糖新生が高まることにより，脂肪がたくさん燃焼されて，ケトアシドーシスを起こすケトン体が上昇，あるいは筋肉の崩壊が起こり，浸透圧利尿が起こるために脱水症状が起こり，体液量が減少してしまう，多尿・頻尿が起こる，あるいは尿中の糖質が非常に多くなるために尿路や外性器の感染が起こる可能性がある．こういったことが問題になります．これらを一つひとつみていきたいと思います．

まずケトアシドーシスとサルコペニアの問題ですが，仮に糖が1日に100g排泄されるとなりますと，カロリーに換算して400 kcalに相当するエネルギーが糖質として排泄されます．そのため結果としてグルカゴンレベルが上がり，糖新生が亢進し，そのために脂肪や蛋白質の分解が起こってきます．脂肪が分解しますと，当然のことながらケトン体が上昇してきます．

治験段階から血中のケトン体上昇，尿中ケトン体増加などが報告されていましたが，そもそも糖尿病状態では相対的なインスリン作用不足が存在していて，それだけでもケトアシドーシスを起こしやすい状況にあります．そこにさらに悪条件が重なると，ケトアシドーシスが発症する可能性があります．SGLT2阻害薬を投与している患者で，極端な糖質制限を行い，ケトアシドーシスを起こしている例が，すでに発売後認められています．

SGLT2阻害薬の投与を開始してシックデイが起こると，もう食事も水分も受け付けません．こうした状況でこの薬を飲み続けると，ケトアシドーシスがいとも簡単に起こってしまいます．蛋白質分解が亢進する可能性

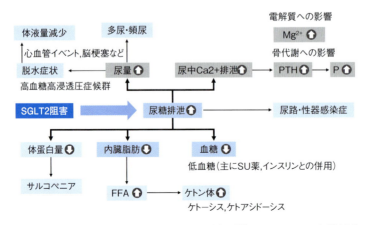

図12　SGLT2阻害薬投与により想定される副作用

診療と新薬．2013; 50: 609.より引用改変

がありますので，特に高齢者で痩せ型の患者では非常に心配です．サルコペニアの報告例はまだ基本的にはほとんどありませんが，出てくる可能性は十分あると考えています．

もう1つは脱水の問題です．この薬剤はそもそも治験の段階でヘマトクリットの上昇や血圧低下が認められていました．その結果，脱水やそれに伴った腎機能障害，高血糖高浸透圧症候群あるいは心血管イベントや脳虚血の発作などのリスクがあります．実際に私の知る限りでは，わが国でSGLT2阻害薬が発売されてからすでに高血糖高浸透圧症候群が2例起こっています．

われわれは2型糖尿病の患者に利尿薬を投与して，それだけで高血糖高浸透圧症候群が起こった例を最近経験しています．さらにシックデイなどで水も飲めない，食事もできないとなりますと，こういうものが起こりやすくなります．

心血管イベントの問題もあります．図13はカナグリフロジンに関するFDAのドキュメントから転載したものです．カナグリフロ

図13 脱水

- 治験の段階でもヘマトクリット上昇，血圧低下が認められ，脱水やそれに伴う腎機能障害，高血糖高浸透圧症候群，心血管系イベントや脳虚血発作などのリスクがある．
- 特に使用開始時には注意する必要がある．カナグリフロジンの投与により，開始後30日以内の心血管系イベントの増加が認められたが，30日以降は非投与群との差は認めなかったとの報告がある。

FDA Briefing Document　CVイベント

First 30 Days in CANVAS

	Canagliflozin	Placebo
N	2886	1441
Events (events per 1000 patients)	13 (4.5)	1 (0.7)
HR (95% CI)	6.50 (0.85, 49.66)	

Source: Created by reviewer

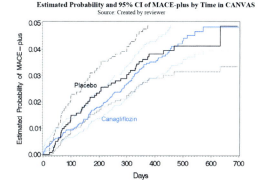

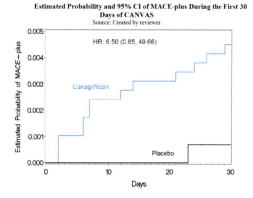

表6 脱水の注意点

- 適切な水分補給を行うよう指導を行い，高齢者や利尿薬併用患者などの体液量減少を起こしやすい患者では特に注意を要する．特に夏場は発汗等により脱水が起こりやすくなるので注意が必要である．
- 発熱・下痢・嘔吐などがあるときないしは食思不振で食事が十分摂れないような場合(シックデイ)には休薬が必要である．
- 脱水はビグアナイド薬による乳酸アシドーシスの重大な危険因子であり，ビグアナイド薬使用患者にSGLT2阻害薬を併用する場合には，脱水と乳酸アシドーシスに対する十分な注意を払う必要がある．

ジン投与群では，1カ月以内でCVイベントのリスクは約6.5倍，ハザードリスクで6.5倍くらい増えてしまうということです．一方で1カ月を超えると，ほとんど差がなくなり，特に投与初期，最初の1カ月間は注意する必要があります．脱水関連では表6に注意点をまとめました．

さらに低血糖の問題ですが，これは表7にまとめました．尿路感染症・性器感染症は表8，全身性皮疹・紅斑は表9にそれぞれまとめました．

食事療法の注意点

食事療法に関する注意点ですが，先ほど申し上げましたように，極端な糖質制限食とSGLT2阻害薬の組み合わせでケトアシドーシスの発症の前例があります．

では炭水化物はどのくらい摂取したらよいかということですが，おおよそ日本でもアメリカでも「1日100〜130gくらいの炭水化物を摂って下さい．それ以下ですと，やはり危険だ」と書かれています．その理由はこれが脳におけるブドウ糖の必要量だからなのです．SGLT2阻害薬を投与しますと，1日の尿中ブドウ糖排泄量が約100gということですから，合計200gほどの炭水化物が必要になります．仮に1400kcalの食事で炭水化物が55％となりますと，炭水化物量が約200gということになります．そういうことを考えますと普通に食べていれば大丈夫だろうということになります．

次に図14はラットにSGLT2阻害薬を投与したときの体重変化量と食餌摂取量を見たものです．左のグラフのcontrolは普通の食

表7 低血糖

- SGLT2阻害薬はインスリンを介さない血糖低下の作用機序を有することから，単独投与時の低血糖のリスクは低いと考えられる．
- これまでの重篤な低血糖をみれば，その大部分はSU薬あるいはインスリンとの併用例である．特にインスリンとの併用例が大部分を占める．
- その理由としてSGLT2阻害薬による急激な血糖降下に加え，その結果として糖毒性が急激に減少したことが考えられる．
- 低血糖のリスクを軽減するため，インスリン製剤やSU薬とSGLT2阻害薬を併用する際には，あらかじめ併用薬の減量を検討する必要がある．

表8 尿路感染症・性器感染症

- SGLT2阻害薬によって尿中のグルコース濃度が高くなり，菌が繁殖しやすい状態になっているため尿路・性器感染症の発症リスクの増加が懸念されている．
- 国内試験において，腎盂腎炎のような重篤な尿路感染症の出現も報告されており，適応となる症例の選択に関しては慎重な検討を要する．
- 性器感染症に関しては，特に女性において外陰部膣カンジダ症などの性器カンジダ症のリスクの増加が報告されている．
- 男性より女性に高率に認められており，服用前および開始後には適宜問診・検査を行い，発見に努める必要がある．

表9 全身性皮疹・紅斑

- 全身性皮疹や全身紅斑あるいは紅斑性皮疹が報告されている．
- これらの重篤な皮膚障害は，治験時にはほとんど認められていなかったものであるが，SGLT2阻害薬投与との因果関係が疑われ，今後SGLT2阻害薬投与に際しては十分な注意が必要である．
- なお，この全身性皮疹・紅斑がSGLT2阻害薬に特異的かこのクラスの薬剤に共通の副作用であるか，現時点では不明．
- 本剤投与後，皮疹・紅斑などが認められた場合には速やかに投与を中止し，副作用報告を行う必要がある．

事を食べさせたもので，何も薬剤を投与していません．ダパグリフロジンを投与して自由に摂取させますと（Dapa +ad lib-fed），体重の減少はこの程度です．ところが，ダパグリフロジンを投与して，controlと同じ量に食事量を制限してやると（Dapa +pair-fed），体重がさらに減少しています．

図14右のグラフを見ても分かるように，ダパグリフロジンを投与して自由摂取させると，食事の摂取量がかなり亢進することになります．これはあくまでも動物レベルの話ですが，ヒトにおいてもこういう薬剤を投与すると，知らず知らずのうちに食事摂取量が増えてしまいます．したがって薬剤を投与したときに食事療法を非常に厳格に行う必要があると思います．

図14　SGLT2阻害薬と食事摂取量

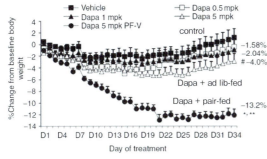
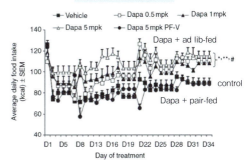

Table 1　Energy balance summary

	Urine volume (24 h; ml)	Water intake (24 h; ml)	Urine glucose (34 days; kcal)	Total food intake (kcal, 34 days)	Hyperphagia offset (kcal)*	Predicted 34-day weight loss (g ± SE)*	Actual 34-day weight loss (g ± SE)
Vehicle	13.6 ± 2.4	24.6 ± 2.4	1.06 ± 0.17	2,603 ± 92	N/A	N/A	−7.6 ± 10 (gain)
Dapa 5 mpk	51.6 ± 1.4*	64.8 ± 2.9*	−976 ± 62*	3,387 ± 123*	784 ± 123	31 ± 28 (with hyperphagia offset); 158.5 ± 10 (without hyperphagia offset)*	18.6 ± 9.1 (loss)
Dapa (5 mpk PF-V)	41.6 ± 1.1*,**	52.5 ± 2.1*,**	−638 ± 46*,**	2,562 ± 72**	N/A; matched to vehicle	104 ± 7.5	78 ± 6.5 (loss)

N/A, not applicable.
*P < 0.0001 vs. vehicle; **P < 0.003–0.0001 vs. Dapa 5 mpk; #P < 0.0001 vs. Dapa 5 mpk actual.

Devenny JJ, et al. obesity 20: 1645-1652, 2012

表10　SGLT2阻害薬の使用に適している患者像は？

- SGLT2阻害薬による血糖低下作用，体重減少作用およびその結果としてのインスリン抵抗性改善作用からも，適している患者像は肥満合併2型糖尿病症例が想定される．
- 既存の経口血糖降下薬とは異なるインスリン作用を介さない薬剤であることから，併用療法による有効性も期待できる．
- Recommendationでは「原則として本剤は他に2剤程度までの併用が当面推奨される」としている．

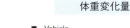

表11　投与を控えるべき症例について

- ケトアシドーシスを来す恐れがあるインスリン分泌不全症例，サルコペニアのリスクのある高齢者，痩せ型の症例，繰り返す膀胱炎症状があるなど尿路・性感染症リスクの高い女性があげられる．
- 使用初期においては，心血管系イベントや脳虚血障害などの体液量減少に関わる有害事象が国内外で報告されており，大血管障害の既往のある症例では投与は慎重に行うべきである．
- 水分摂取の励行など，使用上の注意点を遵守できるような理解力のある患者に使用することが望ましい．
- ただし，国内治験ではインスリン，GLP-1受容体作動薬との併用試験は行われておらず，これらの併用についてはなるべく使用を控えるべきである．

まとめ

　以上をまとめますと，SGLT2阻害薬に適している患者像としては，よく言われるように肥満を合併する2型糖尿病で，比較的若い人です（**表10**）．またrecommendationでは「原則として，本剤は当面他に2剤程度までの併用が推奨される」とありますが，これはきちんとした根拠があるわけではないのです．重篤な副作用が起きている人は4剤も5剤も糖尿病治療薬が併用されていて，何が起こっているかわけが分からない場合が多いのです．ですからやはりこうした慎重に投与すべき薬剤としては，初めは併用薬をできるだけ少なくして，シンプルな形でしっかりと観察してから投与していただきたいと思います．

　最後に**表11**をお示しします．特にこの中で注意すべきことは最後の項目です．わが国のSGLT2阻害薬の治験では，インスリンやGLP-1受動体作動薬との併用試験は実は行われていません．

　先ほどもお話ししたように重篤な低血糖の大部分はインスリンとの併用で起きています．まだまだインスリンとの併用に関する治験データが不十分ですので，そういう状況では，やはりSGLT2阻害薬とインスリンとの併用は極力控えることが重要であるかと思います．以上です．ありがとうございました．

質疑応答

豊田（司会）　いま数社からSGLT2阻害薬が出ています．そこで病院で採用する場合，どの製品を選べばよいかという基準などあれば教えていただきたいのです．いちばん困るところです．

稲垣　現実にはその効果はほとんど大きな差はないわけですね．あえて申し上げれば，選択性の違いがあるということです．SGLT2とSGLT1の選択性に違いがあって，選択性が悪いものは，むしろ糖の吸収を抑えるからよいともいわれています．何が本当によいのか実はまだよく分かりません．ただ基本的には，これらのクラスの薬剤は大きな違いはないと思います．

誌上回答

Q.「インスリン強化療法施行中の患者でSGLT2阻害薬を併用することでインスリン量を大幅に減らすことができた方がいました．しかし体重増加がみられました．このような場合，休薬する必要がありますか」

（愛知医科大学・杉浦有加子先生）

稲垣　SGLT2阻害薬を投与してからしばらくすると食欲が非常に亢進したり，甘い食べ物が欲しくなったりして，体重が再び増加し始める患者もおられるようです．確かに，インスリン感受性が改善してインスリン量を減らせることができても，このような患者では再び体重が増加し，インスリンの必要量が再び増加する可能性があるため，休薬するか食事療法をしっかり行うといったことが必要だと思います．

Q.「入院中にSGLT2阻害薬で治療中に採血をすると血中ケトン体が上昇している例があります．休薬が必要な具体的な血中ケ

トン体，尿中ケトン体の指標などがありましたらご教示ください」（愛知医科大学・杉浦有加子先生）

稲垣 SGLT2阻害薬の治験の段階でも血中ケトン体が数ミリモルまで上昇したケースも見られたと聞いています．それでも，ケトアシドーシスは起こしておらず，ケトン体が一概に悪いとは言えません．基本的にはインスリン不足が根底にあるかどうかが重要で，著しい高血糖がみられ，本来インスリン注射が必要になるような状態でケトン体が上昇してきた時には休薬すべきだと思います．

Q.「SGLT2阻害薬の血糖低下作用と体重減少作用には個人差があるような印象を持っています．代償機構としてのグルカゴン分泌による糖新生の上昇などに個人差はあるのでしょうか．あるとすればなぜでしょうか」
（愛知学院大学・加藤先生）

稲垣 グルカゴンの作用に個人差があるかどうかは，大変興味深い問題であると思いますが，現時点では詳しいことは分かっていません．インクレチンの効果にも個人差が見られ，これもそのような違いを反映している可能性もありますが，今後の研究によって解明されることを期待しています．

Q.「先生のご講演のなかでSGLT2阻害薬投与により内因性の糖産生上昇があることを知りました．するとSGLT2阻害薬投与により血糖コントロールが改善しSGLT2阻害薬の減量ないしは中止したとき，そのために血糖上昇が大きくなることになりませんか」
（高田中央病院・荏原太先生）

稲垣 SGLT2阻害薬を中止した時にリバウンドが起こり得るかというご質問で，これも大変興味深いご質問ですが，その点についてはまだ十分なエビデンスがないように思います．今後の使用にあたって注意深い観察が必要だと思います．

UP・DATE

セミナーⅢ
糖尿病性合併症および併発症の現今

鼎談
熊本宣言・patient centeredness

セミナーⅢ

はじめに

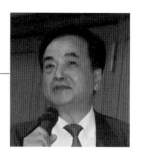

南條 輝志男 [司会]
和歌山ろうさい病院 院長

　糖尿病治療の進歩には目覚ましいものがあり，糖尿病データマネジメント研究会（JDDM）の集計資料によると，2013年の平均HbA1c値は2型糖尿病で6.96％，1型糖尿病でも7.60％，全体では7.00％にまで改善している．血糖コントロールの改善は合併症の発症を抑制し，米国では1990年から2010年の20年間で，糖尿病合併症の罹患率は減少したと報告されている（Gregg EW, et al: N Eng J Med 370: 1514-23, 2014）．わが国においても，重症の糖尿病性足壊疽や，失明寸前の重症網膜症で受診する症例が減少傾向にあると感じている先生は少なくないであろう．実際，日本透析医学会の2013年末の集計では，導入患者の原疾患の第一位は糖尿病性腎症（43.8％）ではあったが，前年の割合より0.4ポイント減少している．しかし，糖尿病合併症の制圧には程遠い状況にあることは言うまでもなく，新たな治療法の研究開発が望まれる．

　近年，糖尿病患者の高齢化とともに注目されてきたのが細小血管症や動脈硬化性疾患以外の合併症（併発症）である．認知症の発症率は糖尿病で2～3倍多く，「第7の糖尿病合併症」と称されることもある．2014年の診療報酬改定で新設された「地域包括診療料や加算」の対象患者は，高血圧症，糖尿病，脂質異常症，認知症の4疾病のうち2つ以上を有する患者であり，糖尿病医が認知症診療を行うことが国の要望であることがみてとれる．悪性腫瘍は糖尿病，非糖尿病を問わず日本人の死亡原因の第1位であり，日本糖尿病学会も「糖尿病と癌に関する委員会報告」を公表して注意を喚起している．糖尿病は易感染性であり歯周病は「糖尿病の第6の合併症」と言われるように，糖尿病患者には歯周病が多いことは周知である．

　セミナーⅢ「糖尿病性合併症および併発症の現今」では，最初に羽田勝計先生から，糖尿病性腎症からみた合併症発症メカニズムと危険因子についてご講演いただき，引き続き，3名の先生から認知症，癌，歯周病について特別発言を頂戴する．それでは，早速セミナーⅢを始めます．

セミナーⅢ 講演

糖尿病性腎症からみた合併症の発症メカニズムと危険因子

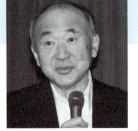

旭川医科大学内科学講座 病態代謝内科学分野
教授 羽田 勝計

要旨　糖尿病性腎症の評価には，アルブミン尿とGFRを指標としているが，近年"Early Progressive Renal Decline"症例を重視すべきとの見解が注目されてきている．まずその詳細について紹介する．
　さらに糖尿病性合併症の発症メカニズムや危険因子と防御因子について解説する．また，SGLT2阻害薬の腎臓における影響についても解説する．

1　微量アルブミン尿は，腎症の指標としてもう古い？

　糖尿病性腎症の病期分類が**表1**の通り2014年に改定された．雑誌「糖尿病」の2014年7月号に糖尿病性腎症合同委員会報告として掲載された[1]．この分類では全ての糖尿病患者を分類できるようにしたため，糖尿病性腎症以外の腎臓病も入っており，その鑑別診断が大切だと述べている．
　また**表1**の最後に「重要な注意事項」として，本表はあくまで腎症の分類であって，実際の糖尿病薬の使用に関しては個々の症例のGFRを勘案の上，使用するよう記載されている．
　しかしながら，この分類は平成元年（1989年）に繁田幸男先生を中心に，旧厚生省の班会議で出された分類が基本になっており，大きな変更はない．現在も「微量アルブミン尿」が糖尿病性腎症の診断指標であり，これを重視した分類と考えてよいだろう．

▶Kelly West Award

　2014年のアメリカ糖尿病学会のKelly West Awardの受賞者は，Joslin糖尿病センターのAndrzej S. Krolewski先生であり，受賞講演のタイトルは「Time to Retire "Microalbuminuria"～ Early Progressive Renal Decline is the New Paradigm」であった．ではその「Early Progressive Renal Decline」とは何か．

▶コホート研究

Krolewski先生はJoslinの1型糖尿病のコホート研究で，GFRが年間で前値に比べて3.3％以上低下する症例を「Early Progressive Renal Decline」と呼んだ．なぜ3.3％なのか．それはマサチューセッツ州の健常者のGFR slope 2.5 percentileを超える低下だからである．

▶正常アルブミン尿

　彼らは**図1**に示すように，正常アルブミン尿の1型糖尿病で，経過観察前のGFRが正常な症例の中に，GFRが加齢現象で低下する症例（A）と前値から3.3％以上低下する症例（B）「Early Progressive Renal Decline」が存在するこ

とを報告した[2]．

彼らは2014年に症例を増やした検討結果を報告した[3]（**図2**）．それによると，1型糖尿病で正常アルブミン尿症例の約10％がEarly Progressive Renal Declineを呈しており，GFR前値が105mL/分を超えて，やや高めの群（**A**），GFR前値が105mL/分を切り，正常もしくはやや低下している群（**B**）の両者においてGFRがほぼ直線的に低下していた．なかには正常アルブミン尿でGFRが落ちてきた後に，微量アルブミン尿，顕性蛋白尿となり透析療法が導入される症例も存在していた．

このように正常アルブミン尿であっても，GFRが前値の3.3％を超えて低下するEarly Progressive Renal Declineを呈する所見のほうが，微量アルブミン尿を指標とすることよりも大切であると提唱したわけである．

表1　糖尿病性腎症病期分類2014[注1]

病期	尿アルブミン値（mg/gCr）あるいは尿蛋白値（g/gCr）	GFR（eGFR）（mL/分/1.73m²）
第1期（腎症前期）	正常アルブミン尿（30未満）	30以上[注2]
第2期（早期腎症期）	微量アルブミン尿（30〜299）[注3]	30以上
第3期（顕性腎症期）	顕性アルブミン尿（300以上）あるいは持続性蛋白尿（0.5以上）	30以上[注4]
第4期（腎不全期）	問わない[注5]	30未満
第5期（透析療法期）	透析療法中	

注1：糖尿病性腎症は必ずしも第1期から順次第5期まで進行するものではない．本分類は，厚労省研究班の成績に基づき予後（腎，心血管，総死亡）を勘案した分類である（URL: http://mhlw-grants.niph.go.jp/，Wada T, Haneda M, Furuichi K, Babazono T, Yokoyama H, Iseki K, Araki SI, Ninomiya T, Hara S, Suzuki Y, Iwano M, Kusano E, Moriya T, Satoh H, Nakamura H, Shimizu M, Toyama T, Hara A, Makino H; The Research Group of Diabetic Nephropathy, Ministry of Health, Labour, and Welfare of Japan. Clinical impact of albuminuria and glomerular filtration rate on renal and cardiovascular events, and all-cause mortality in Japanese patients with type 2 diabetes. Clin Exp Nephrol. 2013 Oct 17. [Epub ahead of print]）
注2：GFR 60mL/分/1.73m²未満の症例はCKDに該当し，糖尿病性腎症以外の原因が存在し得るため，他の腎臓病との鑑別診断が必要である．
注3：微量アルブミン尿を認めた症例では，糖尿病性腎症早期診断基準に従って鑑別診断を行った上で，早期腎症と診断する．
注4：顕性アルブミン尿の症例では，GFR 60mL/分/1.73m²未満からGFRの低下に伴い腎イベント（eGFRの半減，透析導入）が増加するため注意が必要である．
注5：GFR 30mL/分/1.73m²未満の症例は，尿アルブミン値あるいは尿蛋白値に拘わらず，腎不全期に分類される．しかし，特に正常アルブミン尿・微量アルブミン尿の場合は，糖尿病性腎症以外の腎臓病との鑑別診断が必要である．

【重要な注意事項】本表は糖尿病性腎症の病期分類であり，薬剤使用の目安を示した表ではない．糖尿病治療薬を含む薬剤特に腎排泄性薬剤の使用に当たっては，GFR等を勘案し，各薬剤の添付文書に従った使用が必要である．

日本糖尿病学会：糖尿病性腎症病期分類2014の策定，糖尿病性腎症病期分類に関する委員会報告．糖尿病 57(7) p531, 2014より

図1　Stable renal function (A) とEarly Progressive Renal Decline (B)

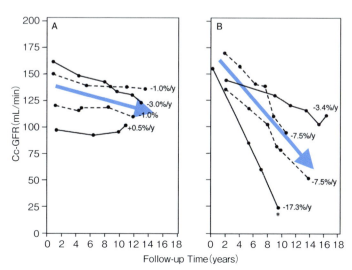

Perkins BA. et al. J Am Soc Nephrol 18: 1353-1361, 2007.

▶腎不全

▶血中尿酸高値

▶TNFレセプター1, 2高値

　すなわち，正常アルブミン尿でEarly Progressive Renal Declineを呈する症例はその後，微量アルブミン尿，顕性蛋白尿を経て，腎不全に至る．これまでの概念とは順序が逆で，微量アルブミン尿が出現しても，GFRが低下しない症例はアルブミン尿が変動するのみで予後はよいという主張である．

　また，Early Progressive Renal Decline症例の予測には血中尿酸高値，TNFレセプター1, 2高値が有用であると報告されている．

　Krolewski先生の主張が本当に正しいのかどうかについては検証が必要である．例えば微量アルブミン尿については非常によく寛解が起こることがすでに分かっている．2000年代の研究で，1型糖尿病，2型糖尿病の両者において，私どもの成績も含めて，現在の治療で約50%程度が寛解している[4]（**図3**）．

図2　Early Progressive Renal Declineを呈する症例のGFRは前値に拘らず直線的に低下する（1型糖尿病，正常アルブミン尿症例）

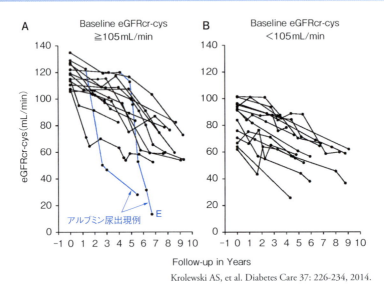

Krolewski AS, et al. Diabetes Care 37: 226-234, 2014.

図3　微量アルブミン尿の寛解が高率に生ずる

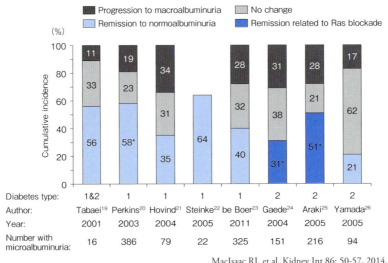

MacIsaac RJ, et al. Kidney Int 86: 50-57, 2014.

▶顕性蛋白尿

　逆のいい方をすれば，現在の治療法で微量アルブミン尿は高頻度に改善し，顕性蛋白尿になることは比較的少ないといえるかもしれず，微量アルブミン尿だけをマーカーにしていくと，問題があるかもしれない．

▶UKPDS

　しかしながら，UKPDSの再解析から，2型糖尿病ではアルブミン尿の増加は死亡，特に心血管死の重要な危険因子であることはすでに明らかにされている[5]．今後検討すべきことは，本当にアルブミン尿が大切なのか，Krolewski先生が言われるように単なるマーカーの1つなのか．さらにEarly Progressive Renal Declineが本当に大切なのか，アルブミン尿が心血管イベントのリスクであることはすでに明らかであるが，Early Progressive Renal Declineは腎不全のリスクではあるが，心血管イベントのリスクかどうかは分からないので，2型糖尿病での検証が必要だろうと私は考えている．

2 糖尿病性血管障害の発症メカニズム

　細小血管症である網膜症，腎症，神経障害などの糖尿病性血管障害の発症メカニズムでは，いずれもその中心に高血糖がある．そこに高血圧が加わるのが主に腎症と網膜症である．

　大血管障害では脂質異常症がそのリスクとして加わり，高血糖，高血圧，脂質異常症が共通因子として明らかである．ただ，こういった共通因子だけではなくて，局所因子も存在することが明らかにされている[6]（**図4**）．VEGF

▶VEGF

（Vascular endothelial growth factor：血管内皮細胞増殖因子）は，悪者であると同時によい面もあるが，網膜症では悪者とされている．TGF-βは，例えば

▶TGF-β

皮膚の損傷を治すにはよいものであるが，腎症では悪者である．Neurotrophic

▶Neurotrophic Factor

Factorの減少は神経障害においては悪者である．

　このように共通因子と局所因子があり，われわれはいまこの共通因子の高血糖，高血圧，脂質異常症に対して治療しており，その治療はかなりうまくいくようになってきた．

▶NHANES試験

　実際，米国では1988年からの20年間でNHANES試験が3回行われた．その中の糖尿病症例だけを取り出した報告があり[7]（**表2**），20年間で，血糖降下薬

図4 糖尿病性血管障害の発症メカニズム～共通因子と局所因子～

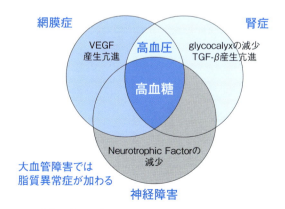

Calcutt NA, et al. Nat Rev Drug Dicovery 8: 417-429, 2009.を改変

とレニン・アンジオテンシン系（RAS）阻害薬，スタチンの使用頻度は増えた．その結果，収縮期血圧の平均値も2008年には131.2 mmHgまで減少し，HbA1cの平均値は7.3％になっている．さらにLDLコレステロールは104.5 mg/dLということで，120 mg/dL未満という目標をクリアしている．その結果，米国では1990年から2010年の20年間で糖尿病合併症の罹患率は減少したと報告されている[8]（図5）．グラフAは糖尿病患者のデータで，心筋梗塞，脳卒中，下肢切断，末期腎不全による透析のいずれもこの20年間で減少している．グラフBは糖尿病患者も含む一般の住民で，心筋梗塞だけが減っている．糖尿病合併症は罹患率で見ると確かに減少しているが，糖尿病の症例数が増加しているために，残念ながら絶対数では減っていない．すなわち，高血糖，高血圧，脂質異常症の治療はある程度うまくいっており，こういった共通因子に対する治療は今後も必須であるが，各臓器の特異性を考えた対応や配慮も必要ではないかと思う．

▶抗VEGF抗体

網膜症に関してはすでに抗VEGF抗体，あるいは抗VEGFアプタマーの眼

表2　20年間で糖尿病の治療は改善している（米国）

	NHANES 1988-1994 (n=1431)	NHANES 1999-2004 (n=1443)	NHANES 2005-2008 (n=1280)
Medication use			
Glucose-lowering medications, %	56.2	70.4	74.2
RAAS inhibitors, %	11.2	34.3	40.6
Statins, %	3.6	29.6	40.5
Physical measurements,			
Systolic blood pressure, mmHg	136.3	132.4	131.2
Diastolic blood pressure, mmHg	76.2	70.1	69.3
Laboratory measurements			
Hemoglobin A1c, %	8.1	7.7	7.3
Serum lipids,			
Total cholesterol	223.8	207.4	190.4
HDL cholesterol	44.1	46.3	47.5
LDL cholesterol	137.1	116.3	104.5

de Boer IH. et al. JAMA 305: 2532-2539, 2011.

図5　1990-2010年の20年間で糖尿病合併症の罹患率は減少している（米国）

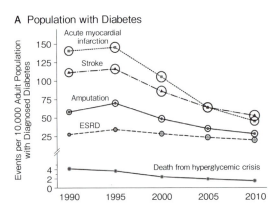
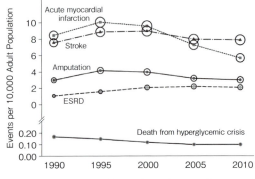

Gregg EW, et al. N Engl J Med 370: 1514-1523, 2014.

内投与が糖尿病黄斑浮腫の治療薬として認可された．

　腎症に関しては，われわれはTGF-βの作用を抑えることが大切だと考えているので，あとで少し触れたい．

3　血管構造の違いと糖尿病性血管障害の病態

　血管構造には違いがあり，大血管障害と細小血管障害で異なるのは当然である．心臓のcoronaryを見るとその血管は動脈で，糸球体と網膜は毛細血管である．また毛細血管と動脈で血管障害が異なるのも当然である．糸球体と網膜の毛細血管でも違いがある．内皮細胞があり，基底膜があるのは同一であるが，糸球体の毛細血管ではそこにメサンギウム細胞と，ポドサイトという極めて分化した細胞がある．網膜のほうでは平滑筋の代わりに，ペリサイトがあり，これが大きな相違を生んでいる．そのため，糖尿病における各種の病態が変わってくる[9]（図6）．通常の動脈では動脈硬化があるので血流量は減少し，糸球体では血流量が増える．網膜の毛細血管では血流量が減る．白血球浸潤は全ての血管で存在するといわれているが，浸潤する白血球は網膜では多核白血球といわれており，動脈と糸球体では単球マクロファージである．糸球体と網膜の血管では透過性が亢進し，蛋白尿あるいは白斑として現れる．しかし，大血管では透過性が亢進しているわけではない．血流うっ滞が起こるのは大血管の動脈と網膜で，特に網膜は破れて出血をするが，腎臓の糸球体の毛細血管では血流うっ滞は通常起こらない．動脈では血管平滑筋細胞が増殖し，網膜では内皮細胞が増殖して新生血管を来す．しかし腎臓の毛細血管では細胞増殖は基本的に起こらない．アポトーシスは全てに起こるが，アポトーシスを起こす細胞がそれぞれ少し異なる．動脈では浸潤したマクロファージがフォームセルになったも

▶白血球浸潤
▶多核白血球
▶単球マクロファージ

▶アポトーシス

図6　糖尿病性血管障害の病態

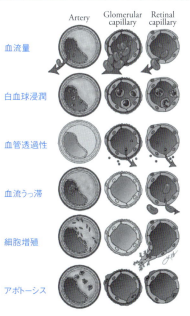

Rask-Madsen C and King GL. Cell Metab 17:20-33, 2013.

のがアポトーシスを起こし，糸球体ではポドサイトのアポトーシスであり，一部内皮細胞である．網膜では一番初めにペリサイトがアポトーシスとなり，ペリサイトロスが起こり，内皮細胞にも少しアポトーシスが起こってくる[9]．

このように糖尿病に曝されたときに，各々の血管でその反応性が違うことにも目を向ける必要がある．

4 GLUT1の増加と腎症の発症

合併症を起こす臓器では，ブドウ糖はGLUT1で取り込まれる．しかし通常量のGLUT1では血糖が上昇しても，それほど多くのブドウ糖が取り込まれるわけではない．

合併症を起こすには，例えば腎症であれば糸球体細胞でGLUT1の発現が増加する必要がある．このGLUT1発現増加については，これまでいろいろな研究が行われてきた．例えばアンジオテンシンⅡがPKCを介してGLUT1を増加させ

図7 腎症の発症には，まず糸球体細胞でのGLUT1の増加が必要である

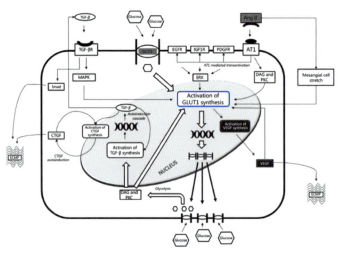

Heilig CW, et al. Am J Nephrol 38: 39-49, 2013.

図8 高血糖に起因する4 major pathways

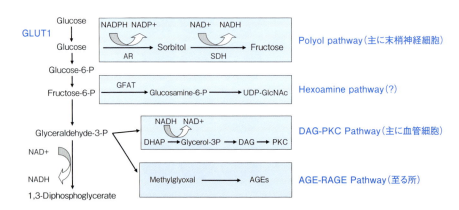

たり，ストレッチでGLUT1が増加することも報告されている[10]．われわれのところも含めて，TGF-βでもGLUT1が増加することも示されている[11]．GLUT1が増加するがゆえにブドウ糖の取り込みが増加すると考えられる[10]（図7）．

▶解糖系の側副路

GLUT1が増加すると，取り込まれたブドウ糖は種々の解糖系の側副路に入ってくる．主に4つの側副路が有名であるが，4つとも全ての場所で同じように働いているわけではない．Polyol経路が主に障害するのは末梢神経細胞といわれており，Hexoamine経路は分かっておらず，DAG-PKC経路は主に血管細胞であろう．さらにAGE-RAGE経路は多くの細胞に影響を及ぼしているのではないかと考えられている[12]（図8）．

5 ペプチドAc-SDKPの抗TGF-β作用（抗繊維化効果）

▶Ac-SDKP

先ほどGLUT1がTGF-βで増加するということを紹介した．ブドウ糖が増えると，TGF-βの産生が増えて，細胞外基質蛋白の産生が亢進する．その結果，糸球体ではメサンギウム領域の拡大が起こり，同時にGLUT1の発現が増加して，ブドウ糖の取り込みを亢進させることが分かった．このTGF-βに対する治療ができないか，Ac-SDKPというペプチドを用いた研究を行った．Ac-SDKPとは，細胞骨格の蛋白であるThymosin β4のN末端の4つのペプチドが切れて，血中に出てきたペプチドである[13]（図9）．このペプチドはACEで分解されるので，ACE阻害薬を投与すると，血中濃度が上昇する．このAc-SDKPがTGF-βの作用を抑制することを見出した．さらに，Ac-SDKPを糖尿病動物に投与することにより，糸球体メサンギウム領域の拡大を抑制し得ることを報告した[14]．

6 高血糖と糸球体高血圧に起因する腎症の成因

腎症の成因としては高血糖の持続と共に糸球体高血圧があげられている．その下流にはさまざまな因子が存在し，最終的に転写因子が動く．あるいはHistone

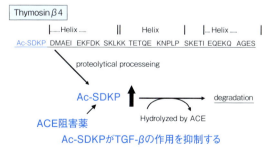

図9　N-acetyl-seryl-aspartyl-lysyl-proline(Ac-SDKP)

Kanasaki K, Haneda M, et al. J Am Soc Nephrol 14: 863-872, 2003.

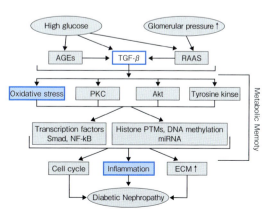

図10　高血糖と糸球体高血圧に起因する腎症の成因

Reddy MA, et al. Semin Nephrol 33: 341-353, 2013.

▶メタボリックメモリー

のアセチル化・メチル化，DNAのメチル化などが生ずる．これらのいずれかがいわゆるメタボリックメモリーとして記憶されると考えられている．この中で最近注目されているのは，酸化ストレスと炎症（inflammation）である[15]（図10）．

1型糖尿病でインスリン治療を行い，50年間生存された方々を調査する"50-Year Medalist Study"がJoslin糖尿病センターで行われた[9]（図11）．彼らは決して血糖コントロールが良かったから生存したわけではない．血糖値が高いにもかかわらず，血管合併症，特に重篤な腎症，網膜症はほとんど起こっていなかった．われわれは高血糖に基づく糖尿病でのいわゆる危険因子を抽出して，それに対する治療を行おうとしてきた．しかし，このメダリストたちは高血糖が続いているにもかかわらず，重篤な腎症，網膜症はほとんど起こしていない．GL. King先生らは，何らかの血管合併症を予防する防御因子が生体内に存在して，メダリストたちは高血糖が続いていたとしても，さまざまな防御因子が活性化され，血管合併症を起こしにくいことを発表された．彼らの挙げている防御因子の中には異論のあるものもたくさんあるが，中でも防御因子としてのAnti-inflammatory factorsやAntioxidant enzymesは興味深い．

7 Keap1-Nrf2系：酸化ストレス応答系と糖尿病性腎症

これらをターゲットとした治療法も出てきた．Keap1-Nrf2系というのは酸化ストレス応答系である．Nrf2は転写因子で，酸化ストレスを受けると，核内でさまざまな標的遺伝子，とくにストレスに対する恒常性維持機構を司る酸化ストレス防御遺伝子群や異物代謝酵素群，抗炎症性遺伝子群といった遺伝子群の発現を増加させる．

▶BEAM trial
▶BEACON trial

Nrf2を活性化させるBardoxolone Methylという薬剤が開発され，2型糖尿病でGFRが低下した症例に投与すると，投与後4週間〜52週目までeGFRが上昇し，血清のクレアチニンが低下したという非常にセンセーショナルな報告があった[16]（図12 BEAM trial, 第2相試験）．残念ながら第3相試験（BEACON trial）は副作用（心不全）のため中止されたが，現在，心不全発生回避法が検討されている．

図11 糖尿病性血管合併症の危険因子と防御因子（Joslin 50-Year Medalist Studyより）

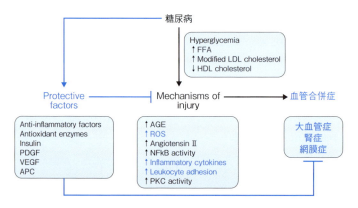

Rask-Madsen C and King GL. Cell Metab 17: 20-33, 2013.

8 SGLT2阻害薬は血糖降下作用以外の機序で糖尿病性腎症に有効か

▶RAS阻害薬

　前述の通り，腎症の成因の1つは糸球体高血圧で，その結果，糸球体過剰濾過が起こる．糸球体血圧上昇の原因は輸入細動脈の拡張にあり，これを是正すればよいが，是正する薬剤はない．そこで，われわれは輸出細動脈をRAS阻害薬で広げて，圧を逃がすという治療をしている．

▶Vascular hypothesis
（血管仮説）

　糖尿病で輸入細動脈はなぜ拡張するのか，一番の仮説は輸入細動脈の拡張は血管拡張性物質によるというVascular hypothesis（血管仮説）である．COX2阻害薬で拡張性のプロスタグランジンを抑制したり，NO阻害薬でNOを抑制すると，ヒトで糸球体過剰濾過が是正されたと報告されている．

▶Tubular hypothesis
（尿細管仮説）

　もう1つ古くからTubular hypothesis（尿細管仮説）があり，尿細管糸球体フィードバック（TGF：Tubuloglomerular feedback）が糖尿病では破綻して

図12　Bardoxolone methyl (Nrf2活性化薬) は，2型糖尿病，GFR低下例 (eGFR：20-45) においてeGFRを上昇させる (sCrを低下させる) BEAM trial (Phase 2)

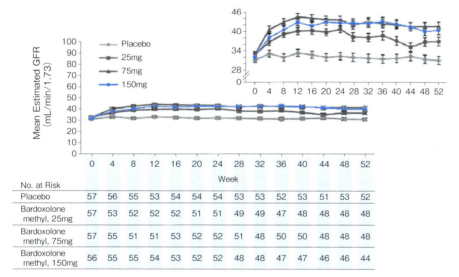

Pergola PE, wt al. New Engl J Med 365: 327-336, 2011.

図13　SGLT2阻害薬の糸球体過剰濾過抑制効果 (1型糖尿病)

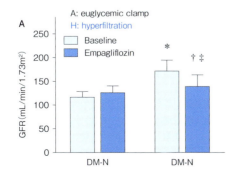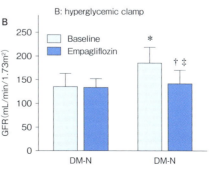

Cherney DZ, et al. Circulation 129: 587-597, 2014.

いると言われてきた．しかしこれまでヒトで立証できる薬剤はなかったが，そこにSGLT2阻害薬が登場した．

実際に1型糖尿病患者において，SGLT2阻害薬がhyperfiltrationを改善することが報告され注目を集めている[18]（図13）．

現在，糖尿病性腎症に関しては，いくつかの薬剤の第2相臨床試験が行われており，第3相試験に移行し得る薬剤も存在する．今後新しい治療薬が出現することを期待している．

文献

1) 糖尿病性腎症合同委員会．糖尿病性腎症病期分類2014の策定（糖尿病性腎症 病期分類改訂）について．糖尿病57:529-534,2014.
2) Perkins BA, Ficociello LH, Ostrander BE, Silva KH, Weinberg J, Warram JH Krolewski AS. Microalbuminuria and the risk for ealry progressive renal function decline in type 1 diabetes. J Am Soc Nephrol 18: 1353-1361, 2007.
3) Krolewski AS, Niewczas MA, Skupien J, Gohda T, Smiles A, Eckfeldt JH, Doria A, Warram JH. Early progressive renal decine precedes the onset of microalbuminuria and its progression to macroalbuminuria. Diabetes Care 37: 226-234, 2014.
4) MacIsaac RJ, Ekinci El, Jerums G, 'Progressive diabetic nephropathy. How useful is microalbuminuria?:contra', Kidney Int 86: 50-57, 2014.
5) Adler AI, Stevens RJ, Manley SE, Bilous RW, Cull CA, Holman RR; UKPDS GROUP. Development and progression of nephropathy in type 2 diabetes: the United Kingdom Prospective Diabetes Study (UKPDS64). Kidney Int 63: 225-232, 2003.
6) Calcutt NA, Cooper ME, Kern TS, Schmidt AM. Therapies for hyperglycaemia-induced diabetic complications: from animal models to clinical trials Nat Rev Drug Discov 8: 417-429, 2009.
7) de Boer IH, Rue TC, Hall YN, Heagerty PJ, Weiss NS, Himmelfarb J.Temporal trends in the prevalence of diabetic kidney disease in the United States. JAMA 305: 2532-2539, 2011.
8) Gregg EW, Li Y, Wang J, Burrows NR, Ali MK, Rolka D, Williams DE, Geiss L. Changes in diabetes-related complications in the United States, 1990-2010.N Engl J Med; 370: 1514-1523, 2014.
9) Rask-Madsen C, King GL. Vascular complications of diabetes: mechanisms of injury and protective factors. Cell Metab 17: 20-33, 2013.
10) Heilig CW, Deb DK, Abdul A, Riaz H, James LR, Salameh J, Nahman NS Jr. GLUT1 regulation of the pro-sclerotic mediators of diabetic nephropathy. Am J Nephrol 38: 39-49, 2013.
11) Inoki K, Haneda M, Maeda S, Koya D,Kikkawa R.TGF-beta 1 stimulates glucose uptake by enhancing GLUT1 expression in mesangial cells. Kidney Int 55: 1704-1712, 1999.
12) Brownlee M. Biochemistry and molecular cell biology of diabetic complications. Nature 414: 813-820, 2001.
13) Kanasaki K, Koya D, Sugimoto T, Isono M, Kashiwagi A, Haneda M. N-Acetyl-seryl-aspartyl-lysyl-proline inhibits TGF-beta-mediated plasminogen activator inhibitor-1 expression via inhibition of Smad pathway in human mesangial cells . J Am Soc Nephrol 14: 863-872, 2003.
14) Shibuya K, Kanasaki K, Isono M, Sato H, Omata M, Sugimoto T, Araki S, Isshiki K, Kashiwagi A, Haneda M, Koya D. N-acetyl-seryl-aspartyl-lysyl-proline prevents renal insufficiency and mesangial matrix expansion in diabetic db/db mice. Diabetes 54:838-845, 2005.
15) Reddy MA, Tak Park J, Natarajan R. Epigenetic modifications in the pathogenesis

of diabetic nephropathy. Semin Nephrol 33: 341-353, 2013.

16) Pergola PE, Raskin P, Toto RD, Meyer CJ, Huff JW, Grossman EB, Krauth M, Ruiz S, Audhya P, Christ-Schmidt H, Wittes J, Warnock DG; BEAM Study Investigators. Bardoxolone methyl.and kidney function in CKD with type 2 diabetes. N Engl J Med 365: 327-336, 2011.

17) de Zeeuw D, Akizawa T, Audhya P, Bakris GL, Chin M, Christ-Schmidt H, Goldsberry A, Houser M, Krauth M, Lambers Heerspink HJ, McMurray JJ, Meyer CJ, Parving HH, Remuzzi G, Toto RD, Vaziri ND, Wanner C, Wittes J, Wrolstad D, Chertow GM; BEACON Trial Investgators. Bardoxolone methyl in type 2 diabetes and stage 4 chronic kidney disease. N Engl J Med 369: 2492-2503, 2013.

18) Cherney DZ, Perkins BA, Soleymanlou N, Maione M, Lai V, Lee A, Fagan NM, Woerle HJ, Johansen OE , BroedI UC, von Eynatten M. Renal hemodynamic effect of sodium-glucose cotransporter 2 inhibition in patients with type 1 diabetes mellitus. Circulation 129: 587-597, 2014.

糖尿病と認知症

発言(1)

中部ろうさい病院
副院長 河村 孝彦

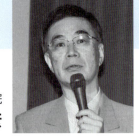

要旨

現在わが国では65歳以上の高齢者が4人に1人という状況にあり，その割合は今後さらに増加することが予測される．

高齢者では加齢とともに身体活動が低下し，内臓脂肪の蓄積や筋肉量の低下からインスリン抵抗性が増大し，また食後インスリン分泌の低下などから耐糖能異常を来しやすい．

また高齢者の糖尿病は高血糖，低血糖，インスリン抵抗性，血管障害などを介して，認知症を含めた老年症候群を生じやすくする．

本章では，糖尿病における認知症のリスクや予防のための管理，さらに認知症把握のマーカーとしてのアルブミン尿の活用について紹介する．

1 糖尿病の自然歴

▶老年症候群

▶認知症

▶癌

認知症は現在約460万人，その予備群を含めれば約860万人にもなる．高齢糖尿病患者に合併する老年症候群は糖尿病管理も悪化させるため，糖尿病と老年症候群の間で悪循環が繰り返される（**図1**）．

図2は糖尿病の自然歴である．認知症や癌は糖尿病患者で多いことが疫学的調査で明らかにされているが，常にこのような順序で認知症や癌になっていくわけではない．矢印のように，境界型の段階では食後の過血糖が肥満の段階では高インスリン血症やインスリン抵抗性が認知症の発症に関係する．したがって，初期段階からしっかりと治療することが，将来の認知症を予防するために必要である[1]．

2 血糖コントロールと認知症

従来の多くの報告から血糖コントロールと認知症の関係は，おおよそHbA1cが7％を超えると，認知機能が悪化すると言われてきた．

最近発表された平均血糖値と認知症発症の関係では，糖尿病患者においては平均血糖値で約160 mg/dL，HbA1cに換算すると7.2％を超えると認知症の危険性は高まると報告されている．しかし，逆にこれ以下でもその危険性は高くなる．

図1 高齢者糖尿病と老年症候群との関係

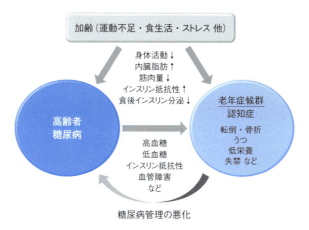

図2 糖尿病の自然歴−過去・現在・未来−

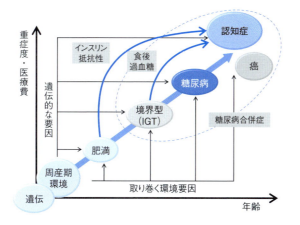

河村, 梅村, 堀田. J Diabetes Invest 3: 423-433, 2012から改変

図3 平均血糖値と認知症発症の関係

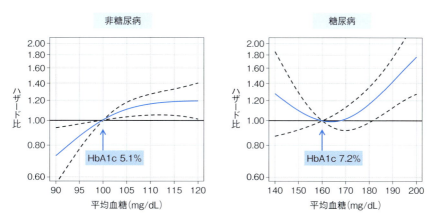

2067名（1835名の非糖尿病と232名糖尿病），平均年齢76歳，約6.8年（中央値）追跡し，最初の5年間での認知症発症と平均血糖値との有意な関係が示された．

Crane PK et al. N Engl J Med 396: 540-8, 2013

一方，非糖尿病ではこのようなJカーブ現象は見られず血糖値が高くなればなるほど，認知症の危険性は高くなることが報告されている[2]（**図3**）．すなわち糖尿病患者に併発する合併症や，治療による低血糖などが認知症の発症に関連するものと考えられ，無理のない血糖コントロールが認知症の予防にもつながると思われる．

3 糖尿病における認知症のリスク

▶アミロイドβの蓄積

図4は，久山町研究で死後の剖検から老人斑，いわゆるアミロイドβの蓄積と血糖，インスリンとの関係を見たものである．食後の過血糖や高インスリン血症，インスリン抵抗性が高ければ高いほど，老人斑の蓄積が多いことが分かる[3]．実際に認知症の発症についても，食後の過血糖やインスリン抵抗性のある患者に多いことが報告されている[4]．

▶持続血糖モニター（CGM）
▶血糖の日内変動
▶血糖変動スコア（MAGE）

また，持続血糖モニター（CGM）を用いて，血糖の日内変動と認知機能の関係を見てみると，血糖変動スコア（MAGE：mean amplitude of glycemic excursions），すなわち血糖日内変動が大きければ大きいほど，認知機能は低下すると報告されているので，血糖の変動を少なくすることも必要である[5]．

認知症と血糖管理において一番の問題点は低血糖である．重症低血糖の回数が増えるほど認知症の危険性が高いことが報告されている[6]．これは血管障害全てにも言えることではあるが，認知症に対しても，低血糖に注意して治療していくことが大切である．

4 脳内のインスリンシグナル障害が引き起こす認知症のメカニズム

▶アルツハイマー病
▶インスリンレセプター

最近では脳内のインスリン抵抗性によるインスリンシグナルの障害がアルツハイマー病の成因として注目されている．インスリンレセプターは海馬や大脳皮質に広く分布している．そこにインスリンが結合することによって，**図5**のような経路を通って，AKTがGSK-3βを抑制して，Tauのリン酸化を抑えアルツハイマー病の特徴の一つである神経原線維変化を抑制する[7]．

▶BBB

通常，末梢から投与されたインスリンはBBB（blood brain barrier：血液脳関門）を通過して脳内に入るものの，その濃度は低く，低血糖の危険性から投与量は制限される．そこで最近，吸入インスリンが開発されてきており短期的な認知機能改善の報告がされているが，長期的な効果については明らかではない．

▶インスリン抵抗性改善薬

また，インスリン抵抗性改善薬であるチアゾリジン系薬剤のピオグリタゾンやロシグリタゾンも認知機能を改善するという報告がされているが，一致した見解には至っていない．おそらくこれらの薬剤はBBBの通過が弱いためと考えられている．

▶可溶性Aβオリゴマー

一方，可溶性Aβオリゴマーにより生じたTNF-αはJNK/TNF経路を介してIRS-1のセリンリン酸化を促進し，インスリンシグナルを障害することが考えられている．しかし，インクレチン作動薬であるGLP-1はこの経路を抑制するとされ，またcAMPを介したインスリンシグナルの改善効果も期待されてい

る[8]．またGLP-1はその他にも神経前駆細胞を分化させ，神経修復，抗アポトーシス作用，シナプス可塑性や記憶・学習の向上を来す．その他にもレプチンやアミリンアナログにより，AMP-Kを介したインスリンシグナルへの効果など考えられている．その点ではメトホルミンにも効果が期待されるが，認知機能改善を示した報告はない．

図4 老人斑と負荷後血糖・インスリンの関係

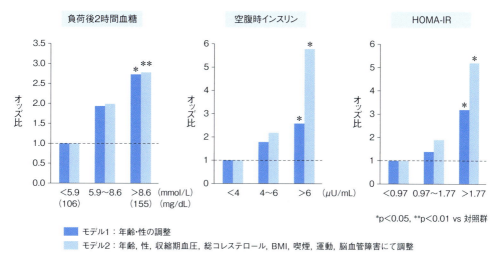

Matsuzaki T, et al. Neurology 75: 764, 2010

図5 神経原線維変化抑制の経路

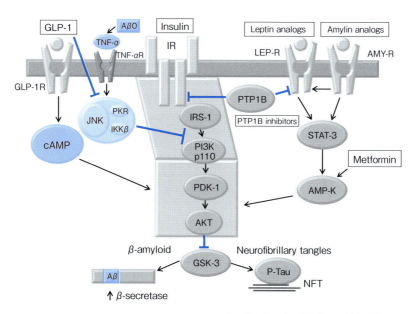

Bomfin TR et al. J Clin Invest 122:1339, 2012
Yarchoan M et al. Diabetes 63: 2253, 2014

5　生活習慣病と認知症

　糖尿病だけではなく，生活習慣病は認知症の危険因子であることが報告されている．軽度の認知機能低下（MCI：Mild Cognitive Impairment）からアルツハイマー病移行に影響する因子についての検討では，高血圧，糖尿病，脂質異常症といった生活習慣病によって認知症への移行の危険性は増加し，これらをコントロールすることで，その危険性が有意に低下することが示されている[9]．

　図6は英国の認知症を啓発するポスターであるが，脳卒中，心臓病，腎臓病が歯車のようにつながっており，この中心にあるのが糖尿病である．英国では生活習慣病をしっかりと管理することによって，実際に認知症が減少してきているといわれている．今後さらに生活習慣病の管理は重視されるものと思われる．

6　血管障害から見た認知機能

▶血管内皮障害

　通常，糖尿病患者では，インスリン抵抗性，高血糖，低血糖というものが図7のように認知症発症に関係するが，血管内皮障害から血管障害が生じ，脳内のBBBの障害がアミロイドβ（Aβ）のクリアランスを低下させて，それが認知症につながるとの報告もある．また，脳の血管内皮障害は脳卒中，あるいは無症候性脳梗塞，白質病変，微小出血などを介して，脳血管性認知症を引き起こす．また細小血管合併症，特に網膜症や腎症との関係も報告されているが，この関係は細小血管合併症が認知症の原因というよりは，解剖学的に構造が類似しているので，細小血管合併症のような病態があるということは，脳内にも同じような病態が存在し，認知機能障害を起こしているものと考えられている[10]．

図6　認知症啓発ポスター

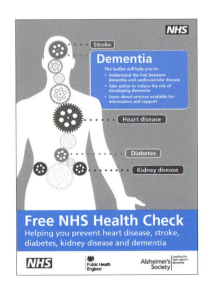

図7　血管障害からみた糖尿病患者の認知症

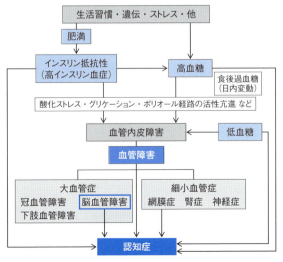

Kawamura T.　J Diabetes Invest 6: 21-23, 2015

7 認知症マーカーとしてのアルブミン尿

▶ACCORD MIND study

▶認知機能（前頭葉機能）

　アルブミン尿が認知症のマーカーになり得るかどうかという点については，ACCORD MIND studyでは，アルブミン尿がない群では，アルブミン尿が持続する群に比べて認知機能（前頭葉機能）の低下が少なく，アルブミン尿が途中で消褪した群も同様に少なかった．一方，途中でアルブミン尿が出現した群というのはそのほぼ中間であった（図8左）．実際にアルブミン尿が持続した群は，約7年も早く認知機能が低下した．また，アルブミン尿が途中から出現した場合は約3年早く低下すると報告されている[10]（図8右）．

　図9は，われわれが高齢糖尿病患者を対象としてアルブミン尿の変化について，3年間の縦断的観察を行ったところ，アルブミン尿の変化が大きければ大きいほど，記憶再生のスコアが低下してきているのが分かった．特に●はアルブミン尿が消褪した群で，認知機能低下が少ない．しかしながら，○はアルブミン尿がない群，●はアルブミン尿が持続する群であるが，この両群間においても，アルブミン尿が進行することによって，認知機能が低下してくる．特に●，新規でアルブミン尿が出現してきた群では急激な認知機能の低下が認められた．つまりアルブミン尿はその有無だけでなく，その量的な変化が脳内での

図8　40カ月後のDSST（前頭葉機能）の変化とアルブミン尿の変化との関係 ～ACCORD MIND study～

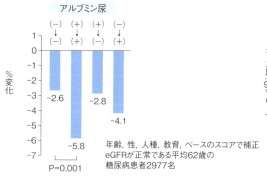
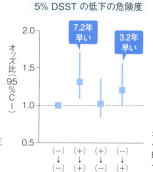

Brazilay JI et al. Clin J Am Soc Nephrol 8: 1907-14, 2013

図9　高齢糖尿病患者における3年間のアルブミン尿の変化と認知機能（記憶再生）の変化の関係

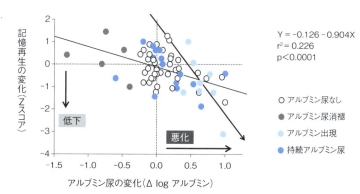

Kawamura T et al. J Diabetes Invest 5: 597-605, 2014 から

▶早期アルツハイマー型認知症診断支援システム

認知機能変化を反映している可能性が示唆された．

図10は，われわれが早期アルツハイマー型認知症診断支援システム：VSRAD（Voxel-based Specific Regional Analysis System for Alzheimer's Disease）を用い，MRIで海馬周辺の委縮を調べた結果を示している．横断的検討を見ても，アルブミン尿がある群で委縮が強い．3年間の縦断的検討では，アルブミン尿がない群に比べて，持続する群で委縮が強く，新規に出現した群がこの中間に入ることが分かった．これは最近アルブミン尿が30 mg/g・Cre未満でも，そのアルブミン尿の変化が脳全体の委縮と関係すると報告されており[13]，認知症のようによいマーカーのない疾患については，アルブミン尿を見ることが脳の機能障害を推測する一つの手段になるかもしれない．

まとめとして，認知症の予防のためには，高血糖ばかりでなく食後の過血糖や日内変動，低血糖などに注意して良好な血糖管理を行い，また末梢や脳内でのインスリン抵抗性の是正，そして脳心血管障害の危険因子の管理などが重要と言えるだろう．

図10　VSRADを用いた海馬周辺の萎縮とアルブミン尿との関係

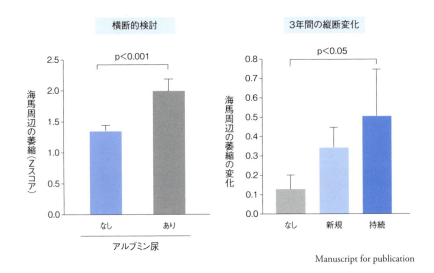

Manuscript for publication

文献

1) Kawamura T, et al: Cognitive impairment in diabetic patients: Can diabetic control prevent cognitive decline? J Diabetes Invest 3: 413-423, 2012.
2) Crane PK, et al: Glucose levels and risk of dementia. N Engl J Med 396: 540-548, 2013.
3) Matsuzaki T, et al: Insulin resistance is associated with the pathology of Alzheimer's disease. The Hisayama Study. Neurology 75: 764-770, 2010.
4) Ohara T, et al: Glucose tolerance status and risk of dementia in the community. The Hisayama Study. Neurology 77: 1126-1134, 2011.
5) Rizzo MR, et al: Relationships between daily acute glucose fluctuations and cognitive performance among aged Type 2 diabetic patients. Diabetes Care 33: 2169-2174, 2010.
6) Whitmer RA, et al: Hypoglycemic episodes and risk of dementia in older patients with Type 2 diabetes mellitus. JAMA 301: 1565-1572, 2009.
7) Yarchoan M, et al: Repurposing diabetes drugs for brain insulin resistance in Alzheimer disease. Diabetes 63: 2253-2261, 2014.
8) Bomfin TR, et al: An anti-diabetes agent protects the mouse brain from defective insulin signaling caused by Alzheimer's disease- assocated Aβ oligomers. J Clin Invest 122: 1339-1353, 2012.
9) Li J, et al: Vascular risk factors promote conversion from mild cognitive impairment to Alzheimer disease. Neurology 76: 1485-1491, 2011.
10) Kawamura T, et al: Curious relationship between cognitive impairment and diabetic retinopathy. 6: 21-23, 2015.
11) Barzilay JI, et al: Albuminuria and cognitive decline in peopll with diabetes and normal renal function. Clin J Am Soc Nephrol 8: 1907-14, 2013.
12) Kawamura T, et al: Effect of renal impairment on cognitive function during a 3-year follw up in elderly patients with type 2 diabetes: Association with microinflammation. J Diabetes Invest 5: 597-605, 2014.
13) Mehta D, et al: Subclinical albuminuria is linked to gray matter atrophy in type 2 diabetes mellitus. Metabolism 63: 1390-1397, 2014.

セミナーⅢ 発言(2)

糖尿病と癌

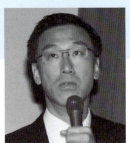

新潟大学大学院医歯学総合研究科 血液・内分泌・代謝内科学分野
教授　**曽根 博仁**

> **要 旨**　久山町研究において，耐糖能のレベルに応じて癌の累積死亡率が高くなることが明らかにされてきた．また近年，わが国の8個のコホート研究の個票を全てプールした，男性16万人，女性18万人と，さらに大規模なデータが集積され，これらのデータを解析することにより，全体として糖尿病が癌の発症を押し上げていることが分かってきた．
> さらに，胃癌との関連がよく知られているピロリ菌と糖尿病との関係についてもまとめた．

1　糖尿病と癌に関する Research questions

　表1は堀田先生がまとめられた，わが国の一般住民と糖尿病患者の死因の比較である．先生方はよくご存じのように，欧米では糖尿病患者の7, 8割が動脈硬化疾患で亡くなることが知られている．

　それに対して日本の糖尿病患者の場合，その死因に占める動脈硬化疾患の割合が2割と欧米より大幅に少ないのに対して，癌は1/3と欧米より多いことが報告されている．

　糖尿病と癌に関する Research questions，つまり実地臨床上で重要な問題点を考えると，**図1**に示した4つのポイントがある．時間の関係上詳細は割愛するが，特に図中の①が重要であると思われる．

▶久山町研究

　久山町研究において，耐糖能のレベル別にNGT（耐糖能正常者）からIFG（空腹時血糖），IGT（耐糖能異常），新規の糖尿病発症者，既知の糖尿病患者の順に，癌の累積死亡率が日本人でも高くなっていることが明らかにされてきた（**図2**）．

　一方，かなり正常範囲に近く糖尿病がまだはっきりしていない方でも，すでに癌のリスクが有意に上昇し始めている．**表2**は糖尿病状態そのものというよりは糖尿病に絡む，肥満やインスリン抵抗性などが，本格的な糖尿病発症前から癌のリスクを押し上げていることを示唆するデータである．

表1　わが国の一般住民と糖尿病患者の死因の比較

Causes of death	1991-2000	
	General population[9] (n=970,331)	Diabetics (n=18,385)
Vascular diseases, %	22.7	26.8
Renal failure	1.8	6.8
Ischemic heart diseases	7.3	10.2
Cerebrovascular diseases	13.6	9.8
Malignant neoplasms	31.0	34.1
Infections	9.2	14.3
Others	37.1	24.8

Hotta N, et al. J Diabet Invest, 2010

図1　糖尿病と癌に関するResearch questions

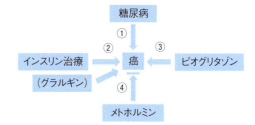

① 糖尿病で(どの程度)癌が増えるか？
② インスリン治療(特にグラルギン)で癌が増えるか？
③ ピオグリタゾンで癌(特に膀胱癌)が増えるか？
④ メトホルミンで癌のリスクは下がるか？

図2　久山町研究 耐糖能レベル別の癌累積死亡率

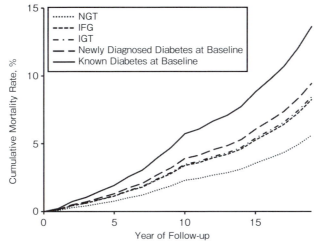

Hirakawa Y, et al. Am J Epidemiol 2012

表2　久山町研究 空腹時血糖レベルと癌リスク

Fasting Plasma Glucose, mmol/L	Fasting Plasma Glucose, mg/dL	Multivariable-adjusted Risk		P value
		HR	95% CI	
<5.6	<101	1.00	Referent	
5.6-6.0	101-109	1.38	1.00, 1.90	0.05
6.1-6.9	110-125	1.89	1.30, 2.74	<0.001
≧7.0	≧126	2.06	1.35, 3.14	<0.001
P for trend				<0.001

Multivariable adjustment for age, sex, BMI, total cholesterol, smoking habits, alcohol intake, family history of cancer, physical activity, and dietary factors (daily intakes of total energy, total fat, salt, vitamin A, vitamin B_1, vitamin B_2, vitamin C, and dietary fiber).

Hirakawa Y, et al. Am J Epidemiol 2012

2 JPHC糖尿病既往と癌発症リスク

▶JPHC
（多目的コホート）

　図3はJPHC（多目的コホート）の研究で，国立がん研究センターの井上真奈美先生がまとめられたものである．糖尿病の有無は自己申告によるが，それと癌の発症リスクで，日本における初めての大規模研究としてまとめられた．いろいろな因子で調整した結果，糖尿病の既往があると癌発症リスクは，男性では有意に上昇し，女性では有意にならなかったが上昇傾向を認めた．その中で統計学的に有意であったものとして，男性では肝，腎，膵，結腸，女性では肝，胃が挙げられた．

　その後，最近になりわが国の8個のコホート研究の個票を全部プールした，男性約16万人，女性約18万人という，さらに大規模なデータが発表された．それを男女別にみると，男性では全ての癌で有意となり，結腸，肝，胆管，膵といったものが有意なものとして挙がってきた（図4）．膵についてはいろいろと議論があるが，このデータは，膵癌によってインスリン分泌能が落ちても糖

図3　JPHC 糖尿病既往（自己申告）と癌発症リスク

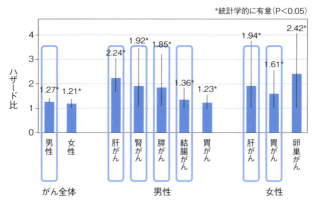

Inoue M, et al. Arch Intern Med 2006

図4　糖尿病と癌発生のリスク（男性）

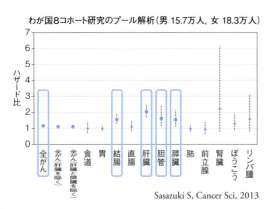

Sasazuki S, Cancer Sci, 2013

図5　糖尿病と癌発生のリスク（女性）

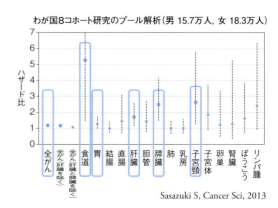

Sasazuki S, Cancer Sci, 2013

尿病になることを勘案し，観察開始後すぐに亡くなられた方を除いた解析にはなっている．背景的にいわゆる「因果の逆転」が起こり得る可能性もあるのだが，どの研究でも比較的ポジティブに出ている．同様に女性でも全ての癌で有意となった．食道癌が飛び抜けて高いが，これはたぶん対象数が十分でないのかもしれない（図5）．胃や肝，膵などは男性と同じような形で有意差が出ているし，普通は子宮体癌が有意になることが多いが，この研究では子宮頸癌が有意になっている．まだ，研究による若干のばらつきはあるが，全体として糖尿病が癌の発症を押し上げていて，先ほどから出ているような部位の癌が中心になっている．図6が男女合わせた全体だが，やはり結腸，肝，膵などが関連が強い．

3 糖尿病と部位別癌リスクに関するメタアナリシス

世界的には，ここ10年前後で癌の種類別の糖尿病発症リスクに関するメタアナリシスが次々と報告されている（**表3**）．糖尿病によりおおむね1.5倍〜2倍ぐらいリスクが上がる．ただし前立腺だけは糖尿病状態において，むしろリスクが下がっている．

図6 糖尿病と癌発生のリスク（全体）

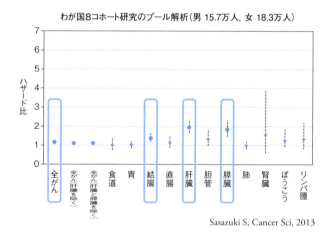

Sasazuki S, Cancer Sci, 2013

表3 糖尿病と部位別の癌リスクに関するメタアナリシス結果のまとめ

部 位	統合リスク	研究数 (case control + cohort)	出 典
胃	1.2 (1.1-1.3)	17 (6+11)	Yoon JM, 2013
大腸	1.3 (1.2-1.4)	15 (6+9)	Larsson SC, 2005
肝	2.5 (1.8-2.9)	25 (13+12)	El-serag HB, 2006
膵	1.8 (1.7-2.0)	36 (17+19)	Huxley R, 2005
膀胱	1.2 (1.1-1.4)	19 (7+12)	Larsson SC, 2006
乳房	1.2 (1.1-1.3)	20 (5+15)	Larsson SC, 2007
子宮内膜	2.1 (1.8-2.5)	16 (13+3)	Friberg E, 2007
前立腺	0.8 (0.8-0.9)	19 (7+12)	Kasper JS, 2006

▶癌発症率

糖尿病による癌発症率上昇のメカニズムについては，これまでいろいろと考察されてきた（**表4**）．証明は難しいが，インスリン抵抗性から高インスリン血症，高IGF-I血症を来すといったpathwayのほかに，酸化ストレスもDNA障害やepigenetic変化を介して癌発症に大きな影響を与え，また，慢性炎症とか，アディポサイトカインといったものも発癌に関係してくる可能性がある．

女性の場合はSHBG（性ホルモン結合グロブリン）が低下して，エストロゲンが上がった結果，乳癌や子宮体癌が増える．一方あくまでも推測だが，男性ではテストステロンが低下していることが前立腺癌を減らしている理由ではないかと考えられている．

インスリン治療で癌が増えるといった研究がいくつかある（**表5**）．その中で比較的大きいのはJanghorbaniらの研究で全体で約1.4倍となっている．このほかにも大腸癌が増えているという研究が，個別のメタアナリシスで多くある．膵癌に関しては2報しかないので，はっきりとは言えないが，やはりインスリン治療もわずかながら癌を増やす可能性が指摘されている．

▶ORIGIN研究

グラルギン，ランタスの問題に関しては，先生方もいろいろなところでお聞きになったかと思う．比較的信頼できる最新の報告としてはORIGIN研究がある．グラルギン早期導入の有無のRCT（ランダム化比較試験）で，1.2万人の6.2年追跡する大規模試験であった．この結果では，少なくとも癌は増えていなかった．これは介入研究であり，その意味では強いエビデンスと言える．

▶ピオグリタゾン

▶ProActive試験

ピオグリタゾンは先生方もたくさん情報をお持ちなので経緯だけを簡単に復習する（**表6**）．開発時にラットのオスのみで膀胱癌があったことで，最初から注意されていたのだが，ProActive試験で膀胱癌の発症率がやはり高い傾向が出たので，フランスで回収され，ドイツでは新規投与中止になった．その他のヨーロッパ，米国，日本では，今われわれが行っているように禁忌例だけは避けた上で，落ち着いて観察を続けながら経過を見ている状況である．

台湾や英国などのいわゆる歴史的コホートやケースコントロール，後ろ向きの

表4　糖尿病による癌リスク上昇の想定されるメカニズム

- インスリン抵抗性と高インスリン血症
- 高血糖 → 酸化ストレス↑ → DNA障害／エピジェネティック変化
- 慢性炎症，アディポサイトカイン
- SHBG低下 → free E2上昇（乳癌，子宮体癌）
- テストステロン低下 → 前立腺癌低下？

表5　インスリン治療（特にグラルギン）で癌が増えるか？

- 15研究（10コホート＋5症例対照，56万人）のメタアナリシス
  → 全体RR＝1.39（1.14-1.70）
  部位別では大腸，膵癌（2報のみ）で有意
  （Janghorbani M, Horm Cancer, 2012）
- ORIGIN（グラルギン早期導入の有無のRCT，1.2万人×6.2年）
  → HR＝1.0（p＝0.97）

表6　ピオグリタゾンで癌（特に膀胱癌）が増えるか？

- 開発時にラット（雄のみ）に膀胱癌の有意増加
  ↓
- ProActive試験で膀胱癌発症率高い傾向→10年間の観察追跡継続中
  ↓
- フランス回収，ドイツ新規投与中止，その他の欧州・米国・日本で条件付き注意使用
  ↓
- 台湾，英国など歴史的コホート，ケースコントロール研究で多くは否定，一部有意
  ↓
- 今のところ完全に否定はできないが，あっても強い関連ではなさそう

多くの研究では関連が否定された一方，一部にはまだ有意とする研究も残っている．全体としてみると，いまのところ完全に否定はできないが，あったとしても，臨床的にそれほど強い影響を与えるものではないと思われる．ProActive 試験の症例は10年間の観察追跡を継続されているので，これが ORIGIN 研究のように，そのうち結論を出してくるのではないかと期待されている．

4 メトホルミンと癌リスク

メトホルミンと癌のリスクに関して，たくさんのメタアナリシスがある（表7）．Noto らの研究も含めて，癌のリスクを減らす結果が出ている．ただし注意しなければいけないのは，RCT だけを集めたものではそのような効果が出ていないことである．

表8で示したように，メトホルミンについては多くの好ましい生物学的なメカニズムが想定されるので，癌リスク抑制がみられてもいいように思われるが，一方，メトホルミンは全身状態のよい患者に処方されることが多い．言い換えれば，全身状態が万全でない人には処方を避ける傾向があるので，先ほどの RCT では効果が認められていないことも考えると，少し注意する必要がある．

5 糖尿病とピロリ菌の関係

最後にわれわれが出したデータの関連でヘリコバクター・ピロリ菌（以下 HP）の関係について少し話を追加する．糖尿病患者はやはり易感染性の問題で，1.3倍ぐらい HP 感染者が多いといわれている（表9）．

表7 メトホルミンと癌リスクに関する主なメタアナリシス

著者	年	統合リスク	研究数
Stevens RJ	2012	1.02 (0.82-1.26)	11 RCTs 51681人年
Zhang P	2013	0.73 (0.64-0.83)	37 153万人
Noto H	2012	0.67 (0.53-0.85)	2 RCT + 6 cohort + 2 case control 21万人
Thakkar B	2013	Cohort: 0.70 (0.67-0.73) Case Control: 0.90 (0.84-0.98)	24
Gandini S	2014	0.69 (0.52-0.90)	47

表8 メトホルミンによる癌リスク抑制の想定されるメカニズム

AMPK↑
- 高インスリン血症是正　→　IGF 作用↓
- mTOR↓　→　HIF-I↓　→　VEGF↓
- mTOR↓　→　HER-2↓
- p53↑　→　アポトーシス誘導
- cyclin D↓　→　細胞周期停止

観察研究のバイアス
全身状態が万全ではない人に処方を避ける傾向
（RCT で効果認められていない）

表9 背景

- ヘリコバクター・ピロリ菌（HP）は，胃潰瘍や胃癌をはじめとする上部消化管疾患の主要なリスクファクターである．
（Am J Gastroenterol. 2007; 102 (8) : 1808-25.）

- 最近のメタ解析では，糖尿病患者は非糖尿病患者と比較して，1.3倍 HP 感染者が多いと報告されている．
（Diabetes Res Clin Pract. 2013; 99 (2) : 200-8.）

図7 久山町研究 Helicobacter pylori 感染有無と血糖コントロールレベル別の胃癌発症リスク

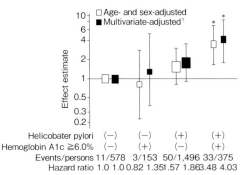

Ikeda F, et al. Gastroenterology, 2009

図8 RCTs of H. pylori eradication therapy: effect on subsequent occurrence of gastric cancer

Study	No of events/total H. pylori eradication	Control	Risk ratio (95% CI)	Weight (%)	Risk ratio (95% CI)
Correa 2000	3/437	2/415		4.0	1.42 (0.24 to 8.48)
Wong 2004	7/817	11/813		14.2	0.63 (0.25 to 1.63)
Leung 2004-Zhou 2008	2/276	7/276		5.2	0.29 (0.06 to 1.36)
Saito 2005	2/379	3/313		4.0	0.55 (0.09 to 3.27)
You 2004-Ma 2012	34/1130	52/1128		70.2	0.65 (0.43 to 1.00)
Wong 2012	3/255	1/258		2.5	3.04 (0.32 to 28.99)
Total	51/3294	76/3203		100.0	0.66 (0.46 to 0.95)

Test for heterogeneity: τ²=0.00, χ²=3.62, df=5, P=0.60, I²=0%
Test for overall effect: z=2.27, P=0.02

(relative risk 0.66, 95% CI 0.46 to 0.95)

Ford AC, et al. BMJ, 2014

図9 糖尿病患者の非糖尿病者に対するHP除菌成功率の差の統合値

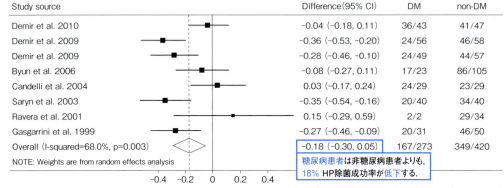

Study source	Difference (95% CI)	DM	non-DM
Demir et al. 2010	−0.04 (−0.18, 0.11)	36/43	41/47
Demir et al. 2009	−0.36 (−0.53, −0.20)	24/56	46/58
Demir et al. 2009	−0.28 (−0.46, −0.10)	24/49	44/57
Byun et al. 2006	−0.08 (−0.27, 0.11)	17/23	86/105
Candelli et al. 2004	0.03 (−0.17, 0.24)	24/29	23/29
Saryn et al. 2003	−0.35 (−0.54, −0.16)	20/40	34/40
Ravera et al. 2001	0.15 (−0.29, 0.59)	2/2	29/34
Gasgarrini et al. 1999	−0.27 (−0.46, −0.09)	20/31	46/50
Overall (I-squared=68.0%, p=0.003)	−0.18 (−0.30, 0.05)	167/273	349/420

NOTE: Weights are from random effects analysis

糖尿病患者は非糖尿病患者よりも，18% HP除菌成功率が低下する．

Horikawa C, Sone H, et al. Diabet Res Clin Prac, 2014

図10 糖尿病と癌

(a)
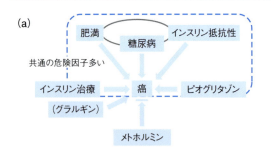

(b)
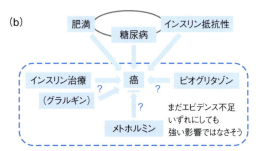

表10 糖尿病と癌に関する合同委員会（日本糖尿病学会・日本癌学会）報告

糖尿病と癌に関する日本糖尿病学会と日本癌学会による医師・医療者への提言

- 一般に，糖尿病（主に2型糖尿病）は大腸癌，肝臓癌，膵臓癌，乳癌，子宮内膜癌，膀胱癌などのリスク増加と関連がある一方で，前立腺癌リスク減少に関連していると報告されている．日本人に限ると，現時点では糖尿病は大腸癌，肝臓癌，膵臓癌のリスク増加と関連がある．他の癌種については，関連がない，もしくは一定した結論が得られていない．
- 加齢，肥満，不適切な食事や運動不足などの共通する危険因子が存在するため，糖尿病が癌罹患リスクと関連しているのかもしれない．
- 糖尿病により癌罹患リスクが高まる機序として高インスリン血症，高血糖，炎症などの関与が示唆されている．
- 健康的な食事，運動，体重コントロール，禁煙，節酒は2型糖尿病および癌の罹患リスクを減少するため推奨すべきである．
- 不適切な食事，運動不足，喫煙，過剰飲酒は癌罹患の危険因子であることから，糖尿病患者における食事療法，運動療法，禁煙，節酒は癌リスク減少につながる可能性がある．
- 糖尿病患者は，性別・年齢に応じて適切に科学的に根拠のある癌のスクリーニングを受診するよう推奨される（Table 2）．糖尿病患者で肝炎ウィルス陽性の場合には，肝臓癌のスクリーニングを受診するように推奨される．
- 特定の糖尿病治療薬が癌罹患リスクに影響を及ぼすか否かについての現時点でのエビデンスは限定的であり，治療法の選択に関しては，添付文書などに示されている使用上の注意に従ったうえで，良好な血糖コントロールによるベネフィットを優先した治療が望ましい．

糖尿病と癌に関する委員会：糖尿病 2013

　久山町研究では，HP感染がありHbA1cが6％を超える2つの条件が重なる糖尿病患者は，やはり胃癌のリスクが有意に上がることが知られている（図7）．

　図8は2014年に発表されたものであるが，除菌をした場合にどの程度胃癌が防げるかをまとめたものである．それによると胃癌のリスクが約2/3ぐらいに減らせることがメタアナリシスで分かってきた．

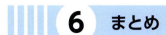
▶除菌成功率

　一方，われわれは，糖尿病患者は非糖尿病患者に対して，除菌の成功率が低いかどうかについてメタアナリシスを行った（図9）．結果はやはり有意に2割ぐらい除菌率が低かったので，糖尿病患者の場合は除菌も一生懸命やらないといけないのかもしれない．

6 まとめ

　以上をまとめると，糖尿病と癌に関しては観察疫学的には関連が見られるが，肥満そのものも癌のリスクになり，インスリン抵抗性も癌のリスクになるため，それらが交絡因子として作用している可能性もある（図10a）．

　一方で治療内容と癌との関連については，まだエビデンスが不足しているが，いずれにしても実臨床上，問題になることはおそらくないだろうということになる（図10b）．ご存じのように，糖尿病と癌に関する合同委員会（日本糖尿病学会・日本癌学会）が共同でステートメントを出しており，大体いまお話ししたような内容がまとめられているので，ご参照いただきたい（表10）．

セミナーⅢ 発言(3)

糖尿病と歯周病

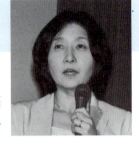

愛知学院大学歯学部 内科学講座
准教授 **成瀬 桂子**

> **要旨** 歯周病があると，糖尿病が重症化しやすく，死亡率も高いことが各種疫学研究で報告されている．一方，歯周病治療を行うと血糖が改善するかどうかについての大規模臨床試験の結果が発表されたが，期待通りの結果は得られなかった．これには治療範囲が限定的との異論も出た．確かに歯周病治療は外科領域にまでおよび，広範囲である．日常診療では，患者に眼科同様，歯科による年1回の口腔チェックを受けるよう勧めてほしい．

1 日本における歯周病罹患率（厚生労働省 平成23年歯科疾患実態調査より）

　糖尿病患者数は加齢とともに増加するが，歯周病患者も同様である．おおよそ50歳以上になると，2人に1人が歯周病になる．
　図1は一見すると，高齢になるほど歯周病の罹患率が減少するような印象を受けられるかも知れないが，これは対象歯を選んで調査しているので，対象歯がすでに抜けてしまった場合には歯周病ではないとカウントされるためである．このように見ていくと，平成23年では高齢者の歯周病罹患率が高くなっ

図1 日本における歯周病罹患率

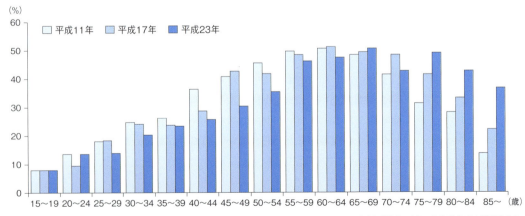

厚生労働省 平成23年歯科疾患実態調査より

ているのは，逆に高齢者が自歯を維持している率が増えていると理解していただきたい．

▶プラーク

歯は歯根膜を介して歯槽骨に強固に固定されている．しかし，プラークと呼ばれる細菌叢が停滞することにより歯肉に炎症が起こってくる．これが歯肉炎である．それがさらに進むと，歯と歯周組織の間に深い歯周ポケットを形成し，炎症が歯周組織全体に広がってくる．

▶歯周ポケット

実際に歯肉炎と歯周炎を合わせて歯周病と称する．プラークの細菌からLPS（リポ多糖）などが放出されることにより，アクティブな炎症が炎症組織で起こり（図2），それが歯槽骨の吸収，あるいは歯根膜の破壊を誘導し，最終的には支持を失った歯が脱落に至る病気である．

2 糖尿病患者は歯周病罹患率が高く，重症化しやすい

それでは糖尿病患者における歯周病はどのようになっているだろうか．歯周病は糖尿病合併症の1つとされている[1]．なぜなら，糖尿病患者は歯周病の罹患率が高く，重症化しやすいからである．

その機序としては，糖尿病で起こる免疫機能の低下，微小血管障害，また歯周組織における糖尿病状態による代謝異常などが考えられている（図3）．

ピマインディアンの約2000人の観察研究で，糖尿病があると歯周病になりやすいかどうかを見たところ，2型糖尿病の歯周病発症率は2.6倍という結果が出た[2]．

▶ストレプトゾトシン糖尿病ラット

私どもは，ストレプトゾトシン糖尿病ラットという，1型糖尿病モデル実験動物を用いて，実験的歯周炎を惹起させて検討した[3]．歯周炎の惹起方法とし

図2　歯周炎における炎症機転

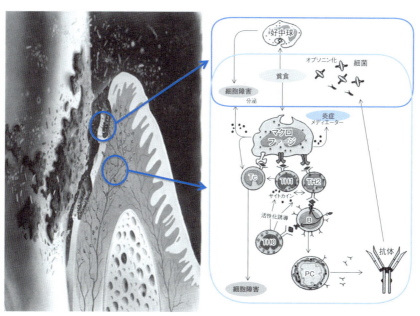

医歯薬出版社，野口俊英・林潤一郎編 慢性疾患としての歯周病へのアプローチより

て，歯の第2大臼歯にナイロン糸を巻く．ナイロン糸を巻いているだけであるが，一定期間経つと，プラークと呼ばれる細菌の塊が沈着してくることにより歯周炎を誘導する．このようにして得られた糖尿病ラットに対する歯周炎の惹起は，正常ラットと比較して，著明な炎症性細胞浸潤と歯槽骨の吸収を認めた．さらに歯周組織において炎症性サイトカインの遺伝子発現が非常に強くなることを確認している．

▶Zucker Diabetic Fattyラット

また2型糖尿病モデルであるZucker Diabetic Fattyラットを用いた検討でも，同じように歯周炎を惹起させて検討した[4]．その結果，歯周炎の惹起は，歯周組織における炎症性サイトカイン発現を増加させるが，同時に抗炎症性サイトカイン発現が，対照であるLeanラットに歯周炎を惹起した場合に比べて顕著に減弱していることが分かった．つまり，炎症というのは炎症性サイトカインと抗炎症性サイトカインがバランスを取って回復に向かうわけであるが，糖尿病状態の歯周炎においては炎症性サイトカインが強く発現するにもかかわらず，抗炎症性サイトカインはあまり発現してこない．脂肪組織などでもそのようなことがいわれているが，同じような状態が歯周組織でも起こっている．それが糖尿病において歯周病が重症化しやすい1つの原因ではないかと考えている（図4）．

3 歯周病が糖尿病の発症および病態に及ぼす影響

それでは逆に，歯周病は糖尿病の発症および病態にどのような影響を及ぼすのであろうか．

歯周病は第6の合併症といわれるが，歯周病は糖尿病にも負の影響を及ぼしており，糖尿病と歯周病は双方向性に負のスパイラルを起こすと考えられている（図5）．**表1**は，歯周病と糖尿病との関連について10年間観察した久山町研究である[5]．歯周ポケットが1.3mm未満の群と歯周ポケットが2.0mm以上の群で比較すると，歯周病のある群では10年後の境界型糖尿病発症率が1.8倍，糖尿病発症率は2.6倍で，歯周病があると糖尿病になりやすいという結果が報告されている．

▶久山町研究

▶ピマインディアン

さらに血糖コントロールの変化に関する報告もある．**表2**はピマインディアンの2型糖尿病患者80人の検討である[6]．やや古い研究のため，HbA1で測定しているが，HbA1が9％未満で重症歯周病を持っている人と持っていない人で比較すると，観察期間中にHbA1が9％以上になる人は重症糖尿病があると1.9倍となり，やはり重症の歯周病はHbA1が悪くなり，血糖コントロールが悪くなりやすいという疫学研究の結果が出ている．

さらに**図6**は少しショッキングなデータであるが，ピマインディアンにおける11年間の観察研究において，2型糖尿病患者で歯周病がない，または軽症，中等度，重症の3群で比較すると，歯周病が重症になるほど，死亡率は有意に高くなってくることが報告された[7]．しかも，疾患別に見ると，虚血性心疾患，糖尿病性腎症が有意に高く，歯周病があることが，糖尿病において大血管障害や細小血管障害にも影響を及ぼしている可能性があると考えている．

図3　糖尿病における歯周病増悪機序

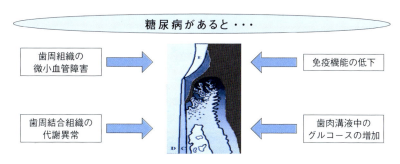

- 歯周組織の微小血管障害
- 歯周結合組織の代謝異常
- 免疫機能の低下
- 歯肉溝液中のグルコースの増加

糖尿病があると・・・

厚生労働省ホームページより一部改変

図4　Zucker Diabetic Fattyラット歯周炎 vs. Zucker Leanラット歯周炎 ─歯肉における炎症性サイトカイン発現─

	ZDF + P/Lean + P
IL-24	0.27±0.12*
IL-10	0.29±0.09*
IL-2	2.84±0.39*
IFN-γ	1.44±0.77
IL-12	1.65±0.92
IL-6	4.12±2.26
RANKL	1.23±0.26
OPG	1.47±0.46

* Significant with P value <0.05 (t-test)

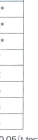

Soboku K, et al J Periodontol 85:454464, 2014

図5　糖尿病と歯周病は双方向性に負の影響を及ぼす

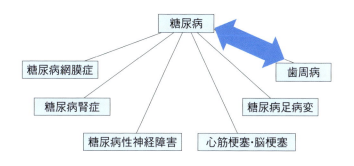

糖尿病 — 糖尿病網膜症、糖尿病腎症、糖尿病性神経障害、心筋梗塞・脳梗塞、糖尿病足病変、歯周病

表1　歯周病があると糖尿病になりやすい

久山町研究；1988年～1998年

	オッズ比	
	境界型糖尿病	糖尿病
歯周ポケット 1.3mm未満	1	1
歯周ポケット 1.3～2.0mm	1.4	1.9*
歯周ポケット 2.0mm 以上	1.8*	2.6**

*P<0.05, **P<0.01

Saito T. et al. J Dent Res 83: 485-490, 2004

表2　重症の歯周病があるとHbA1が高くなりやすい

Pima indian；前向きコホート 2～4年
　2型糖尿病患者　80名　　HbA1 9%未満
　重症歯周病；少なくとも1本以上の歯において50%以上の骨吸収

	オッズ比	
	対照群	重症歯周病
HbA1 9%以上	1	1.9*

*P<0.05

Taylor GW, et al. J Periodontol 67: 1805-1093, 1996

4 歯周病治療で血糖が改善されるか

　歯周病があると血糖コントロールが悪くなると述べたが，歯周病治療を行うと果たして血糖コントロールがよくなるのかどうかについて，近年盛んに検討されている．

　2010年に発表されたメタアナリシスでは，歯周病治療により，HbA1cは0.4％低下するという結果が報告された（図7）[8]．私が診ている糖尿病患者でも，歯周病治療によるHbA1c低下はこの程度かと，個人的には納得をしていたが，2013年末にさらに大規模な検討結果が「JAMA」誌に発表された[9]．これは2型糖尿病患者514人の前向き試験であるが，行われた歯周病の治療は，スケーリングとルートプレーニングという，歯石を取ってその表面をスムーズにするものである．その後抗菌薬入りのリンスを患者に渡して，経過を見ている．しかし，その結果を見ると，血糖コントロールが全く改善しなかったという残念な結果が出てきた（図8）．この結果については，現在さまざまな議論がなされている[10]．本試験における歯周病の治療は限定されており，スケーリングとルートプレーニングだけで，局所の炎症が改善していない可能性は否定できない．リンスだけしか使用せず，抗菌薬を使っていないのが問題ではないかという指摘もある．これには著者も同意しており，より総合的な歯周病治療でHbA1cが変化するかどうかを見る必要があると述べている．また，この検討においては平均BMIが34台と，かなりの肥満者に対して実施されたので，そこが問題ではないかとの指摘もあるが，これに対しては，BMI別にサブ解析をしても変わりはなかったので，BMIの影響ではない，という著者らの回答がなされている．

5 歯周病治療の流れ

　実際，私ども内科医が歯周病治療を考えるときに重要なことは，ある程度進行した歯周病はブラッシングのみでは改善せず，歯科の治療を受ける必要があることを十分理解することである．歯石を除去して，ブラッシングをすることは基本治療になり，さらに必要に応じて抗菌薬の内服が行われる．それでもうまくいかない場合には，歯周組織を一部切除して，さらに深いところの歯石を取り，またそこを再縫合するなどの外科的な治療が行われる（図9）．

　「科学的根拠に基づく糖尿病治療ガイドライン2013」（日本糖尿病学会編）には，①糖尿病と歯周病は負の影響があること，②血糖コントロールが歯周病の重症化に関係する可能性が高いこと，③歯周病が糖尿病の血糖コントロールに悪影響を及ぼす可能性があること，が示されている[11]．

　糖尿病患者は，眼科受診同様，年1回は口腔チェックを受けることが望ましい．歯周病は慢性炎症を中心とした負のスパイラルを呈してくるので，糖尿病患者においては特に留意を要するとともに，必要に応じて歯科専門医の治療をお勧めいただくのがよいと考えている．

図6　2型糖尿病において，歯周病重症度は死亡率と関連する

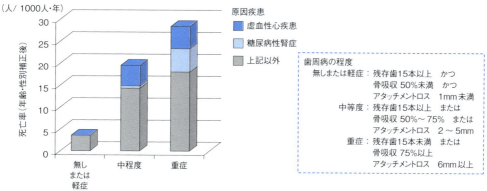

Saremi A. et al. Diabetes Care 28: 27-33, 2005

図7　歯周病治療により，平均HbA1cは約0.4%改善する（メタアナリシスより）

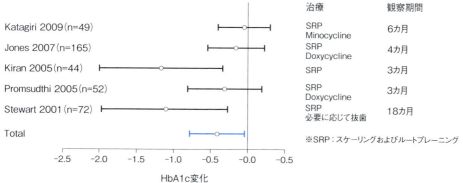

Teeuw WJ. et al. Diabetes Care 33:421-427, 2010

図8　非外科的歯周病治療では，血糖コントロールは変化なし？ -The Diabetes and Periodontal Therapy Trial (DPTT) -

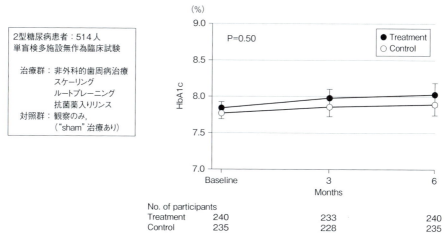

Engebretson, SP. et al. JAMA 310: 2523-2532, 2013

図9 歯周治療の流れ

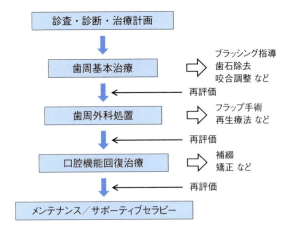

参考文献

1) Loe H (1993) Periodontal disease. The sixth complication of diabetes mellitus. Diabetes Care 16:329-334
2) Nelson RG, Shlossman M, Budding LM, Pettitt DJ, Saad MF, Genco RJ, Knowler WC (1990) Periodontal disease and NIDDM in Pima Indians. Diabetes Care 13:836-840
3) Nishikawa T, Naruse K, Kobayashi Y, Miyajima S, Mizutani M, Kikuchi T, Soboku K, Nakamura N, Sokabe A, Tosaki T, Hata M, Ohno N, Noguchi T, Matsubara T (2012) Involvement of nitrosative stress in experimental periodontitis in diabetic rats. J Clin Periodontol 39:342-349
4) Soboku K, Kikuchi T, Fujita S, Takeda H, Naruse K, Matsubara T, Noguchi T (2014) Altered gene expression in gingival tissues and enhanced bone loss in rats with diabetes with experimental periodontitis. J Periodontol 85:455-464
5) Saito T, Shimazaki Y, Kiyohara Y, Kato I, Kubo M, Iida M, Koga T (2004) The severity of periodontal disease is associated with the development of glucose intolerance in non-diabetics: the Hisayama study. J Dent Res 83:485-490
6) Taylor GW, Burt BA, Becker MP, Genco RJ, Shlossman M, Knowler WC, Pettitt DJ (1996) Severe periodontitis and risk for poor glycemic control in patients with non-insulin-dependent diabetes mellitus. J Periodontol 67:1085-1093
7) Saremi A, Nelson RG, Tulloch-Reid M, Hanson RL, Sievers ML, Taylor GW, Shlossman M, Bennett PH, Genco R, Knowler WC (2005) Periodontal disease and mortality in type 2 diabetes. Diabetes Care 28:27-32
8) Teeuw WJ, Gerdes VE, Loos BG (2010) Effect of periodontal treatment on glycemic control of diabetic patients: a systematic review and meta-analysis. Diabetes Care 33:421-427
9) Engebretson SP, Hyman LG, Michalowicz BS, Schoenfeld ER, Gelato MC, Hou W, Seaquist ER, Reddy MS, Lewis CE, Oates TW (2013) The Effect of Nonsurgical Periodontal Therapy on Hemoglobin A1c Levels in Persons With Type 2 Diabetes and Chronic Periodontitis: A Randomized Clinical Trial. JAMA 310:2523-2532
10) Engebretson SP, Hyman LG, Michalowicz BS (2014) Hemoglobin A1c levels among patients with diabetes receiving nonsurgical periodontal treatment--reply. JAMA 311:1921-1922
11) 日本糖尿病学会：科学的根拠に基づく糖尿病診療ガイドライン2013. 南光堂, 2013

セミナーⅢ 総合討論

糖尿病性合併症および併発症の現今

南條 輝志男………和歌山ろうさい病院院長（司会）
羽田 勝計…………旭川医科大学教授／病態代謝内科学分野
河村 孝彦…………中部ろうさい病院副院長／内科
曽根 博仁…………新潟大学大学院医歯学総合研究科教授／血液・内分泌・代謝内科学分野
成瀬 桂子…………愛知学院大学歯学部准教授／内科学講座

南條 セミナーⅢでは，糖尿病性合併症と併発症について，はじめに糖尿病性腎症を中心として，その発症メカニズム，危険因子について，羽田先生からご講演いただきました．引き続きまして，発言1，発言2，発言3では，現在臨床の場で非常に注目されている糖尿病の併発症，特に認知症，癌，歯周病について，特別発言をしていただきました．

それでは先生方にご質問がきていますので，2つずつ選んで，関連するものはまとめてお答えいただきたいと思います．はじめに，羽田先生からお願いします．

Early Progressive Renal Declineについて

羽田 最初にお話しさせていただいたEarly Progressive Renal Declineに関するご質問をたくさんいただいているのですが，その中でまず2つ選ばせていただきます．高田中央病院の荏原 太先生です．

「Krolewski先生の講演ではHyperfiltrationの時期をどのように説明しているのでしょうか」

羽田 彼は「Hyperfiltrationがあろうがなかろうが，1型糖尿病でのEarly Progressive Renal Declineの頻度は一緒である」と説明しています．彼らは，GFRの前値が105mL／分以上だった人も105mL／分未満だった人でも，GFR低下の頻度は同じでありHyperfiltrationとの関連性については，あまり強調していないと思います．

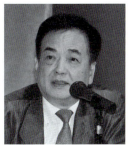
南條 輝志男（司会）

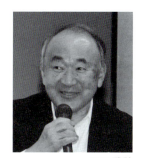
羽田 勝計

続きまして，笹川内科胃腸科クリニックの山中賢治先生からいただきました．

Question

「1型糖尿病でEarly Progressive Renal Declineの症例を見つける重要性は理解できました．ではこのような症例を見つけたとき，今後アルブミン尿への進展，悪化を防ぐにはどうすればよいのでしょうか．治療のポイントは何が重要でしょうか」

羽田 1つ申し上げたいのは，これは現時点では1型糖尿病の観察研究です．私も含めて，先生方がご覧になっている糖尿病の大部分は2型なので，これが当てはまるかどうかの検証はこれからです．

しかしながら，Krolewski先生らは1型糖尿病で重要なことは，やはり血糖をコントロールすることであるといっています．特にアメリカの1型糖尿病の血糖コントロールはあまりよくありません．血圧については，高血圧があればRAS阻害薬などを用いてコントロールしています．問題は血糖であり，彼らは血糖コントロールを第一に優先しています．

糖尿病患者に対する認知症治療薬の使い分け

南條 それでは次に，河村先生，お願いします．
河村 治療薬に関する質問を2，3いただいています．松本医院の松本 圭先生からです．

Question

「現在何種類かのアルツハイマー型認知症の治療薬が出ていますが，糖尿病と非糖尿病で使用すべき薬剤の相違などはありますか」

河村 今本内科医院の今本千衣子先生からのご質問です．

Question

「境界型糖尿病の段階で認知機能の検査を積極的に実施し，レミニール®などの早期投与が認知症の進行を抑えると思いますが，積極的にMCI（軽度認知障害）のレベルから投与をしてもよいでしょうか．糖尿病の合併のない人よりある人をより早期に治療を開始すべきではないでしょうか」

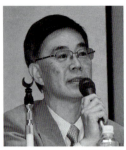

河村 孝彦

河村 また,中部ろうさい病院の小内 裕先生からの質問です.

Question

「糖尿病と認知症の関係は理解できましたが,直接脳に働きかける治療薬の効果は糖尿病と非糖尿病で差はあるのでしょうか」

河村 本日は治療のことはお話ししませんでしたし,私も認知症の治療を専門とするわけではありませんが,これだけ認知症が多くなってきますと,われわれも抗アルツハイマー薬をうまく使う必要があるかと思います.以前はドネペジル(アリセプト®)しかなかったのですが,最近はたくさんの種類の抗アルツハイマー薬が発売されています.

そのなかでも,アセチルコリンエステラーゼ(AchE)阻害作用が強いのはアリセプト®ですが,その他のガランタミン(レミニール®)やリバスチグミン(イクセロン®,リバスタッチ®)にはAchE阻害作用の他の作用もありますし,リバスチグミンは貼付薬である点など病状によって使い分けることができます.

特に,糖尿病だから使っていけないものはないと思います.ただ,ガランタミンや後で述べるメマンチンでは,腎障害がある場合には少し注意が必要です.また,AchE阻害薬は消化器症状が出やすいのが問題ですが,リバスチグミンやガランタミンは半減期が短いので,消化器症状などの副作用が出た場合には中止することで症状が早く改善するという利点もあります.

AchE阻害薬は中核症状の改善が主体となる薬ですが,メマンチン(メマリー®)は,せん妄,幻覚,易興奮性などの周辺症状のある中等度から重度の患者に効果的な薬です.ただし,アリセプト®の服用で逆に攻撃的になる方もいますので,その点は注意していただきたいと思います.

もう一点注意していただきたいのは,認知症の悪化で血糖コントロールが乱れた場合にインスリンなど糖尿病用薬を増量することがあります.しかし,抗アルツハイマー薬の治療で症状が安定してきた場合に,血糖が急に下がり低血糖,時に転倒などを生じることがありますので慎重なフォローが必要と思われます.

河村 もう1つ.上瀬クリニックの上瀬英彦先生からのご質問です.

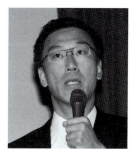

曽根 博仁

Question

「2型糖尿病患者の認知症を予防するためにも,MCIを的確に評価する方法はあるのでしょうか」

河村 先ほどの今本先生のご質問にありましたMCIで抗アルツハイマー薬を使用することに関しては,最近のメタ解析の結果からは認知機能の改善効果は認められなかったと報告されています(CMAJ 185: 1393-1404, 2013). また, 老年科の先生方と話しますと,早期から使用すると5年程度は効くだろうといわれますので,その方の5年先,10年先ぐらいまでを見越して使っていくかどうか考える必要があるかもしれません.ただし,糖尿病の患者ではMCIから急激に認知機能が悪化する例を多く経験しますので,進行を抑える意味では早期から使用するのもよろしいかと思います.日常臨床でMCIを評価するのは難しいと思います.簡単には服薬の乱れなどが認知機能障害のサインであったりします.また,外来で「昨夜は何を食べましたか」と聞くのもよい方法かと思います.アルツハイマー病の特徴として,取り繕いが見られたりしますし,大体3〜4品くらい言えれば大丈夫ではないかと判断しています.また,東京医科大学 羽生春夫先生の1分間診断法というのがあり,1分間に動物の名前を15種類以上言えない場合は認知機能障害がある可能性があります.しかし,認知機能障害が疑われる場合にはやはりMMSE,長谷川式簡易認知評価スケールなど認知機能検査を行うことがよいと思います.

糖尿病患者における癌のスクリーニング

南條 それでは,曽根先生,お願いします.
曽根 4人の方からほぼ同じご質問をいただいています.耳原鳳クリニックの吉崎恵美子先生,愛知医科大学の中井博美先生,渡辺内科クリニックの小林泰子先生,中部ろうさい病院の今峰ルイ先生です.

Question

「糖尿病患者における癌のスクリーニングの具体的な方法に,特に外来診療で,実地臨床でどのように行えばよいでしょうか.その頻度や方法などについてお教えください.」

曽根 糖尿病の有無に関わらず，費用対効果も含めた健康診断学・予防医学的な癌のスクリーニング法については，全国民的にまだコンセンサスが得られていないと思います．人間ドックや健診が，日本が世界に誇るシステムの一つとして確立しているわりには，基本的にそれがどのぐらい健康寿命の延長や医療費の節約に役立っているのか，といったことすらまだ明らかになっていません．

そうした観点から，新潟大学では2014年7月から日本で初めての人間ドック健診学を専門とする寄附講座を立ち上げました．新潟は人口が多いわりに医学部が1校しかなくて，健診データがよく集まるので，その健診データをいまのようなご質問のお答えを明らかにする目的に使おうというものです．

今の日本の健診はややもすればやりっぱなしで，その後のフォローができていません．したがって，先般の人間ドック学会のような奇妙な基準範囲が出てきて，現場臨床を非常に混乱させています．あれはそもそも断面研究と縦断研究を混同しているわけです．やはり人間ドックを受けた人，受けていない人，その両方を前向きに調査して，初めて人間ドック，健診の意義，または今ご質問にあったような的確な頻度などが明らかになるのです．現時点では実地診療として私自身は「人間ドックを毎年できるだけ受けてください．健診はきっちり受けてください」という他はないと思っています．

重要なことは，先生方もお感じになっているように，糖尿病を看板に掲げていますと，その糖尿病でかかっている患者は，大きな基幹病院の糖尿病外来であっても，そこがかかりつけの先生だと思ってしまい，健診を受けなくても大丈夫だと思いこんでいます．そういう方の中から時に進行胃癌が見つかるようなことをたまに耳にします．そのような観点から患者には「ここでは保険の関係で糖尿病の診療と関係が薄い癌の検診までは全部できない」ことを明確に申し上げて，きちんとご自分でやっていただくことを励行するのが，今のところ最も効果的な対策ではないかと思います．

もう1つは，諏訪赤十字病院の船瀬芳子先生からいただきましたご質問です．

「血糖コントロールが極めて良好な初期の糖尿病の方でも，癌のリスクが上がっていくのですか．また，そのような場合の治療法についてお教えください」

曽根 糖尿病では，初期から肥満やインスリン抵抗性などがみられます．したがって，糖尿病がもたらすインスリン作用の低下や高血糖がみられる前の肥満のみの段階でも，癌のリスク上昇に結びついてきます．やはり糖尿病になる前から，なった方まで，それこそ日本人であれば癌には常に気を付ける必要があります．特にそのために治療が変わることはないと思いますが，それぞれの肥満の治療，血糖のコントロールなどをしっかり行い，健診もしっかり受けていただく．今のところはそれが基本です．

さらに，具体的なエビデンスは今後できるだけ作っていくようにしたいと思っています．

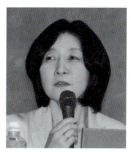

成瀬 桂子

歯周病での糖尿病と血管障害・炎症の関連性

南條 それでは，成瀬先生，お願いします．

成瀬 中部ろうさい病院の小内 裕先生からご質問をいただいています．

Question
「歯周病における糖尿病と血管障害・炎症の関連性は理解できましたが，糖尿病患者・非糖尿病患者の口腔内細菌の数や種類に違いがあるのでしょうか」

成瀬 これはこの10年，20年のトピックでして，当初，歯周病原細菌に違いがあるといった報告もいくつかあったのですが，その後の多くの研究では，ほぼ細菌叢に違いがないということでコンセンサスが得られています．したがって，歯周病の場合には細菌叢の違いというよりは，感染した後の炎症反応の違いが大きいのではないかと思います．

それから，渡辺クリニックの田口先生から同じようなご質問をいただいています．

Question
「歯科受診はなるべく大きな病院の歯科に行ってもらったほうがよいのでしょうか．歯科治療の医療は一般歯科では不十分な場合があるのでしょうか」

成瀬 大きな病院の歯科は，基本的には口腔外科であることが多いと思います．口腔外科というと抜歯，口唇口蓋裂，腫瘍などが専門になります．歯周病についての専門科は歯科の中でも歯周病科になります．日本歯周病学会のホームページには，認定医および歯周病専門医のリストが掲載されています．

ただし，口腔外科の先生でも歯周病は診療されますし，歯周病に精通し診療されている先生も多くいらっしゃいます．逆に歯周病科出身の方でも一般歯科で診療されている先生も多いと思います．したがって，歯科受診は大きな病院の歯科である必要はないと思います．

eGFRの年間低下スピードの計算の重要性

南條 それではまた最初に戻りまして，羽田先生お願いします．

羽田 どうもEarly Progressive Renal Declineのお話に興味を持っていただいたようで，あと2つご質問があります．松本医院の松本 圭先生からです．

「最初の変化がEarly Progressive Renal Declineであるという説明をいただきました．実際の臨床の場では尿中のアルブミンの測定で見ていくより方法がないと考えますが，臨床の場に生かす際にどうしたらよいでしょうか」

羽田 私は常に言っているのですが，逆に尿のアルブミンが測定されていないことが一番大きな問題です．滋賀県医師会が6年に1回，滋賀県下全医療機関の糖尿病管理の実態調査を行っていますが，最も新しい2012年の調査でも，1年間で尿アルブミンの定量検査を実施したのは調査した糖尿病症例の37.5％ぐらいでした．まだ50％までいっていません．保険の査定やさまざまな問題が背景にあると思います．これに比べると，GFR，少なくとも血清クレアチニンから出すeGFRはほぼ査定されることがないので，今は血清クレアチニンさえ測れば検査業者からeGFRの結果も返ってくる時代になりました．

ぜひお願いしたいのは，普段の診療でeGFRの年間の低下スピードを計算していただくことです．と言いますのは，約25年前の1990年代の報告では，当時eGFRはなかったのですが，GFRは顕性腎症の1型糖尿病症例で1年間に10 mL/分のスピードで低下することが報告されていました．それが25年経った今日では顕性腎症の方で平均3 mL/分/年です．これだけ治療がよくなったと感じるわけですが，正常の加齢現象が1 mL/分/年なので，まだここまではいっていません．

やはり平均を超えて5 mL/分/年以上で落ちてくる人に関しては，気をつけたほうがいいと思います．ぜひそのときのeGFRだけでなく，年間の低下速度も計算していただきたいと思います．

もう1つ，愛知医科大学の杉浦有加子先生からのご質問です．

「尿酸に関してはどう考えればよいのでしょうか」

羽田 少なくともKrolewski先生が発表しているのは1型糖尿病であって，高尿酸血症ではありません．尿酸は正常範囲にあります．しかし，その中で4分割すると尿酸値の高い方がリスクになるということです．これが彼の主張で，少なくとも彼のデータからは高尿酸血症を治療しなければならないレベルではないとご理解いただければと思います．

年齢による認知機能低下の予防策

南條 それでは，河村先生，お願いします．
河村 渡辺内科クリニックの小林泰子先生からです．

「質のいい血糖管理が認知機能低下予防に重要であることはよく分かりました．生活習慣病の血糖以外の血圧や，脂質の管理目標値について，もし明らかになっていればお教えください」

河村 生活習慣病の管理は認知機能の低下を防ぎますが，これは年齢によって分けて考える必要があります．少なくとも中年期の高血圧，脂質異常症は将来の認知症発症に関係することが明らかにされていますので，しっかりコントロールするべきです．ただし，高齢者でのコレステロールの値は認知機能の低下とは関係しないとの報告もあります（Arch Neurol 68: 1239-1244, 2011）．逆に低いほうが悪いというデータもありますので，ある程度高齢期にコレステロールを下げるような治療を行ってもあまり効果がないかもしれません．

ただし，脂質異常症治療に用いられるスタチンは，抗炎症作用をはじめとした多面的作用があり，認知機能改善に効果があるとの報告もされています（J Neurol Neurosurg Psychitry 80: 13-17, 2009）．

また，高血圧に関しても従来から中年期の高血圧は高齢期の認知機能障害のリスクであることが示されていますが，高齢期での血圧管理については十分に解明されていません．逆に拡張期血圧が低い方が脳の委縮が進行するとの報告もあります．したがって，血圧の下げ過ぎには注意が必要と思います．また，スタチンと同様にレニン・アンギオテンシン系阻害薬は認知機能の改善効果があるとの報告もされています（BMJ 340: b5465, 2010）．

それからもう1つ，同じようなご質問ですが愛知医科大学の杉浦有加子先生からです．

「認知症発症のリスクとしてインスリン抵抗性や食後高血糖があるとのことでした．すでに認知症を発症している患者においてHbA1cの目標値は甘めになると思いますが，血糖コントロール不良が認知症をさらに悪化させるという具体的なデータはあるのでしょうか」

河村 最近では個別の血糖管理目標が提示されていますが，米国糖尿病学会の声明では認知症との関係を具体的に記載しています（Diabetes Care 35: 2650-2664, 2012）．軽度から中等度の認知機能障害はHbA1cを8.0％未満，中等度から重度認知症では8.5％未満を管理目標としていますが，これらはエビデンスがあるわけではないようです．また施設に入所が必要な高齢者ではHbA1c 8.0～9.0％が一番死亡率が低かったとの報告もあります．あくまでも患者の生命予後や病状などを考慮して決めていくことになると思います．質問にある

認知症の患者の血糖コントロールと認知機能の関係についてはいろいろな要素が関係して難しい問題です．ただし，アルツハイマー病の患者でも糖尿病や高血圧，脂質異常症の治療を行うことで認知機能の低下が弱まることが報告されていますので治療を行うことは有用だと思います（Neurology 73: 674-680, 2009）．

一般尿スクリーニングが基本

南條 それでは，曽根先生，お願いします．
曽根 愛知医科大学の杉浦有加子先生からです．

「ピオグリタゾンと膀胱癌の問題で，外来診療においてどのようにスクリーニングをすればいいでしょうか．一般尿スクリーニング以外に，何か早期発見のために行うべきことはありませんか」

曽根 膀胱癌自体の発症率は，日本人の場合，欧米と比べても非常に低いので，例えば，全員に膀胱のエコーをやるのも現実的ではないと思います．現実的には今のところは一般尿検査によるスクリーニングを中心に行うことだと思います．もちろん膀胱癌またはその既往がある方は最初から使わないことになっています．

血糖コントロールとピロリ菌除菌との関係

曽根 それからもう1つ杉浦先生から追加のご質問です

「糖尿病患者ではピロリ菌除菌の成功率が低いということですが，血糖コントロールとの関係などはありますか．また，その背景などについてお教えください」

曽根 これは今のところはまだ分かっていません．血糖コントロールが悪い人のほうがより除菌しにくいなどのデータもまだないと思いますので，今後さらにデータを積み重ねて見ていくしかないと思います．
　ただ，ピロリ菌自体の感染率は糖尿病患者のほうが3割ぐらい高いことが分かっています．したがって，広い意味で糖尿病患者は易感染性であると捉えていくこと以外に，特にピロリ菌ということでは詳しいメカニズムで推測されているものは今のところはないと思います．
　笹川内科胃腸科クリニックの山中賢治先生からのご質問です．

「糖尿病患者の場合，肝癌のリスクが特に高くなるということですが，ウイルス感染と重なった場合の解析は出ているでしょうか．例えばHCV（＋）で糖尿病患者の場合，特にリスクが高くなるという相乗性があるのかどうかお教えく

ださい」

曽根 私が知るかぎりでは今のところそういうデータはありません．相加的なのか，相乗的なのか，そこのところは非常に興味がある部分なので，これからいろいろ出てくる可能性のあるエビデンスだと思います．

インクレチン関連薬が歯周病に及ぼす影響

南條 次に成瀬先生いかがですか．
成瀬 愛知医科大学の石川貴博先生からのご質問です．

「歯周病と糖尿病の関係において治療薬の改善効果に違いがあるのでしょうか．特にインクレチン関連薬が歯周病に及ぼす影響について，その知見があればお願いします」

成瀬 治療薬間で比較検討しているものはないと思います．現時点では，歯周病の改善はインスリンやSU薬など広くいろいろな治療薬で血糖コントロールを行った結果，好影響を及ぼしたと考えられます．
　また，インクレチン関連薬を投与することで歯周病がよくなるという報告は，主に動物実験を中心に学会レベルでは出ています．血糖コントロールがよくなったから歯周病がよくなったのか，インクレチン関連薬そのものの抗炎症作用でよくなったかどうかは，はっきり結論が出ていないと思いますが，インクレチン関連薬に関しては期待が大きいと思います．
　それから，愛知医科大学の浅野栄水先生，また中部ろうさい病院の小内 裕先生などからご質問をいただいています．

「歯周病と糖尿病の医科・歯科の連携をどのような形で行うのか．また，患者にはなかなか危機感のない方が多いので，歯周病予防の動機づけをどうするか．糖尿病手帳の活用などはどうでしょうか」

成瀬 糖尿病連携手帳には歯周病の記載欄があると思います．また，動機づけということでは，「歯周病の慢性炎症が糖尿病そのものにも悪影響を及ぼす」と患者に伝えて動機づけをしていますが，今後，パンフレットなども作って啓発していくことも重要かと思います．
　あと1つ，古賀内科の古賀聖祥先生からです．

「インプラントをした場合の血糖コントロールについて，HbA1cはどの程度がよいのでしょうか」

成瀬 これも明らかなものはないと思います．インプラントというのは，歯槽骨にまずインプラント体と呼ばれる柱となるものを打ち込んで，そのあと外に

義歯を被せるというものなので，骨そのものに異物を入れる形になります．個人的には，HbA1cであれば7〜7.5%以下ぐらいにはしたいと思います．

南條 ありがとうございます．ほかに重要なご質問に対してもう1つという先生，いらっしゃいませんか．

腎硬化症ではARBよりも少量のカルシウム拮抗薬

羽田 細野外科の細野和久先生からのご質問に簡単にお答えいたします．

「腎機能は正常ですが，eGFRが年々低下して，現在53.3mL/分/1.73m^2．進行防止のためにARBを服用するのはいかがですか．収縮期血圧は150mmHg前後です」

羽田 ご質問の症例が糖尿病かどうか，そしてそのステージングがどうかで変わってきますし，年齢によっても変わってきます．もし糖尿病ではない，あるいは糖尿病であっても正常アルブミン尿で高齢者であれば，やはり腎硬化症などを疑い，ARBよりも少量のカルシウム拮抗薬のほうがいいと私は思います．その理由としては，高血圧から糸球体を守るのに輸入細動脈は硝子化してきていますので，ARBを投与すると輸出が開いてGFRが急に低下する可能性があるからです．あと1つ，中部ろうさい病院の小内 裕先生からのご質問です．

「RAS阻害薬やスタチン以外に，進行阻止の方法として他の薬剤はいま何がありますか」

羽田 いま腎症に関して検討されているのは尿酸治療薬です．アロプリノール以外の使いやすい抗尿酸治療薬が出てきたので，その検討が行われています．

南條 ありがとうございます．残り時間がなくなってまいりましたが，1つだけ私から曽根先生にお伺いします．

糖尿病治療と発癌リスク

「インスリン治療で癌の発症率が高くなるという論文が多くありますが，欧米白人の場合は，比較的肥満でインスリン抵抗性や高インスリン血症の方にインスリン治療を行うと癌が起こるのではないかということは理解できます．しかし，われわれ日本人および東アジア人では，あまり肥満がなく痩せ型ですので，インスリンを使ってもさほど癌の発症率は高くならないのではないかという期待をもっています．また，数年前に香港のJuliana Chan先生がデータをまとめられて，インスリンを使用しても血糖コントロールを良化することにより癌の発症率は大幅に下がるという論文を発表しています．その他の外国のデータでは，癌のリスクとBMIなどとの関連性がはっきりとされているのでしょうか．臨床の場でインスリンを使うと発癌リスクが増すということになると，皆さんは非常に混乱すると思います」

曽根 大変重要なご指摘をありがとうございます．そのとおりだと思います．先ほどから申し上げているように，やはり肥満やインスリン抵抗性そのものが癌のリスクを押し上げている状況の中で，特にもともと肥満の人にインスリンを使っていくと，それなりに若干の押し上げがあるかもしれません．

しかし，インスリン治療そのものは，血糖を下げたり，日本人のようにインスリン分泌が低下している場合など，それによってもたらされるメリットがはるかに大きいのは言うまでもありません．したがって，たとえインスリン治療により癌のリスクを押し上げることがあったとしても，それはわずかで，全体のメリットと比較すると決して大きいものではないと思います．

例えばSU薬も癌のリスクになるという研究結果もあるわけで，糖尿病の治療全体のバランスも考える必要があり，インスリン治療そのものが例えばSU薬よりも癌のリスクを上げるわけでもないと思います．

日本人のデータがまだないものですから，そこはきちんと日本から出せればと思っています．

ただ，全体として申し上げると，先ほどお話したように糖尿病の薬剤治療そのもので癌になることについては，日常診療ではあまり意識するほどのものではないと考えます．さらに例え統計的に有意であっても関連因子を総合的に考えていく必要があると思います．

南條 ありがとうございました．羽田先生からは，糖尿病の合併症の中でも腎症を取り上げていただき，糖尿病患者のいろいろなQOL，それから医療経済上最も重要だと考えられる糖尿病性腎症の重症化を予防するためにはどうしたらいいか，また，その治療法として共通因子のみならず，これからは局所因子も考えての治療法に進んでいく可能性について示唆していただきました．そして3人の先生方には，現在糖尿病の併発症として最も関心が集まっている認知症，癌，歯周病について，非常に分かりやすく解説していただきました．

明日からの臨床に大変役に立つセミナーであったと思います．私も座長として勉強させていただきました．先生方に感謝申し上げます．それから，残った質問に関しましては，本記録集のほうで，ご回答いただければと思います．

先生方，どうもありがとうございました．

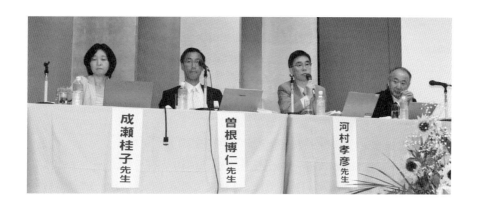

誌上回答

Question「腎症や血管障害の進行を阻止する方法として，RAS阻害薬やスタチンがよいと思いますが，他に合併症を予防・改善する薬剤は，GFRを改善する治験薬やSGLT2阻害薬以外に，今後，出てくるでしょうか（例えばEPA/DHA配合錠，新規のDM改善薬，新規の脂質改善薬など）」（中部ろうさい病院・小内裕先生）

羽田 今，最も注目されている薬剤は，エンドセリン拮抗薬です．RAS阻害薬に上乗せして尿アルブミン値を低下させることが第2相試験で示され，第3相試験が行われると聞いています．他にも抗炎症作用のある薬剤の第2相試験も行われています．

Question「認知症の分類として①アルツハイマー病AD ②レビー小体型認知症LBD ③脳血管性認知症VD ④前頭側頭型認知症などがあげられますが，臨床の場では抗AchE製剤使用のためアルツハイマー型認知症として診断してしまうことが多いと思います．AD+VD混合型認知症が考えられている以上に依存すると思いますがいかがでしょうか」（嶋田病院・嶋田千恵子先生）

河村 確かに最近ではアルツハイマー型認知症が半数以上を占め，血管性認知症は以前より少ないとされています．しかし，血管性認知症の定義もいろいろありますし，血管性認知症とアルツハイマー病には，危険因子や病理学的所見など共通する点も多く，混合型が多いとされています．また，アルツハイマー型認知症の成因として血管障害の関与も示唆されています．抗コリンエステラーゼ阻害薬（ChEI）は，保険適応上アルツハイマー型認知症だけですが，実際は血管性認知症にも効果は認められるようです．脳血管性認知症にこれらの薬剤が効果を発揮する理由としては，皮質下の虚血性病変によりコリン作動神経回路が損傷されていることや，アルツハイマー病の病理が共存することなどが考えられています．また，NMDA受容体阻害薬（メマンチン）についても同様ですが，過去のメタ解析ではこれら抗アルツハイマー薬の血管性認知症への効果はあまり大きくないとの報告もされています（Lancet Neurology 6: 782-792, 2007）．

Question「尿中アルブミン増加と認知症の増加が関連するとのことですが，eGFR低下と認知症との相関はあるのでしょうか」（愛知学院大学・加藤先生）

河村 最近のメタ解析からeGFRの低下が認知症発症に関係することは横断的にも縦断的にも示されています（Am J Nephrol 35: 474-482, 2012）．しかし，アルブミン尿がeGFRより強く認知機能に関係するとの報告もあります（Diabetes Care 34: 1827-1832, 2011）．REGARD研究ではアルブミン尿とeGFRの低下は補完的に認知機能に関係するとしています（Am J Kidney 58:

756-763, 2011).われわれの検討からもeGFRはアルブミン尿と同様に認知機能障害と関連するものの（Dement Geriatr Cogn Dis Extra 3: 212-222, 2013）年齢が結果に強く影響するように思われます（J Diabetes Invest 5: 597-605, 2014）．また高齢者ではeGFRは筋肉量の影響を受けることから，シスタチンCが，より認知症と関係が深いとの報告もあります．

Question
「歯周病による炎症性サイトカイン上昇で他の合併症リスクを増大させますか」
（愛知医科大学・中井博美先生）

成瀬 2型糖尿病において歯周病有病者は糖尿病腎症になりやすいことが報告されています．ピマインディアンを対象にした11年間の観察研究では，歯周病が重症であるほど死亡率が高くなり，とくに虚血性心疾患と糖尿病性腎症を原因とする死亡率が増加することが明らかとなりました．こうした事実は，歯周病の存在が他の合併症のリスクを増大することを示していますが，その介在因子が炎症性サイトカインなのか，細菌そのものや感作した炎症性細胞などそれ以外の因子によるのかについては，いまだ明らかではありません．われわれは，歯周病惹起モデルを用いた動物実験において，歯周炎で感作された単球やマクロファージが胸部大動脈に接着し，動脈に炎症反応を惹起することを明らかにしました．われわれのモデルでは，血液中に炎症性サイトカインの上昇は認めていませんので，一つの機序として歯周炎により感作された炎症性細胞の存在を考えています．

Question
「日本人で歯周病の重症度と死亡，糖尿病合併症との関連データはありますか」
（愛知医科大学・加藤義郎先生）

成瀬 日本人のデータは少ないのですが，コホート内ケースコントロール研究において，歯周病関連細菌抗体価が高いほど心血管疾患の発症リスクが高まることが警告されています．

Question
「歯周病の原因にはNOS，NOの産生，還元電位NADPH（AMPキナーゼ），L-アルギニンなど関連すると思います．これに関して，アルギニン多含食餌が多いと還元不良でONOO⁻やニトロチロシンなどが発生してくるのですか」
（高柳歯科医院・高柳一三先生）

成瀬 動物実験により歯周病では，炎症の進展により増加するiNOSを介したNO産生過剰が，ニトロ化ストレスを増大することが示されています．糖尿病における代謝障害からもニトロ化ストレスは増大しますので，糖尿病に歯周病が合併すると，強いニトロ化ストレスに曝されると考えられます．ニトロ化ストレスについては，食餌摂取より炎症と糖尿病状態のほうが影響が大きいと考えています．

おわりに

南條 輝志男
和歌山ろうさい病院 院長

　4人の先生から「糖尿病性合併症および併発症の現今」について，最新知見に基づいて明快に解説していただいた．いずれも明日からの日常臨床に直結する素晴らしい講演であった．

　羽田勝計先生からは，「糖尿病性腎症からみた合併症の発症メカニズムと危険因子」と題して，腎症進展の新しい指標である"Early Progressive Renal Decline"について解説していただき，さらに糖尿病血管障害の成因には高血糖，高血圧など共通の危険因子の治療のみならずサイトカイン異常など局所因子の治療が重要であることを教えていただいた．具体的には，ペプチドAc-SDKPの抗TGF-β作用，抗酸化ストレス・抗炎症作用のあるNrf2活性化薬，SGLT2阻害薬の糸球体過剰濾過抑制効果など研究中の治療法を紹介していただいた．

　発言(1)では，河村孝彦先生から「糖尿病と認知症」と題して，高齢化が進むと糖尿病がさらに増加し，糖尿病患者ではHbA1c 7.2％を境に，それ以上でも以下でも認知症の危険性は高まるので，低血糖にも留意が必要なことを教えていただいた．また，血糖日内変動が大きいほど認知機能が低下すること，アルブミン尿が認知症のマーカーになる可能性についてご説明いただいた．

　発言(2)では，曽根博仁先生から「糖尿病と癌」について，久山町研究，わが国の8個のコホート研究（男性16万人，女性18万人）のプールデータの解析などの疫学研究により，耐糖能のレベルに応じて癌の累積死亡率が高くなること，臓器別では結腸，肝臓，膵臓の癌発症が有意に多くなることなど解説していただいた．薬剤などの治療内容と癌との関連については，まだエビデンスが不足しているが，強い影響ではないだろうと述べられた．

　発言(3)では，成瀬桂子先生から「糖尿病と歯周病」に関する解説があった．歯周病があると，重症糖尿病になりやすく，死亡率も高いことは疫学研究で報告されているが，歯周病治療の血糖改善効果については，明確な結論が得られていないとのことであった．また，日常診療では，患者に眼科同様，歯科による年1回の口腔チェックを受けるよう勧めてほしいと述べられた．

　総合討論では，"Early Progressive Renal Decline"の臨床での使い方，糖尿病患者に対する認知症治療薬の使い分け，糖尿病患者における癌のスクリーニングなどにつき質疑応答があった．

　本セミナーが糖尿病合併症/併発症の予防・進展防止に役立つことを祈念する．

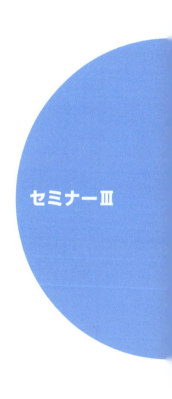

セミナーⅢ

鼎談

熊本宣言・patient centeredness

清野 裕……………関西電力病院 院長
羽田 勝計……………旭川医科大学教授／内科学講座病態代謝内科学分野
門脇 孝……………東京大学大学院医学系研究科教授／糖尿病・代謝内科

清野 ただ今より鼎談を始めさせていただきます．昨日から本日にかけて糖尿病の病態や診断，さらに治療や合併症のupdateについて勉強をしてきました．その中で患者の血糖コントロールの目標値について，さまざまな議論がありました．日本糖尿病学会ではご承知のように，2013年に熊本宣言を行い，血糖コントロールのゴールについて再評価をしました．まずこの背景から門脇先生にお聞きしたいと思います．

熊本宣言：6・7・8方式設定の背景と啓発の重要性

門脇 2013年に熊本大学の荒木栄一先生が開催された第56回日本糖尿病学会年次学術集会では，「熊本宣言2013」が発表されました．その中で合併症抑制のためのHbA1cの目標値7％未満はUKPDS，Kumamoto study，DCCTの共通の結論として出てきたわけです．

ただ，この7％未満は大事なのですが，もう1つ，6・7・8方式という形で，食事療法や運動療法で6％に近づく，あるいは達成できる方，あるいは低血糖や体重増加を起こさないような少量の薬剤を加えて正常化を目指せる方については，6％を目標に正常化を目指していただく場合もあります．特に数十年は元気でいていただかなくてはいけない若年者の方々です．

もう一方で，昨日の症例検討でもありましたが，高齢者の場合には，今後予想される罹病期間や低血糖による認知症リスク，低血糖による心血管イベント発症のリスクを考えると，7％から8％の間ぐらい，あるいは例えばfrailがあるような場合には8.5％未満ということも含めて，個々の高齢者に応じた目標値設定を考えてもよいのではないかと思います．具体的には，患者背景や病態，低血糖のリスクなどを勘案して，患者ごとに目標を主治医とよく話をして設定することが，もう1つの大きな趣旨だったと考えています．

清野 患者のいろいろな病態，罹病歴などを考えて個々に目標を設定する，私はこれでよいと思うのですが，羽田先生，実際に運用していくとなると，誰がこの目標を決めていくのでしょうか．例えば連携なども多いと思いますが，どのように目標を周知して，コンセンサスを得ながらやればよいとお考えです

か．

羽田 やはり今門脇先生がおっしゃったように患者の置かれた状況を配慮して，患者と相談しながら目標を決めていくのが基本だと思います．

　しかし，1つ問題が起こってきたのは，6・7・8方式で，7％未満をまず推奨したときに，専門ではない先生の中には「いま6％の前半だけれども7％を切っていたらよいのだ」というような受け取り方をされた先生もいらっしゃいます．

　そのような混乱が少し起こってきたことも事実で，低血糖という問題を除くと下げればよいはずなので，その点についてこれからもう少し啓発活動をすべきではないかと思います．

　もう1つ，この6・7・8方式はさまざまな患者背景を考えたもので，その中には合併症の重症度も入っていますが，例えば腎症が進行した患者の目標値をどう考えたらよいのかということは分かっていません．さらに透析患者では，特にエリスロポエチン製剤を使っているとHbA1cすら血糖コントロールの指標になりません．こうした点は今後，検討する必要があります．

門脇 確かに7％未満を中心的な目標と位置づけたために，かかりつけの先生方が患者と共に「食事・運動療法を頑張って6.3％とか6.4％だったのを6％にまで下げましょうね」という努力を続けているところに「7％未満であればよい」というようにメッセージが伝わると，それまでの努力が十分に評価されずに，かえって意気をそがれるのではないかという話になってしまいます．

　食事・運動療法，そして低血糖を起こさない程度の比較的少量の，あるいは少ない種類の薬剤で6％未満を目指せる人は，ぜひその方針にしたがって治療を行っていただきたい．それはさらに細小血管合併症を抑制する方向に向かうというエビデンスもあります．

　もう1つ強調したいのは，現在，糖尿病予防のための戦略研究課題3（J-DOIT3）が行われています．2016年3月には終了予定で，解析結果をまとめるのに数カ月から1年はかかると思います．現在の日本糖尿病学会のガイドラインではHbA1c 7％，血圧130/80 mmHg，LDLコレステロール120 mg/dLです．一方，J-DOIT3の場合，HbA1c 6.2％，血圧120/75 mmHg，LDLコレステロール80 mg/dLです．血圧とLDLコレステロールは平均としては，ほぼ目標を達成しており，HbA1cについても6.2％に近づけたいとしています．細小血管合併症についてもsecondary endpointでみていますが，primary endpointは心筋梗塞，脳卒中，死亡を中心とするものです．

　例えば，J-DOIT3でさらに安全に正常に近づけたほうがよいというエビデンスが得られると，HbA1cについての中心的な目標は，さらに正常に近づけることになるかもしれません．あるいは今の基準まで下げれば十分で，それ以上に下げても効果は少ないということになるかもしれません．やはりわれわれは日本人のエビデンスに基づいて，それを患者にお話しした上で，患者のいろいろなご希望や条件も十分に勘案しながら決めていくべきではないかと思います．

重症低血糖の発現頻度の推移

清野 お二人の先生とも，安全に，リスクなしにHbA1cを下げられるのであれば可能なかぎり下げた方がよいと私は感じました．これも患者を診ている先生が，いかに安全に下げられるか，あるいはどの程度指示を守って

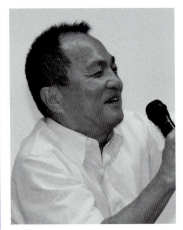
清野 裕

くれるのか，一人ひとりの患者を見極めた上でゴールを設定されるということになりますので，総論と各論は少し違うことが分かりました．さらに門脇先生のデータが出れば，もう少し修正する必要も出てくると思います．

一方で，低血糖なしにということをお二人の先生は強調されました．昨日と今日HbA1cの質という問題も議論されましたが，この質をどう評価していくのでしょうか．その点，羽田先生からいかがでしょうか．

羽田 HbA1cの質についてのお話の前に低血糖に関してですが，旭川で一番救急を受け入れているのは旭川赤十字病院です．この病院で10年前に薬剤による低血糖性昏睡で搬入される方の特徴を同院の森川秋月先生に調べていただきました．そのときの原因薬剤はインスリンとSU薬で，インスリンは年齢やGFRでばらついていましたが，SU薬による低血糖性昏睡は65歳以上で，なおかつGFRが60mL/分/1.73m²未満の患者が多いという成績でした．

当時はDPP-4阻害薬の発売前でしたので，DPP-4阻害薬が出た後にもう一度調べていただきました．詳細は森川先生が発表されるので省きますが，低血糖性昏睡で搬送される数は変わりませんでした．大きく変わったのは，搬入される方が完全に高齢者にシフトしたことです．インスリンもSU薬もそうですが，独り暮らしの高齢者，今回の症例検討で話題になったような認知症の方，あるいは施設に入られている方などの低血糖性昏睡での搬入が多くなりました．

門脇 高齢者の問題は今回のセミナーを通じても，清野先生，そして羽田先生からのご指摘を含め最も強く感じたことの1つです．私も講演しましたが，糖尿病の病態がメタボ型だけでなく，超高齢化ということからfrailやサルコペニア，認知機能障害などを十分に考慮した治療を考え直さなくてはいけない時期に今きていると思います．高齢者の低血糖についてですが，従来は高用量のSU薬を漫然と特に高齢者に使っていたり，あるいは比較的低用量でも腎機能低下者にSU薬を漫然と使用していたために，重症低血糖がかなりあったわけです．それについては，昨日の植木先生のJ-DOIT3に関する講演の中で，SU薬の使用の割合は減少していないが使用量は随分減少しているというお話もありましたので，かなり認識が改まってきたと思います．

熊本宣言・patient centeredness

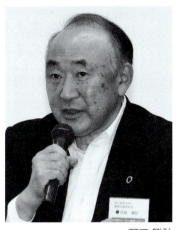
羽田 勝計

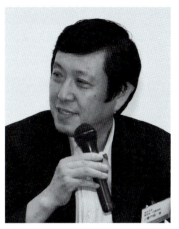
門脇 孝

　ただ，羽田先生がお話しされたように重症低血糖は決して減少していないということで，高齢者における認知機能障害との関連からも重症低血糖の問題が，今クローズアップされていると思います．

　日本糖尿病学会では，間もなく兵庫医科大学の難波光義先生を中心として，わが国の重症低血糖に関する実態調査を行い，わが国の実態に基づいた的確な対策を取りたいと考えています．少なくとも今回議論したような低血糖の新たなリスクの問題について，われわれはさらに注意して取り組んでいく必要があると思います．

治療法・治療薬の進歩と二層化する患者の特徴

清野　羽田先生，血糖が高いと10種くらいの合併症に加えて，認知症や癌，歯周病になりやすい，そうすると血糖を下げなければならない．しかし，下げようとしても低血糖の心配がない薬剤だけではなかなか下がらないジレンマに陥るわけですね．そこをどうクリアしていけばよいのでしょうか．下げて万が一にも低血糖になったら非常に大きなリスクがありますし，放っておくと個々の合併症が次々と発症するような錯覚にとらわれるといえば語弊がありますが，そのように警鐘を鳴らしていることもありますので，どういう手段でどのようにコントロールすればよいのでしょうか．

羽田　私が糖尿病の治療を担当し始めた頃にはSU薬しかありませんでしたし，インスリンは動物（ブタ，ウシ）から抽出したものしか存在しませんでした．そういう時代に比べると，明らかに進歩しているはずです．

　そして，HbA1c検査すら存在せずに，血糖と尿糖検査のみで診療していた頃から比べますと今日では，経口血糖降下薬として7種類使えるようになり，いろいろなインスリンも使えるようになりました．

　ただHbA1cというゴールデンスタンダードが出て，その目標値が決まりましたが，これらの薬剤を使用してもなかなかクリアできない患者は当然おります．このことを清野先生は問題にされているのだと思います．ではどうしたらよいかということを考えるために今議論しており，それに対する答えがあればこの会は必要ないと思うわけです（笑）．

門脇　平均HbA1cは，わが国の糖尿病データマネジメント研究会（JDDM）のデータで

6.96％と初めて7％を割ったように，DPP-4阻害薬の貢献もあると思いますが，治療状況はよくなってきたと考えています．また，J-DOIT3では6.2％未満という目標を達成している人も5人に1人は出てきていますし，先ほど羽田先生もおっしゃった，治療法や治療薬剤の進歩によって低血糖あるいは重症低血糖を起こさずにHbA1cを正常に近づけるというのは現実的に達成可能になってきていると思います．

　一方で二極分化してきて，HbA1cがかなり目標値に近づいている人，あるいはHbA1cが一度よくなってもまたリバウンドする人，というようにDPP-4阻害薬を使っていても二極に分かれてきています．このリバウンドする人は，薬剤の量が少ないのではなく，全て生活習慣が原因です．食事や運動がうまくいかなかったり，親の介護があったり，あるいは仕事が大変で入院できないといった人が，生活習慣の是正の機会がないまま悪くなっています．

　食事や運動はHbA1cを最も強力に下げ，しかも最も低血糖のリスクなく下げる治療手段です．いまの薬剤の組み合わせと食事と運動をきちんとできれば，低血糖のリスクなくHbA1cを適切なところに安全に下げることは，かなり現実的に達成可能で，努力すべきではないかと思っています．

新薬の登場とともに食事・運動がおろそかになっている

清野　HbA1c標準化による新しい値が定着してきましたが，JDS値を用いていた頃は食事・運動療法を散々やっても6.5％をなかなか割らないような人には，何か新たな治療を試みようとしていました．いまのNGSP値は0.4％高くなっているにも関わらず，だんだん日が経つと昔と同じような感覚になってきて，NGSP値で6.5％を超えるとすぐに投薬する先生方がかなり多いように思います．

　先日も空腹時血糖116mg/dL，HbA1c 6.6％でもすぐに投薬され，患者が服用していないケースがありました．若干投薬が早くなっている気もしないこともない．また食事・運動の重要性が少しおろそかになっているのではないでしょうか．羽田先生，この点をどうお考えになりますか．

羽田　特にDPP-4阻害薬が出現して，単剤では低血糖を起こしにくい．もちろんHbA1cが高いほうが効果があるのですが，先生がおっしゃった6.6％の方に使っても6.3％か6.4％くらいには下がる．そういう薬が出てきて，特に糖尿病がご専門ではない先生方の場合，管理栄養士がいるわけではないので，なかなか食事指導もできない．運動指導も，医師が行ったとしても，それほどきちんと行っていただけるわけではないのです．

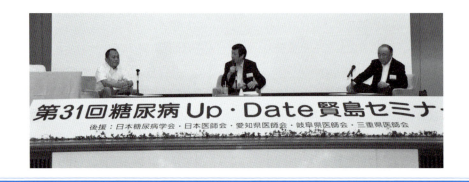

ある程度安全な薬が出たがゆえに，そういうことが起こってきたと思います．

　おそらく先生のおっしゃる患者はHbA1c 6.6％でSU薬をポンと使われたわけではないと思うのですが，6.6％でDPP-4阻害薬を使うことの是非はともかく，食事・運動療法が基本であることをわれわれが常に指導しなければいけないことです．非専門の先生が栄養指導や運動療法の指導ができない場合に，いかに連携して実行できるようにしていくかということをわれわれは考えないといけないと思います．

かかりつけ医と基幹病院との医療連携の構築

清野　患者への初期の教育をむしろ基幹病院で受け持って，すぐにお返しするというのが良いと思います．軽症だから送らないというのではなくて，初期教育のあり方について門脇先生はどう考えておりますか．

門脇　そうですね．かかりつけ医と専門医の連携の仕方として，もともと日本糖尿病学会の治療ガイドには，妊娠糖尿病や1型糖尿病などの患者は最初にご紹介いただいて，治療方針が決まったらお返しするということになっています．しかし，やはりかかりつけ医の先生方が，医療スタッフ数や診療時間の問題などから，十分に患者教育ができない場合があります．最初の教育が非常に大事ですから，そういう教育は専門医を十分に活用していただいて，糖尿病患者が治療を順調にスタートさせてかかりつけ医にお返しする．その後はまたお返しして，1年に1回くらいはまた専門医に来ていただく．どちらかが診るということよりは，両方で患者中心に診ていくことが重要だと思います．

羽田　各都道府県でおそらく糖尿病の医療連携がスタートしていると思いますが，北海道を例にとりますと，やはり広くて専門医が少ない地域が多い．専門医が集中しているのは札幌地区と旭川地区だけです．

　全道ですぐに始めるのは難しいので，2013年度から道庁の要請で旭川市をモデル地域として，かかりつけ医と専門医との医療連携のシステム構築をスタートしました．現在，糖尿病連携手帳に番号をつけて登録することから始めています．

　やはり連携システムをきちんと構築することが大切だと思います．

門脇　東京都でも医療連携をやっています．東京都を9地区に分けて，それぞれ連携の中心となる医療機関とかかりつけ医との連携体制を作っています．そのときに何をツールとするかは非常に重要で，やはり東京都の医療連携でも1つは糖尿病手帳，もう1つは「糖尿病治療のエッセンス」（日本糖尿病学会編）を使用して患者と医師，医療スタッフに共通のツールとして運用しています．また，紹介状といわゆる逆紹介状を活用しながら，現在進めているところです．

臨床の現場での6・7・8方式の評価

清野　フロアの先生にお伺いしたいのですが，熊本宣言による新たなコントロール指標が出て，従来のものに比べて非常に目標が定めやすくなったと思われる方は挙手願います．

　あるいは前のほうが良かったと思われる方は挙手をお願いします．2人おられますね．どのような理由かご意見をお聞かせください．

松本　松本医院の松本です．やはり糖尿病の日常診療ではいろいろな階層の患者がおりますので，目標を単一にするほうが指導しやす

いのです．6％も7％も8％もありますといいますと，やはり患者により細かいことを丁寧に説明し，「低血糖を起こさない範囲で6％を目指して下さいね」というのですが，患者に理解できるように説明するのが非常に難しいのです．それよりも1点集中で「ここのところを目指しますけれども，あなたの場合は，今までの糖尿病の罹病歴も長いし，いろいろな合併症も出ていますので，もうちょっと甘く設定しますよ」と説明したほうが，私としては分かりやすかったという気がします．

また，根拠についてですが，去年のこの会でも申しましたとおり，広島のグランドタワーメディカルコートの伊藤千賀子先生のメガデータから従来の診断基準や血糖コントロール基準が策定されたので，大変信頼性が高いと思っていました．

清野 もうお1人の方はいかがですか．

清水 清水医院の清水です．1人の患者をずっとフォローしている過程で診断基準が変わってきますと，やはり指導のやり方が変わってきます．今まで「6.5％を目指しましょうね」と話していたのを「あなたの場合は高齢も加わっているので，7.0％でもいいですよ」というような言い方をしますと，患者が不信感を持たれているようで困ったなと思いました．

清野 門脇先生，ご意見は如何でしょうか．

門脇 復習になりますが，2014年4月1日からHbA1cの表示は全てNGSP（国際標準値）になっています．2年前からそれを主に使っていただいています．以前のJDS値で6.5％未満は，現在の値に直すと6.9％です．この6.9％，国際基準は7％で，キリが悪いし，Kumamoto studyのデータを再解析しても7％で差し支えないということでしたので7％に設定しました．ただ，私の患者の中にも6.5％という数字が染みついていて，私はいつも「7％というのは以前でいえば大体6.5％で，その目標は変わっていない」ということを患者に繰り返し説明するようにしています．

清野 昔のJDS値とNGSP値との換算がだんだんと薄れて，前の気分でいくとそれはとんでもない誤解を生むということになると思いますが，いかがですか．

松本 私もただ今門脇先生がご説明されたように，従来と何ら変わっていないことや，ここ数年はJDS値とNGSP値との関係を確実に認識されるまで説明していただいたほうがよいと思います．

清野 ありがとうございました．

1つの目標の方が言いやすく，それで「あなたは甘めに」「あなたはもうちょっと厳しめに」と説明するほうがシンプルでよいということでしたが，羽田先生はいかがですか．

羽田 例えば国際糖尿病連合（IDF）の目標は7％の1つです．これは全世界が絡んでいるので，あまりややこしくできないということがあると思います．

アメリカ糖尿病協会（ADA）は7％が基本で，強化できる場合には6.5％くらいを目指し，強化できない場合は8％くらいを目指そうということであり，日本糖尿病学会とほぼ同じ考え方です．

熊本宣言が出されたのと，ちょうど「科学的根拠に基づく糖尿病診療ガイドライン2013」（日本糖尿病学会編）が発行されたのが同時期でした．その際にHbA1cの目標値をどう設定すべきか，という議論がありました．

そこで日本糖尿病学会の理事長である門脇先生から提示された目標値は，7％1つだけ，6・7％の2つ，6・7・8％の3つを使うというこ

とで，その3種に関して学術評議委員の先生方のご意見を伺いました．一番多かったご意見は6・7・8％の3つを使うということでした．理事会でもその3種について議論し6・7・8方式に決定しました．

今までは数字がたくさんありました．私も6.5％以外は忘れましたが，「優」「良」「可」「不可」があり「可」にも「不十分」「不良」がありましたから，数字はたくさんあったわけです．それに比べると極めてシンプルになり，なおかつ7％の1本だけではやはりいろいろな状況に対応できないだろうということもありました．

糖尿病患者の寿命に関するエビデンスと社会的課題

清野 ほとんどの先生方が今回の熊本宣言は使いやすいというご意見だと思います．

最後にお伺いしたいのですが，patient centered approach ということをわれわれはいいますが，実は糖尿病になると保険の加入，あるいは住宅ローンを借りる場合に大きな制限があります．それを是正する運動を行っているのですが，保険会社や金融機関が「うん」と言わない．その原因に，糖尿病患者の寿命が十何歳も短いという認識ですから，貸したら貸し倒れになるとか，早く保険金を払わなければいけなくなるとか，そういうことで難航しています．そこへ，今度は癌になりやすい，認知症にもなる，歯周病で食事もちゃんと噛めないようになるといわれ，八重苦，九重苦のような状態になっています．

私の感想では，継続治療している人はそれほど次々と合併症を発症するはずもありません．これを何とかしていただかないと，患者の側のための治療にならないような気がします．日本糖尿病学会として患者のためにどう取り組んでいただけるかということを平均寿命のことも含めてお二人の先生にお伺いし，最後に中村先生にも発言してもらいます．

羽田 新しい統計をおそらく愛知医科大学の中村二郎先生が現在まとめていらっしゃると思います．

例えば私が専門の腎症に関して申しますと，糖尿病に罹患してすぐに先生方のところを受診し，その時点で腎症がないという方が将来透析療法に導入されるというリスクは極めて稀です．ほとんどないといってもよいくらいです．

現在，透析療法に導入される症例というのは，ほとんどが未受診例もしくは受診中断例ですが，特に受診中断の方が多いのです．受診中断の方は血糖だけでなく，血圧も脂質も全て治療が中断してしまい，次に受診された時には血糖クレアチニン値がかなり上昇していることがあります．このような状況ですので，普通に糖尿病と診断されて，治療を受けている方は合併症は基本的には起こらない世の中になりました．もちろん冠動脈疾患や脳血管疾患は別です．これは糖尿病でなくても起こりますので．

受診中断例も統計上は減ってきていますので，今後も受診中断例，未受診例に対する対策をきちんと行うことで，先生のおっしゃったことがクリアできる日がくるのではないかと期待しています．

門脇 私も羽田先生と同じ考えです．

1つご紹介したいことは，米国では糖尿病患者の合併症の全てにおいて患者あたりの発症率が軒並み減っているのです．ただ，患者数が増えているので，合併症数としては増えています．アメリカでさえ発症率が減っているわけですから，日本では糖尿病患者あたりの合併症は確実に減っていると考えていま

す．腎症については，今羽田先生からお話がありましたとおりです．

日本糖尿病学会では，医療機関にご協力いただいて，2000〜2010年のデータについて現在学会の委員会でまとめていただいているところです．その結果を待たなくてはいけませんが，1980〜2000年の10年ごとのデータでは，糖尿病の患者は男性20歳，女性13歳短命とのことでした．今回は改善しているものと期待をしています．また，2010年以降もさらに改善するものと期待しています．それは日本糖尿病学会や日本糖尿病協会や国がいろいろな啓発活動をしてきたことも大きいのではないかと思います．

そしてもう1つは認知症の問題です．これはもちろん超高齢化の問題で，糖尿病が大きな促進因子だということです．患者の立場では，一病息災ということから糖尿病という病気があることで，きちんと定期検査を受け，また，食事・運動療法を行っていただければ糖尿病の改善だけではなく，癌の予防や早期発見にもつながります．認知症についても同様です．

要するに，糖尿病を一病息災として食事・運動・減量で健康的な食生活を送るきっかけにしていただきたいと思います．それによって早期に診断し，定期的に通院し中断することなく受診している方はそうした合併症をほとんど起こしてこないだろうと思います．

早期診断，早期治療体制は2010年7月1日から始まったHbA1cを診断基準の第一歩に取り入れる現在の診断法を活用することで著しく促進されていると思います．1週間前に私が回診を行ったときにどうも30歳代くらいで発症し，今50何歳で目がほとんど見えなくなってから受診された方がいましたが，こうした方は以前もっと多かったと思うのです．今後は，こうした方を大きく減らさなくてはいけないと思います．

清野 住宅ローンの金融機関や保険会社を納得させるような対策が急務なのですが，羽田先生，いかがですか．

羽田 これはやはりエビデンスが必要ですのでJ-DOIT3の結果が出てからということになります．また，門脇先生がお話しされたように，今回の死因調査で10年前に比べると糖尿病の方も少し長生きできるようになったというような調査発表がされれば違うと思います．

清野 中村先生，病院で亡くなると，治療継続の有無にかかわらず糖尿病で死ぬと「糖尿病で死亡」となるわけですか．

中村 基本的にはそうなります．それまでどのような治療をしていたのか，そのときのHbA1cがいくつだったのかなど，それらも調査項目には入っていますので，血糖コントロール状況との解析も可能です．

現在データのクリーンアップを行いつつ，今年度中に最終的な報告をしたいとは考えています．前回，堀田先生が実施されたときの調査よりも倍以上の患者が登録をされています．

そのような中で，おそらくこれまでの流れからいくと，癌がやはり死因としては増えてくるだろうと思っています．しかし，いわゆる血管障害に関して最近は明らかに減少傾向にありますので，きっとある意味良い結果が出るのではないかと思います．

私の考えとしては，解析はしていませんが，今まで糖尿病患者の平均死亡年齢が低いことは，門脇先生や羽田先生がおっしゃったように，治療をしていなかった方が50歳代，60歳代といった非常に早い段階で心血管イベントを起こして亡くなったために平均

寿命を引き下げていたという可能性があると思います．

清野 最後はアイディアマンの南條輝志男先生，さしあたってどのように保険会社や銀行を説得したらよいですか．

南條 やはりエビデンスが必要だと思います．われわれが患者を日常診ていて，自分よりもずっと長生きしそうな方が大勢おられますし，主治医が先に亡くなってしまい私に引き継がれたという方も多いわけで，患者はかなり長生きされていると実感しています．

先生方がお話しされましたように，継続治療をしている方と中断した方と分けて考えなければならないと思います．例えば以前インスリン治療をしていると運転免許は制限したらどうかというような意見が出たときに，日本糖尿病学会の働きかけで，きちんと指導を受けていて，それで無自覚低血糖がない場合には制限をつけないということになったわけです．それが最近少し緩くなって問題が起こっていますが…．したがって，保険会社に対する働きかけも，日本糖尿病学会がきちんとしたデータを示せるように，継続治療している人は普通の人以上に長生きしているというエビデンスを作っていただけたらと思います．

清野 門脇先生と羽田先生には，いろいろ貴重なご意見をいただきました．またフロアの先生方のご協力も得て，無事この鼎談が終了しました．どうもありがとうございました．

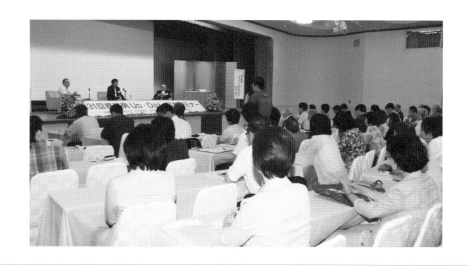

■執筆者紹介
（ご発言順・敬称略）

堀田　饒　HOTTA, Nigishi
1964年	名古屋大学医学部卒業
1965年	同大学大学院医学研究科入学
1968年	カナダ・トロント大学生理学教室 Banting&Best研究所留学
1971年	名古屋大学大学院医学研究科終了
1971年	名古屋大学医学部第三内科助手
1978年	同大学医学部第三内科講師
1990年	同大学医学部第三内科助教授
1996年	同大学医学部第三内科教授
2001年	独立行政法人労働者健康福祉機構中部ろうさい病院院長
2011年	同病院名誉院長

加来浩平　KAKU, Kohei
1973年	山口大学医学部卒業
1977年	同大学医学部第3内科助手
1983年	同大学医学部第3内科講師
1986年	米国・ワシントン大学内科学代謝部門留学
1990年	山口大学医学部第3内科助教授
1995年	ノボ ノルディスク ファーマ（株）取締役開発本部長
1998年	川崎医科大学内科学教授
2013年	同大学総合内科学1特任教授

中村二郎　NAKAMURA, Jiro
1981年	名古屋大学医学部卒業
1985年	同大学医学部第三内科医員
1988年	米国・ミシガン大学内分泌代謝内科客員研究員
1992年	愛知県心身障害者コロニーこばと学園医長
1996年	名古屋大学医学部第三内科助手
1997年	同大学医学部第三内科講師
1998年	同大学医学部第三内科助教授
2000年	同大学大学院医学系研究科代謝病態内科学助教授
2006年	同大学大学院医学系研究科糖尿病・内分泌内科学助教授
2007年	同大学大学院医学系研究科糖尿病・内分泌内科学准教授
2011年	愛知医科大学医学部内科学講座糖尿病内科教授

内潟安子　UCHIGATA, Yasuko
1977年	金沢大学医学部卒業
1981年	同大学大学院医学研究科（内科系専攻）博士課程修了
1981年	富山医科薬科大学医学部第一生化学講座研究生
1983年	米国・国立衛生研究所のvisiting fellow
1987年	米国・国立衛生研究所のvisiting associate
1987年	東京女子医科大学内科学（第三）講座助手
1992年	同大学内科学（第三）講座講師
1996年	同大学内科学（第三）講座助教授
2004年	同大学内科学（第三）講座教授
2011年	同大学内科学（第三）講座主任教授／糖尿病センター長

谷澤幸生　TANIZAWA, Yukio
1983年	山口大学医学部卒業
1987年	同大学大学院医学研究科修了
1989年	同大学医学部附属病院第3内科助手
1990年	米国・ワシントン大学（セントルイス）研究員
1995年	山口大学医学部附属病院第3内科助手
1997年	同大学医学部附属病院第3内科講師
2002年	同大学大学院医学研究科分子病態解析学教授
2006年	同大学大学院医学系研究科病態制御内科学教授（改組による名称変更）

古家大祐　KOYA, Daisuke
1984年	滋賀医科大学医学部卒業
	同大学医学部附属病院第三内科入局
1992年	同大学医学部附属病院第三内科助手
1994年	米国・ハーバード大学医学部ジョスリン糖尿病センター研究員
1997年	滋賀医科大学医学部附属病院第三内科助手
2004年	同大学医学部附属病院内科講師
2005年	金沢医科大学糖尿病・内分泌内科学教授（2010年部門名変更）

藤谷　淳　FUJIYA, Atsushi
2004年	名古屋大学医学部医学科卒業
	大垣市民病院研修医
2006年	大垣市民病院糖尿病・腎臓内科医員
2009年	名古屋大学大学院医学系研究科糖尿病・内分泌内科学
2013年	大垣市民病院糖尿病・腎臓内科医員
2014年	大垣市民病院糖尿病・腎臓内科医長

■ 執筆者紹介
（ご発言順・敬称略）

稲垣暢也　INAGAKI, Nobuya
- 1984年　京都大学医学部卒業
- 1992年　同大学大学院医学研究科修了
- 1992年　千葉大学医学部高次機能制御研究センター助手
- 1995年　同大学医学部高次機能制御研究センター講師
- 1996年　同大学医学部高次機能制御研究センター助教授
- 1997年　秋田大学医学部生理学第一講座教授
- 2005年　京都大学大学院医学研究科糖尿病・栄養内科学教授
- 2013年　同大学大学院医学研究科糖尿病・内分泌・栄養内科学教授（名称変更）

清野　裕　SEINO, Yutaka
- 1967年　京都大学医学部卒業
- 1977年　米国・ワシントン大学（シアトル）代謝・内分泌科客員研究員
- 1985年　京都大学病態栄養部助教授
- 1996年　同大学医学研究科糖尿病・栄養内科学教授
- 2004年　関西電力病院院長（京都大学名誉教授）

門脇　孝　KADOWAKI, Takashi
- 1978年　東京大学医学部卒業
- 1980年　同大学第三内科学教室入局
- 1986年　同大学文部教官助手
- 1986年　米国・国立衛生研究所留学
- 1996年　東京大学医学部第三内科講師
- 1998年　同大学大学院医学系研究科糖尿病代謝内科講師
- 2001年　同大学大学院医学系研究科糖尿病代謝内科助教授
- 2003年　同大学大学院医学系研究科糖尿病・代謝内科教授
- 2011年　同大学医学部附属病院院長

荒木栄一　ARAKI, Eiichi
- 1983年　熊本大学医学部卒業
- 1983年　同大学体質医学研究所成人科（現・代謝内科）研修医
- 1990年　同大学大学院医学研究科修了
- 1990年　米国・ハーバード大学医学部ジョスリン糖尿病センター研究員
- 1993年　熊本大学医学部代謝内科学助手
- 1997年　同大学医学部附属病院代謝内科講師
- 2000年　同大学医学部代謝内科学教授
- 2004年　同大学大学院医学薬学研究部代謝内科学教授
- 2010年　同大学大学院生命科学研究部代謝内科学教授

植木浩二郎　UEKI, Kohjiro
- 1987年　東京大学医学部卒業
- 1989年　同大学医学部第三内科入局
- 1992年　朝日生命糖尿病研究所研究員（兼任）
- 1997年　米国・ハーバード大学ジョスリン糖尿病センター研究員
- 2001年　同大学ジョスリン糖尿病センター講師
- 2004年　東京大学大学院医学系研究科21世紀COE特任助教授
- 2007年　同大学大学院医学系研究科糖尿病代謝内科准教授
- 2011年　同大学医学部附属病院糖尿病・代謝内科診療科長（兼任）
- 2014年　同大学大学院医学系研究科分子糖尿病科学特任教授

横手幸太郎　YOKOTA, Kotaro
- 1988年　千葉大学医学部医学科卒業
- 1992年　ルードウィック癌研究所（スウェーデン）客員研究員
- 1996年　スウェーデン国立ウプサラ大学大学院博士課程修了
- 1998年　日本学術振興会特別研究員
- 1999年　千葉大学医学部第二内科助手
- 2006年　同講師
- 2009年　千葉大学大学院医学研究院細胞治療内科学（旧第二内科）教授
- 2011年　千葉大学医学部附属病院副病院長併任
- 2015年　千葉大学大学院医学研究院副研究院長併任

南條輝志男　NANJO, Kishio
- 1970年　和歌山県立医科大学卒業
- 1979年　国保日高総合病院第二内科医長
- 1982年　和歌山県立医科大学第一内科講師
- 1984年　米国・シカゴ大学内科学および分子生物学教室に留学
- 1986年　和歌山県立医科大学第一内科助教授
- 1989年　同大学第一内科教授
- 2005年　同大学学長

執筆者紹介
(ご発言順・敬称略)

2006年	公立大学法人和歌山県立医科大学理事長
2010年	那智勝浦町立温泉病院地域医療研究センター総長
2011年	独立行政法人労働者健康福祉機構和歌山ろうさい病院院長

羽田勝計 HANEDA, Masakazu

1976年	大阪大学医学部卒業
1978年	滋賀医科大学第三内科助手
1980年	米国・シカゴ大学内科研究員
1983年	滋賀医科大学第三内科助手
1998年	同大学第三内科講師
2003年	旭川医科大学第二内科教授
2006年	同大学内科学講座病態代謝内科学分野教授(名称変更)

河村孝彦 KAWAMURA, Takahiko

1978年	名古屋大学医学部卒業
1978年	中部労災病院勤務
1986年	同病院内科副部長
1988年	米国・ワシントン大学(セントルイス)医学部留学
1990年	中部労災病院復職(内科副部長)
1991年	同病院健康診断センター部長
2005年	独立行政法人労働者健康福祉機構中部ろうさい病院勤労者予防医療センター所長,内科部長
2013年	中部ろうさい病院副院長

曽根博仁 SONE, Hirohito

1990年	筑波大学医学群卒業
1990年	同大学付属病院内科研修医
1997年	米国ミシガン大学代謝内分泌内科研究員
1999年	筑波大学臨床医学系代謝内分泌内科講師
2006年	お茶の水女子大学生活科学部食物栄養学科准教授
2009年	筑波大学水戸地域医療教育センター内分泌代謝・糖尿病内科教授
2012年	新潟大学大学院医歯学総合研究科血液・内分泌・代謝内科学分野教授

成瀬桂子 NARUSE, Keiko

1988年	名古屋大学医学部卒業
1995年	名古屋大学大学院医学研究科博士課程修了
1995年	名古屋大学大学院医学第3内科学講座医員
1998年	ハーバード大学医学部ジョスリン糖尿病センター研究員
2001年	名古屋大学大学院医学系研究科代謝病態内科学講座非常勤講師(兼任)
	愛知学院大学歯学部内科学講座非常勤講師
2004年	同大学歯学部内科学講座講師
2006年	同大学歯学部内科学講座助教授(現・准教授)

糖尿病UP・DATE　賢島セミナー **31**

診断から治療へのシームレスなフォロー・アップ
—診断と病状把握のマーカーとその活用—

2015年5月15日　初版発行

編　集　堀田　饒
　　　　清野　裕
　　　　門脇　孝
　　　　羽田勝計
　　　　中村二郎
発行者　鈴木　武
発行所　株式会社メディカル・ジャーナル社
発　売　株式会社メディカル・ジャーナル社
　　　　〒103-0013　東京都中央区日本橋人形町2-7-10
　　　　電話 03-6264-9720
印刷所　株式会社カブキ印刷

本書の内容の一部あるいは全部を無断複製・転載することは，著作権法上での例外を除き著作者および出版社の権利の侵害となります．あらかじめ小社あて許諾を求めてください．
落丁・乱丁はお取替えいたします．定価は表紙に表示してあります．

©メディカル・ジャーナル社　ISBN978-4-9440-1278-7 C3047 Printed in Japan

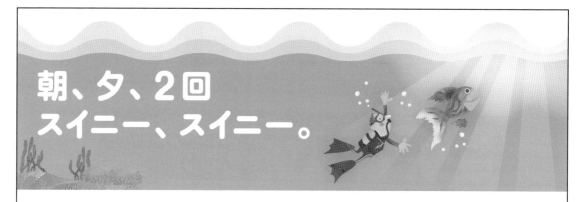

朝、夕、2回
スイニー、スイニー。

禁忌(次の患者には投与しないこと)
(1) 本剤の成分に対し過敏症の既往歴のある患者
(2) 重症ケトーシス、糖尿病性昏睡又は前昏睡、1型糖尿病の患者[輸液及びインスリンによる速やかな高血糖の是正が必須となるので本剤の投与は適さない。]
(3) 重症感染症、手術前後、重篤な外傷のある患者[インスリンによる血糖管理が望まれるので本剤の投与は適さない。]

【効能・効果】
2型糖尿病
ただし、下記のいずれかの治療で十分な効果が得られない場合に限る
①食事療法、運動療法のみ ②食事療法、運動療法に加えてα-グルコシダーゼ阻害剤を使用 ③食事療法、運動療法に加えてビグアナイド系薬剤を使用 ④食事療法、運動療法に加えてスルホニルウレア剤を使用 ⑤食事療法、運動療法に加えてチアゾリジン系薬剤を使用

【用法・用量】
通常、成人にはアナグリプチンとして1回100mgを1日2回朝夕に経口投与する。なお、効果不十分な場合には、経過を十分に観察しながら1回量を200mgまで増量することができる。

<用法・用量に関連する使用上の注意>
腎機能障害患者では、排泄の遅延により本剤の血中濃度が上昇するため、重度以上の腎機能障害患者では、下表を目安に用量調節すること。(「薬物動態」の項参照)

	クレアチニンクリアランス(mL/分)	血清クレアチニン値(mg/dL)注1)	投与量
重度腎機能障害患者/末期腎不全患者	Ccr<30	男性:Cr>2.4 女性:Cr>2.0	100mg、1日1回

末期腎不全患者については、血液透析との時間関係は問わない。
注1) クレアチニンクリアランスに相当する換算値(年齢60歳、体重65kg)

【使用上の注意】
1. 慎重投与(次の患者には慎重に投与すること)
(1) 重度腎機能障害のある患者又は透析中の末期腎不全患者(「用法・用量に関連する使用上の注意」、「薬物動態」の項参照) (2) スルホニルウレア剤を投与中の患者[他のDPP-4阻害剤において、併用により重篤な低血糖症が報告されている。(「重要な基本的注意」、「相互作用」、「副作用」の項参照)] (3) 次に掲げる患者又は状態[低血糖を起こすおそれがある。] 1) 脳下垂体機能不全又は副腎機能不全 2) 栄養不良状態、飢餓状態、不規則な食事摂取、食事摂取量の不足又は衰弱状態 3) 激しい筋肉運動 4) 過度のアルコール摂取者

2. 重要な基本的注意
(1) 本剤の使用にあたっては、患者に対し低血糖症状及びその対処方法について十分に説明すること。特にスルホニルウレア剤と併用する場合、低血糖のリスクが増加するおそれがある。スルホニルウレア剤による低血糖のリスクを軽減するため、スルホニルウレア剤と併用する場合には、スルホニルウレア剤の減量を検討すること。(「慎重投与」、「相互作用」、「副作用」の項参照) (2) 糖尿病の診断が確立した患者に対してのみ適用を考慮すること。糖尿病以外にも耐糖能異常・尿糖陽性等、糖尿病類似の症状(腎性糖尿、甲状腺機能異常等)を有する疾患があることに留意すること。(3) 本剤の適用はあらかじめ糖尿病治療の基本である食事療法、運動療法を十分に行った上で効果が不十分な場合に限り考慮すること。(4) 本剤投与中は、血糖を定期的に検査するとともに、経過を十分に観察し、常に投与継続の必要性について注意を払うこと。本剤を2〜3カ月投与しても効果が不十分な場合には、より適切と考えられる治療への変更を考慮すること。(5) 投与の継続中に、投与の必要がなくなる場合があり、また、患者の不養生、感染症の合併等により効果がなくなったり、不十分となる場合があるので、食事摂取量、血糖値、感染症の有無等に留意の上、常に投与継続の可否、薬剤の選択等に注意すること。(6) 速効型インスリン分泌促進薬との併用についての臨床効果及び安全性は確立されていない。(7) 低血糖症状を起こすことがあるので、高所作業、自動車の運転等に従事している患者に投与するときには注意すること。

3. 相互作用
本剤は主に腎臓から未変化体又は代謝物として排泄され、その排泄には能動的な尿細管分泌の関与が推定される。(「薬物動態」の項参照)
併用注意(併用に注意すること)
●糖尿病用薬:スルホニルウレア剤、α-グルコシダーゼ阻害剤、ビグアナイド系薬剤、チアゾリジン系薬剤、速効型インスリン分泌促進薬、GLP-1受容体作動薬、インスリン製剤等 ●血糖降下作用を増強する薬剤:β-遮断薬、サリチル酸製剤、モノアミン酸化酵素阻害薬、フィブラート系薬剤等 ●血糖降下作用を減弱する薬剤:アドレナリン、副腎皮質ホルモン、甲状腺ホルモン等 ●ジゴキシン

4. 副作用
国内で実施された臨床試験において、996例中198例(19.9%)に臨床検査値異常を含む副作用が認められた。主な副作用は便秘26例(2.6%)、低血糖症20例(2.0%)、便潜血陽性19例(1.9%)等であった。[承認時]
(1) 重大な副作用 低血糖症:本剤の投与により低血糖症があらわれることがある。他のDPP-4阻害剤で、スルホニルウレア剤との併用で重篤な低血糖症状があらわれ、意識消失を来す例も報告されていることから、スルホニルウレア剤と併用する場合には、スルホニルウレア剤の減量を検討すること。低血糖症状が認められた場合には、糖質を含む食品を摂取するなど適切な処置を行うこと。ただし、α-グルコシダーゼ阻害剤との併用により低血糖症状が認められた場合には、ブドウ糖を投与すること。(「慎重投与」、「重要な基本的注意」、「相互作用」の項参照) (2) 重大な副作用(類薬) 腸閉塞:腸閉塞があらわれることがあるので、観察を十分に行い、高度の便秘、腹部膨満、持続する腹痛、嘔吐等の異常が認められた場合には投与を中止し、適切な処置を行うこと。

●使用上の注意等の詳細は製品添付文書をご参照ください。

選択的DPP-4阻害剤 ―2型糖尿病治療剤― 薬価基準収載

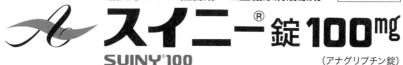

スイニー®錠100mg
SUINY®100
(アナグリプチン錠)

● 処方箋医薬品:注意―医師等の処方箋により使用すること

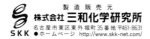

製造販売元
株式会社 三和化学研究所
名古屋市東区東外堀町35番地 〒461-8631
●ホームページ http://www.skk-net.com/

資料請求先・問い合わせ先
コンタクトセンター
0120-19-8130
受付時間:月〜金 9:00〜17:00(祝日は除く)

2014年6月作成
〈NA-5/1〉

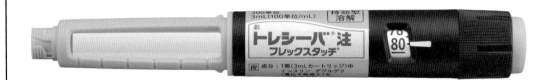

持効型溶解インスリンアナログ注射液　　　　　　　　薬価基準収載

トレシーバ® 注 フレックスタッチ®
　　　　　　注 ペンフィル®

劇薬　処方箋医薬品（注意－医師等の処方箋により使用すること）

インスリン デグルデク（遺伝子組換え）

■効能・効果、用法・用量、禁忌を含む使用上の注意等については、添付文書をご参照ください。

changing diabetes®

ノボ ノルディスクは、糖尿病の克服をめざし、患者さんのQOL向上に貢献します。健全な企業活動を通じ、糖尿病をとりまく環境の改善に取り組みます。

製造販売元〈資料請求先〉
ノボ ノルディスク ファーマ株式会社
〒100-0005 東京都千代田区丸の内2-1-1
www.novonordisk.co.jp

TRESIBA®

1149460201（2014年12月作成）

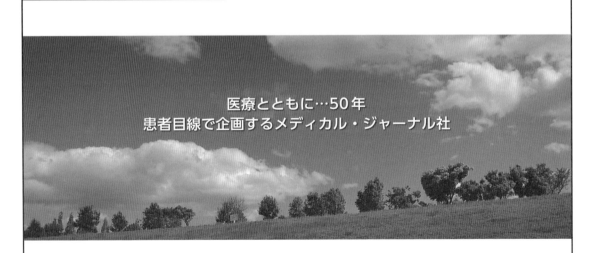

医療とともに…50年
患者目線で企画するメディカル・ジャーナル社

べんちのーと　　DITN　　D-REPORT

mj 株式会社 メディカル・ジャーナル社

東京都中央区日本橋人形町 2-7-10
TEL 03(6264)9720
FAX 03(6264)9990

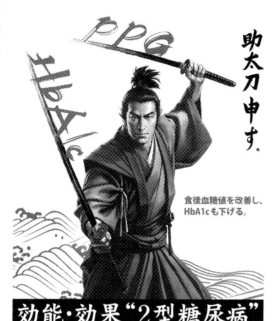

食後血糖値を改善し、HbA1cも下げる。

助太刀申す。

効能・効果 "2型糖尿病"

【禁忌(次の患者には投与しないこと)】
(1) 重症ケトーシス、糖尿病性昏睡又は前昏睡、1型糖尿病の患者〔輸液及びインスリンによる速やかな高血糖の是正が必須となるので本剤の投与は適さない。〕
(2) 重症感染症、手術前後、重篤な外傷のある患者〔インスリン注射による血糖管理が望まれるので本剤の投与は適さない。〕
(3) 妊婦又は妊娠している可能性のある婦人〔添付文書の「妊婦、産婦、授乳婦等への投与」の項参照〕
(4) 本剤の成分に対し過敏症の既往歴のある患者

■効能・効果 2型糖尿病
■効能・効果に関連する使用上の注意 糖尿病の診断が確立した患者に対してのみ適用を考慮すること。糖尿病以外にも耐糖能異常・尿糖陽性等、糖尿病類似の症状(腎性糖尿、甲状腺機能異常等)を有する疾患があることに留意すること。
■用法・用量 通常、成人にはレパグリニドとして1回0.25mgより開始し、1日3回毎食直前に経口投与する。維持用量は通常1回0.25〜0.5mgで、必要に応じて適宜増減する。なお、1回量を1mgまで増量することができる。
■用法・用量に関連する使用上の注意 本剤は食後投与では速やかな吸収が得られず効果が減弱する。効果的に食後の血糖上昇を抑制するため、本剤の投与は毎食直前(10分以内)とすること。また、本剤は投与後速やかに薬効を発現するため、食事の30分以上前の投与では食事開始前に低血糖を誘発する可能性がある。
■使用上の注意 1.慎重投与(次の患者には慎重に投与すること) (1)肝機能障害のある患者〔本剤は主に肝臓で代謝されるため、血中濃度が上昇し低血糖を起こすおそれがある(添付文書の「薬物動態」の項参照)。重度の肝機能障害のある患者には低用量(1回0.125mg)から投与を開始するなど、慎重に投与すること。なお、国内では肝機能障害のある患者への投与経験が限られている。〕 (2)重度の腎機能障害のある患者〔血中濃度が上昇し低血糖を起こすおそれがある(添付文書の「薬物動態」の項参照)。なお、国内では透析を必要とする重度の腎機能障害のある患者への投与経験はない。〕 (3)インスリン製剤を投与中の患者〔低血糖のリスクが増加するおそれがある。〕(「重要な基本的注意」、「相互作用」、「重大な副作用」の項参照) (4)次に掲げる患者又は状態 1)虚血性心疾患のある患者〔外国において心筋梗塞を発症した症例が報告されている。〕(「重大な副作用」の項参照) 2)脳下垂体機能不全又は副腎機能不全〔低血糖を起こすおそれがある。〕 3)下痢、嘔吐等の胃腸障害〔低血糖を起こすおそれがある。〕 4)栄養不良状態、飢餓状態、不規則な食事摂取、食事摂取量の不足又は衰弱状態〔低血糖を起こすおそれがある。〕 5)激しい筋肉運動〔低血糖を起こすおそれがある。〕 6)過度のアルコール摂取〔低血糖を起こすおそれがある。〕 7)高齢者〔添付文書の「高齢者への投与」の項参照〕 2.重要な基本的注意 (1)本剤の使用にあたっては、患者に対し低血糖症状及びその対処方法について十分説明すること。特に、インスリン製剤と併用する場合、低血糖のリスクが増加するおそれがある。併用時の低血糖のリスクを軽減するため、インスリン製剤の減量を検討すること。(「慎重投与」、「相互作用」、「重大な副作用」の項参照) (2)低血糖症状を起こすことがあるので、高所作業、自動車の運転等に従事している患者に投与するときには注意すること。低血糖症状(めまい・ふらつき、ふるえ、空腹感、冷汗、意識消失等)が認められた場合には通常はショ糖を投与し、α-グルコシダーゼ阻害剤(アカルボース、ボグリボース、ミグリトール)との併用により低血糖症状が認められた場合には、α-グルコシダーゼ阻害剤が二糖類の消化・吸収を遅延させるので、ショ糖ではなくブドウ糖を投与するなど適切な処置を行うこと。(「重大な副作用」の項参照) (3)本剤は、他の速効型インスリン分泌促進剤に比べて作用持続時間が長いため、投与後数時間は低血糖を起こすことがある。(添付文書の「臨床成績」、「薬効薬理」の項参照)また、他の速効型インスリン分泌促進剤に比べて低血糖の発現頻度が高かったので注意すること。(4)本剤投与中は、血糖を定期的に検査するとともに、経過を十分に観察し、本剤を2〜3ヵ月投与しても効果が不十分な場合には、より適切と考えられる治療への変更を考慮すること。(5)投与の継続中に、投与の必要がなくなる場合や、減量する必要がある場合があり、また患者の不養生、感染症の合併等により効果がなくなったり、不十分となる場合があるので、食事摂取量、血糖値、感染症の有無等に留意のうえ、常に投与継続の可否、投与量、薬剤の選択等に注意すること。(6)本剤は速やかなインスリン分泌促進作用を有する。その作用点はスルホニルウレア剤と同じであり、スルホニルウレア剤との相加・相乗の臨床効果及び安全性が確立されていないので、スルホニルウレア剤と併用しないこと。(添付文書の「薬効薬理」の項参照) (7)本剤の適用においては、糖尿病治療の基本である食事療法・運動療法を十分に行ったうえで投与が不十分な場合に限り考慮すること。(8)本剤を投与する際は、空腹時血糖が126mg/dL以上、又は食後血糖1時間値又は2時間値が200mg/dL以上を示す場合に限る。(9)本剤とインスリン製剤又はGLP-1受容体作動薬との併用における有効性及び安全性は検討されていない。 3.相互作用 本剤は、主として薬物代謝酵素CYP2C8及び一部CYP3A4で代謝される。併用注意(併用に注意すること) (1)血糖降下作用を増強する薬剤 インスリン製剤注1) ビグアナイド系薬剤:メトホルミン等 α-グルコシダーゼ阻害剤:アカルボース、ボグリボース、ミグリトール チアゾリジン系薬剤:ピオグリタゾン DPP-4阻害剤:シタグリプチン等 GLP-1受容体作動薬注1) SGLT2阻害剤 β-遮断剤:プロプラノロール等 モノアミン酸化酵素阻害剤 サリチル酸製剤:アスピリン等 タンパク同化ホルモン剤 テトラサイクリン系抗生物質:テトラサイクリン、ミノサイクリン等 シクロスポリン デフェラシロクス (2)血糖降下作用を減弱する薬剤 アドレナリン 副腎皮質ホルモン:メチルプレドニゾロン等 卵胞ホルモン:エチニルエストラジオール等 ニコチン酸 ピラジナミド フェノチアジン系薬剤:クロルプロマジン等 利尿剤:チアジド系、クロルタリドン等 フェニトイン リファンピシン (3)その他 イソニアジド 甲状腺ホルモン:乾燥甲状腺等 4.副作用 臨床試験において、836例中268例(32.1%)に臨床検査値異常を含む副作用が認められた。主な副作用は低血糖・低血糖症状126例(15.1%)、振戦34例(4.1%)、めまい・ふらつき28例(3.3%)、空腹感27例(3.2%)等であった。(効能・効果の一変承認時) (1)重大な副作用 1)低血糖 低血糖及び低血糖症状(15.1%)があらわれることがある。めまい・ふらつき、ふるえ、空腹感、冷汗、意識消失等が認められた場合には通常はショ糖を投与し、α-グルコシダーゼ阻害剤(アカルボース、ボグリボース、ミグリトール)との併用により低血糖症状が認められた場合にはブドウ糖を投与するなど適切な処置を行うこと。2)肝機能障害 肝機能障害(0.4%)があらわれることがあるので十分に行い、異常が認められた場合には投与を中止し、適切な処置を行うこと。3)心筋梗塞(頻度不明) 外国において心筋梗塞の発症が報告されているので、投与に際しては観察を十分に行い、異常が認められた場合には投与を中止し、適切な処置を行うこと。(添付文書の「その他の注意」の項参照)

注1)「重要な基本的注意」の項参照

●詳細については、添付文書をご参照ください。

速効型インスリン分泌促進剤 ―― 薬価基準収載
劇薬、処方箋医薬品(注意―医師等の処方箋により使用すること)

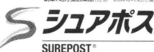

シュアポスト®錠 0.25mg / 0.5mg
SUREPOST®　レパグリニド錠

製造販売元(資料請求先)
大日本住友製薬株式会社
〒541-0045 大阪市中央区道修町 2-6-8

〈製品に関するお問い合わせ先〉
くすり情報センター
TEL 0120-034-389
受付時間:月〜金 9:00〜18:30(祝・祭日を除く)
【医療情報サイト】https://ds-pharma.jp/

2014.11作成

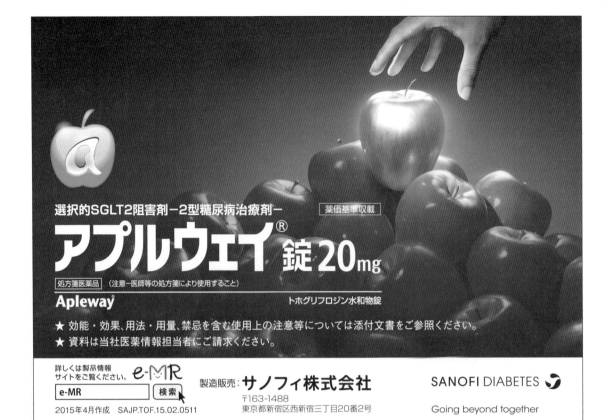
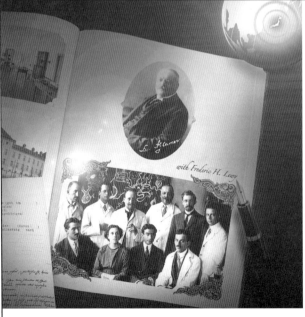

一日の血糖をコントロール 24

【禁忌】(次の患者には投与しないこと)
(1) 本剤の成分に対し過敏症の既往歴のある患者
(2) 重症ケトーシス、糖尿病性昏睡又は前昏睡、1型糖尿病の患者
(3) 重症感染症、手術前後、重篤な外傷のある患者

効能・効果
2型糖尿病

用法・用量
通常、成人にはテネリグリプチンとして20mgを1日1回経口投与する。なお、効果不十分な場合には、経過を十分に観察しながら40mg1日1回に増量することができる。

使用上の注意

1. 慎重投与(次の患者には慎重に投与すること)
(1) 高度の肝機能障害のある患者(使用経験がなく安全性が確立していない。(添付文書の「薬物動態」の項参照)) (2) 心不全(NYHA分類Ⅲ〜Ⅳ)のある患者(使用経験がなく安全性が確立していない。) (3) スルホニルウレア系薬剤又はインスリン製剤を投与中の患者(低血糖のリスクが増加するおそれがある。(「重要な基本的注意」、「相互作用」、「重大な副作用」の項参照)) (4) 次に掲げる患者又は状態(低血糖を起こすおそれがある。) 1)脳下垂体機能不全又は副腎機能不全 2)栄養不良状態、飢餓状態、不規則な食事摂取、食事摂取量の不足又は衰弱状態 3)激しい筋肉運動 4)過度のアルコール摂取 (5) 腹部手術の既往又は腸閉塞の既往のある患者(腸閉塞を起こすおそれがある。「重大な副作用」の項参照) (6) QT延長を起こしやすい患者(重度の徐脈性の不整脈又はその既往のある患者、うっ血性心不全等の心疾患のある患者、低カリウム血症の患者等)(QT延長を起こすおそれがある。(「重要な基本的注意」、添付文書の「薬物動態」の項参照))

2. 重要な基本的注意
(1) 本剤の使用にあたっては、患者に対し低血糖症状及びその対処方法について十分説明すること。特に、スルホニルウレア系薬剤又はインスリン製剤と併用する場合、低血糖のリスクが増加するおそれがある。スルホニルウレア系薬剤又はインスリン製剤による低血糖のリスクを軽減するため、これらの薬剤と併用する場合には、スルホニルウレア系薬剤又はインスリン製剤の減量を検討すること。(「慎重投与」、「相互作用」、「重大な副作用」の項参照) (2) 糖尿病の診断が確立した患者に対してのみ適用を考慮すること。糖尿病以外にも耐糖能異常・尿糖陽性等、糖尿病類似の症状(腎性糖尿、甲状腺機能異常等)を有する疾患があることに留意すること。(3) 本剤の適用はあらかじめ糖尿病治療の基本である食事療法、運動療法を十分に行ったうえで効果が不十分な場合に限り考慮すること。(4) 本剤投与中は、血糖を定期的に検査し、薬剤の効果を確かめ、本剤を3ヵ月投与しても効果が不十分な場合には他の治療法への変更を考慮すること。(5) 投与の継続中に、投与の必要がなくなる場合や、減量する必要がある場合があり、また、患者の不養生、感染症の合併等により効果がなくなったり、不十分となる場合があるので、食事摂取量、血糖値、感染症の有無等に留意の上、常に投与継続の可否、投与量、薬剤の選択等に注意すること。(6) QT延長等の副作用が発現するおそれがあるので、十分に行ったうえで投与すべき患者(先天性QT延長症候群等)、Torsades de pointesの既往のある患者では投与を避けることが望ましい。(添付文書の「薬物動態」の項参照) (7) 低血糖症状を起こすことがあるので、高所作業、自動車の運転等に従事している患者に投与するときには注意すること。(8) 本剤とインスリン製剤との併用投与の有効性及び安全性は検討されていない。(9) 本剤とGLP-1受容体作動薬はいずれもGLP-1受容体を介した血糖降下作用を有している。両剤を併用した際の臨床試験成績はなく、有効性及び安全性は確認されていない。

3. 相互作用
本剤は、主としてCYP3A4及びフラビン含有モノオキシゲナーゼ(FMO1及びFMO3)により代謝され、未変化体の尿中排泄率は14.8〜22.1%であった。(添付文書の「薬物動態」の項参照)
併用注意(併用に注意すること)
糖尿病用薬(スルホニルウレア系薬剤、速効型インスリン分泌促進剤、α-グルコシダーゼ阻害剤、ビグアナイド系薬剤、チアゾリジン系薬剤、GLP-1受容体作動薬、SGLT2阻害剤、インスリン製剤等) 血糖降下作用を増強する薬剤(β-遮断剤、サリチル酸剤、モノアミン酸化酵素阻害剤等) 血糖降下作用を減弱する薬剤(アドレナリン、副腎皮質ホルモン、甲状腺ホルモン等) QT延長を起こすことが知られている薬剤(クラスIA抗不整脈薬:キニジン硫酸塩水和物、プロカインアミド塩酸塩、クラスIII抗不整脈薬:アミオダロン塩酸塩、ソタロール塩酸塩等)

4. 副作用
国内の臨床試験では、総症例数1645例中156例(9.5%)232件の副作用(臨床検査値の異常も含む)が認められた。主な副作用は、低血糖症43例(2.6%)、便秘14例(0.9%)等であった。(効能追加承認時)

(1) 重大な副作用
1) 低血糖症:他の糖尿病用薬との併用で低血糖症があらわれることがある(グリメピリド併用時8.9%、ピオグリタゾン併用時1.5%、グリニド系薬剤併用時3.8%、ビグアナイド系薬剤併用時1.1%、α-グルコシダーゼ阻害剤併用時1.3%)。特に、他のDPP-4阻害剤で、スルホニルウレア系薬剤との併用で重篤な低血糖症状があらわれ、意識消失を来たす例も報告されていることから、スルホニルウレア系薬剤と併用する場合には、スルホニルウレア系薬剤の減量を検討すること。また、他の糖尿病用薬を併用しない場合でも低血糖症(1.1%)が報告されている。低血糖症状が認められた場合には、糖質を含む食品を摂取するなど適切な処置を行うこと。(「慎重投与」、「重要な基本的注意」、「相互作用」の項参照)
2) 腸閉塞(0.1%):腸閉塞があらわれることがあるので、観察を十分に行い、高度の便秘、腹部膨満、持続する腹痛、嘔吐等の異常が認められた場合には投与を中止し、適切な処置を行うこと。(「慎重投与」の項参照)
3) 肝機能障害(頻度不明):AST(GOT)、ALT(GPT)の上昇等を伴う肝機能障害があらわれることがあるので、観察を十分に行い、異常が認められた場合には投与を中止するなど適切な処置を行うこと。
4) 間質性肺炎(頻度不明):間質性肺炎があらわれることがあるので、咳嗽、呼吸困難、発熱、肺音の異常(捻髪音)等が認められた場合には、速やかに胸部X線、胸部CT、血清マーカー等の検査を実施すること。間質性肺炎が疑われた場合には投与を中止し、副腎皮質ホルモン剤の投与等の適切な処置を行うこと。

● その他の使用上の注意等については、添付文書をご参照ください。
● 使用上の注意の改訂に十分ご留意ください。

1日1回投与、半減期約24時間の選択的DPP-4阻害剤

選択的DPP-4阻害剤 — 2型糖尿病治療剤 — 薬価基準収載

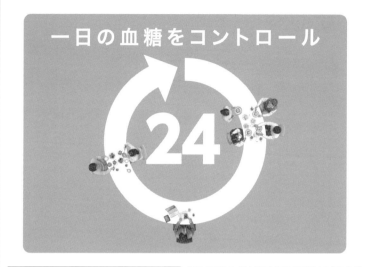

テネリア®錠20mg
TENELIA® Tablets 20mg (テネリグリプチン臭化水素酸塩水和物錠)

処方箋医薬品 (注意—医師等の処方箋により使用すること)

製造販売元(資料請求先)
田辺三菱製薬株式会社
大阪市中央区道修町3-2-10

販売元(資料請求先)
第一三共株式会社
東京都中央区日本橋本町3-5-1

2015年3月作成

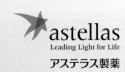
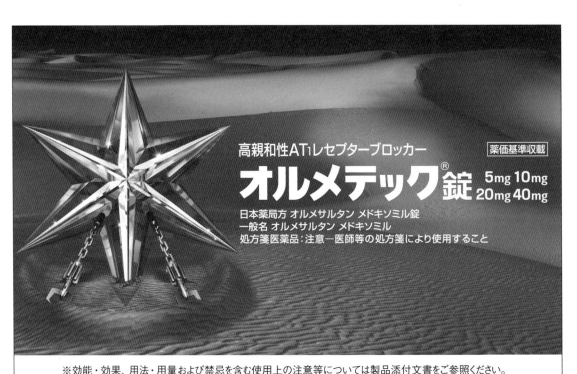

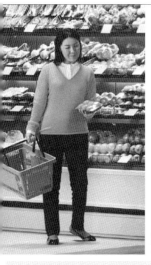
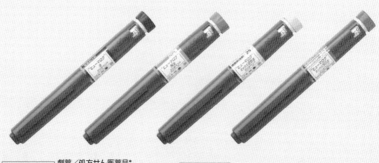

抗糖尿病剤 劇薬／処方せん医薬品*
*注意-医師等の処方せんにより使用すること
薬価基準収載
注 / N注 / ミックス25注 / ミックス50注

ヒューマログ® ミリオペン®

インスリン リスプロ（遺伝子組換え）注射液

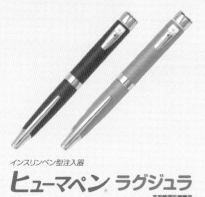

インスリンペン型注入器
ヒューマペン® ラグジュラ
高度管理医療機器

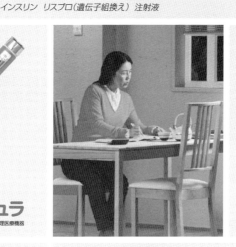

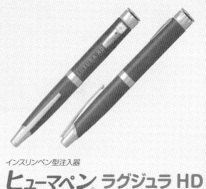

インスリンペン型注入器
ヒューマペン® ラグジュラ HD
高度管理医療機器

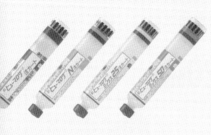

抗糖尿病剤 劇薬／処方せん医薬品*
*注意-医師等の処方せんにより使用すること
薬価基準収載
注 / N注 / ミックス25注 / ミックス50注

ヒューマログ® カート

インスリンリスプロ（遺伝子組換え）注射液

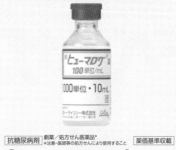

抗糖尿病剤 劇薬／処方せん医薬品*
*注意-医師等の処方せんにより使用すること
薬価基準収載

ヒューマログ® 注100単位/mL

インスリンリスプロ（遺伝子組換え）注射液

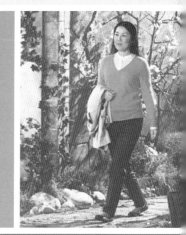

抗糖尿病剤 劇薬／処方せん医薬品*
*注意-医師等の処方せんにより使用すること
薬価基準収載

ヒューマログ®

注ミリオペン®, 注カート, 注100単位/mL
N注ミリオペン®, N注カート
ミックス25注ミリオペン®, ミックス25注カート
ミックス50注ミリオペン®, ミックス50注カート

インスリンリスプロ（遺伝子組換え）注射液

「効能・効果」、「用法・用量」、「禁忌を含む使用上の注意」については、添付文書をご参照ください。

Lilly Answers リリーアンサーズ （医療関係者向け）
0120-360-605 *1
日本イーライリリー医薬情報問合せ窓口
www.lillyanswers.jp
受付時間 月曜日〜金曜日 8:45〜17:30 *2
※1 通話料は無料です。携帯電話、PHSからもご利用いただけます
※2 祝祭日及び当社休日を除きます

INS-A161 (R0)
2014.06

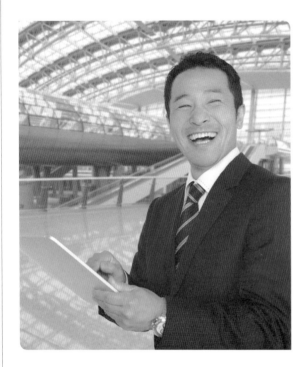

劇薬／処方箋医薬品(注意-医師等の処方箋により使用すること)

2型糖尿病治療剤 薬価基準収載

ビデュリオン® 皮下注用 2mg
持続性エキセナチド注射剤

●効能・効果、用法・用量、禁忌を含む使用上の注意等は、添付文書をご参照ください。

製造販売元(輸入)〔資料請求先〕
アストラゼネカ株式会社
大阪市北区大深町3番1号
☎0120-189-115
(問い合せフリーダイヤル メディカルインフォメーションセンター)

2015年1月作成

選択的SGLT2阻害剤 −2型糖尿病治療剤− 薬価基準収載

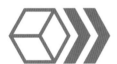 # デベルザ®錠20mg
トホグリフロジン水和物錠　処方せん医薬品:注意一医師等の処方せんにより使用すること

●効能・効果、用法・用量、禁忌を含む使用上の注意等については、添付文書をご参照ください。

Kowa
製造販売元(資料請求先)
興和株式會社
東京都中央区日本橋本町三丁目4-14
販売元
興和創薬株式会社
東京都中央区日本橋本町三丁目4-14

選択的DPP-4阻害剤 −2型糖尿病治療剤− 薬価基準収載

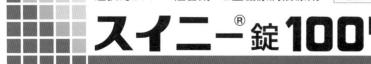 # スイニー®錠100mg
SUINY®100

(アナグリプチン錠)
※処方せん医薬品:注意一医師等の処方せんにより使用すること

●効能・効果、用法・用量、禁忌を含む使用上の注意、用法・用量に関連する使用上の注意等は添付文書をご参照ください。

Kowa
発売元(資料請求先)
興和株式會社
東京都中央区日本橋本町三丁目4-14
販売元
興和創薬株式会社
東京都中央区日本橋本町三丁目4-14
製造販売元
株式会社三和化学研究所
名古屋市東区東外堀町35番地 〒461-8631

14.11作成

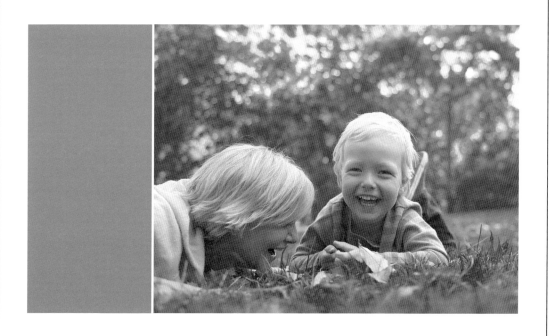

新薬で人々のいのちと健康に貢献します。

私たちノバルティス ファーマは、

分子標的薬や抗体医薬など最新の技術を生かして、

世界で140もの開発プロジェクトを進めています。

くすりを必要としている患者さんに、革新的な新薬を。

ノバルティス ファーマの新薬は、これからも進化を続けます。

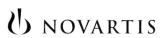

ノバルティス ファーマ株式会社
http://www.novartis.co.jp/

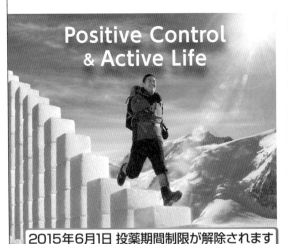

Positive Control & Active Life

2015年6月1日 投薬期間制限が解除されます

【禁忌(次の患者には投与しないこと)】
1. 重症ケトーシス、糖尿病性昏睡又は前昏睡の患者[輸液及びインスリンによる速やかな高血糖の是正が必須となるので本剤の投与は適さない。]
2. 重症感染症、手術前後、重篤な外傷のある患者[インスリン注射による血糖管理が望まれるので本剤の投与は適さない。]
3. 本剤の成分に対し過敏症の既往歴のある患者

効能・効果
2型糖尿病

〈効能・効果に関連する使用上の注意〉
(1)本剤は2型糖尿病と診断された患者に対してのみ使用し、1型糖尿病の患者には投与をしないこと。 (2)重度の腎機能障害のある患者又は透析中の末期腎不全患者では本剤の効果が期待できないため、投与しないこと。(「重要な基本的注意(6)」及び「薬物動態」の項参照) (3)中等度の腎機能障害のある患者では本剤の効果が十分に得られない可能性があるので投与の必要性を慎重に判断すること。(「重要な基本的注意(6)」、「薬物動態」及び「臨床成績」の項参照)

用法・用量
通常、成人にはルセオグリフロジンとして2.5mgを1日1回朝食前又は朝食後に経口投与する。なお、効果不十分な場合には、経過を十分に観察しながら5mg1日1回に増量することができる。

使用上の注意
1.慎重投与(次の患者には慎重に投与すること) (1)次に掲げる患者又は状態[低血糖を起こすおそれがある。] 1)脳下垂体機能不全又は副腎機能不全 2)栄養不良状態、飢餓状態、不規則な食事摂取、食事摂取量の不足又は衰弱状態 3)激しい筋肉運動 4)過度のアルコール摂取者 (2)他の糖尿病用薬(特に、スルホニルウレア剤又はインスリン製剤)を投与中の患者[併用により低血糖を起こすおそれがある。(「重要な基本的注意」、「相互作用」、「副作用」及び「臨床成績」の項参照)] (3)尿路感染、性器感染のある患者[症状を悪化させるおそれがあるので、本剤投与開始前に適切な処置を行うこと。] (4)脱水を起こしやすい患者(血糖コントロールが極めて不良の患者、高齢者、利尿剤併用患者等)[本剤の利尿作用により脱水を起こすおそれがある。(「重要な基本的注意」、「相互作用」、「副作用」及び「高齢者への投与」の項参照)]
2.重要な基本的注意 (1)本剤の使用にあたっては、患者に対し低血糖症状及びその対処方法について十分説明すること。特に、スルホニルウレア剤又はインスリン製剤と併用する場合、低血糖のリスクが増加するおそれがある。スルホニルウレア剤又はインスリン製剤による低血糖のリスクを軽減するため、これらの薬剤と併用する場合には、スルホニルウレア剤又はインスリン製剤の減量を検討すること。(「慎重投与」、「相互作用」、「副作用」及び「臨床成績」の項参照) (2)糖尿病の診断が確立した患者に対してのみ適用を考慮すること。糖尿病以外にも耐糖能異常・尿糖陽性など、糖尿病類似の症状(腎性糖尿、甲状腺機能異常等)を有する疾患があることに留意すること。 (3)本剤の適用はあらかじめ糖尿病治療の基本である食事療法、運動療法を十分に行った上で効果が不十分な場合に限り考慮すること。 (4)本剤投与中は、血糖値等を定期的に検査し、薬剤の効果を確かめ、3ヵ月投与しても効果が不十分な場合には、より適切な治療法への変更を考慮すること。 (5)投与の継続時、投与の必要がなくなる場合や、減量する必要がある場合があり、また、患者の不養生、感染症の合併等により効果がなくなったり、不十分となる場合があるので、食事摂取量、血糖値、感染症の有無等に留意の上、常に投与継続の可否、投与量、薬剤の選択等に注意すること。 (6)本剤投与により、血清クレアチニンの上昇又はeGFRの低下がみられることがあるので、腎機能を定期的に検査するとともに、腎機能障害患者における治療にあたっては経過を十分に観察すること。(「効能・効果に関連する使用上の注意」の項参照) (7)尿路感染及び性器感染を起こすことがあるので、症状及びその対処方法について患者に説明すること。また、腎盂腎炎等の重篤な感染症を起こすおそれがあるので、十分な観察を行うなど尿路感染及び性器感染の発症に注意し、発症した場合には適切な処置を行うとともに、状態に応じて休薬等を考慮すること。(「副作用」の項参照) (8)本剤の利尿作用により多尿・頻尿がみられることがある。また、体液量が減少することがあるので、適度な水分補給を行うよう指導し、観察を十分に行うこと。脱水、血圧低下等の異常が認められた場合は、休薬や補液等の適切な処置を行うこと。特に体液量減少を起こしやすい患者(高齢者や利尿剤併用患者等)においては、脱水や糖尿病性ケトアシドーシス、高浸透圧高血糖症候群、脳梗塞を含む血栓・塞栓症等の発現に注意すること。(「慎重投与」、「相互作用」、「副作用」及び「高齢者への投与」の項参照) (9)本剤の作用機序により、血糖コントロールが良好であっても尿中ケトン体陽性又は血中ケトン体増加がみられることがある。患者の症状、血糖値等の臨床検査値を確認し、インスリンの作用不足によるケトン体増加と区別して糖尿病の状態を総合的に判断すること。 (10)インスリン分泌能が低下している患者では、糖尿病性ケトアシドーシスの発現に注意すること。 (11)本剤投与による体重減少が報告されているため、過度の体重減少に注意すること。 (12)排尿困難、無尿、乏尿あるいは尿閉の症状を呈する患者においては、その治療を優先するとともに他剤での治療を考慮すること。 (13)重度の肝機能障害のある患者について、使用経験がなく安全性が確立していない。 (14)本剤とインスリン製剤又はGLP-1受容体作動薬との併用投与の有効性及び安全性は検討されていない。 (15)低血糖症状を起こすことがあるので、高所作業、自動車の運転等に従事している患者に投与するときは注意すること。
3.相互作用 本剤は主としてCYP3A4/5、4A11、4F2、4F3B及びUGT1A1により代謝される。(「薬物動態」の項参照) 併用注意(併用に注意すること) 糖尿病用薬 スルホニルウレア剤、ビグアナイド系薬剤、チアゾリジン薬、DPP-4阻害薬、α-グルコシダーゼ阻害薬、速効型インスリン分泌促進薬、GLP-1受容体作動薬、インスリン製剤 等 血糖降下作用を増強する薬剤 β-遮断薬、サリチル酸系薬剤、MAO阻害薬、フィブラート系薬剤 等 血糖降下作用を減弱する薬剤 アドレナリン、副腎皮質ホルモン、甲状腺ホルモン等 利尿薬 ループ利尿薬、サイアザイド系利尿薬
4.副作用 国内臨床試験において、1262例中236例(18.7%)に副作用が認められた。主な副作用は、頻尿35例(2.8%)、低血糖症30例(2.4%)、尿中β2ミクログロブリン増加26例(2.1%)であった。 **重大な副作用** 1)低血糖:他の糖尿病用薬(特に、スルホニルウレア剤(8.7%))との併用で低血糖があらわれることがある。また、他の糖尿病用薬を併用しない場合においても低血糖(1.0%)が報告されている。低血糖症状が認められた場合には、糖質を含む食品を摂取するなど適切な処置を行うこと。ただし、α-グルコシダーゼ阻害薬との併用により低血糖症状が認められた場合にはブドウ糖を投与すること。(「慎重投与」、「重要な基本的注意」、「相互作用」及び「臨床成績」の項参照) 2)腎盂腎炎(0.1%):腎盂腎炎があらわれることがあるので、観察を十分に行い、異常が認められた場合は投与を中止するなど適切な処置を行うこと。(「重要な基本的注意」の項参照) 3)脱水(0.1%):脱水があらわれることがあるので、適度な水分補給を行うよう指導し、観察を十分に行うこと。口渇、多尿、頻尿、血圧低下等の症状があらわれ脱水が疑われる場合には、休薬や補液等の適切な処置を行うこと。脱水に引き続き脳梗塞を含む血栓・塞栓症等を発現した例が報告されているので、十分注意すること。(「慎重投与」及び「重要な基本的注意」の項参照)

2015年1月改訂(第2版)

本剤は新医薬品であるため、厚生労働省告示第97号(平成20年3月19日付)に基づき、平成27年5月末日までは、投薬は1回14日分を限度とされています。

● その他の「使用上の注意」等詳細については、製品添付文書をご参照ください。禁忌を含む使用上の注意の改訂に十分ご留意ください。

選択的SGLT2阻害剤—2型糖尿病治療剤— 薬価基準収載

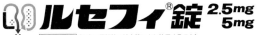

ルセオグリフロジン水和物製剤

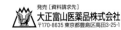

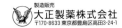

2015年3月作成

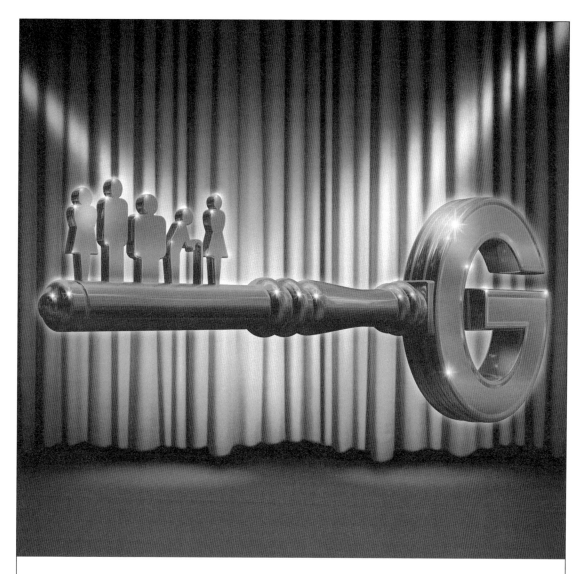

選択的DPP-4阻害剤　－糖尿病用剤－　薬価基準収載

グラクティブ®錠 12.5mg / 25mg / 50mg / 100mg

シタグリプチンリン酸塩水和物錠

処方箋医薬品(注)　　注）医師等の処方箋により使用すること

●効能・効果、用法・用量、禁忌を含む使用上の注意等については、添付文書をご参照ください。

資料請求先

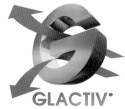

小野薬品工業株式会社
〒541-8564　大阪市中央区久太郎町1丁目8番2号

2014年8月作成

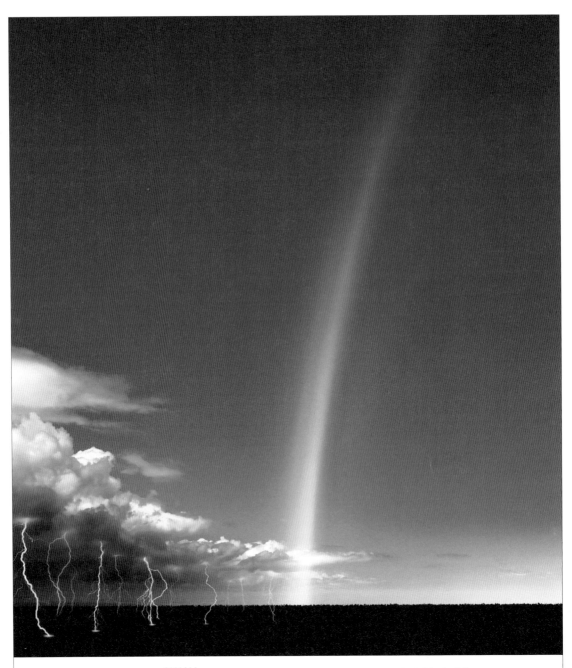